系統看護学講座

専門基礎分野

生化学

人体の構造と機能 2

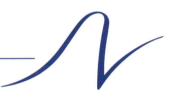

畠山　鎮次　北海道大学教授

医学書院

発行履歴

1968年2月1日	第1版第1刷	1992年2月1日	第7版第4刷
1970年9月1日	第1版第7刷	1993年1月6日	第8版第1刷
1971年1月6日	第2版第1刷	1996年2月1日	第8版第4刷
1975年1月15日	第2版第8刷	1997年1月6日	第9版第1刷
1976年2月1日	第3版第1刷	2000年2月1日	第9版第5刷
1980年2月1日	第3版第7刷	2001年2月15日	第10版第1刷
1980年11月15日	第4版第1刷	2004年2月1日	第10版第4刷
1984年2月1日	第4版第4刷	2005年2月1日	第11版第1刷
1985年1月6日	第5版第1刷	2008年2月1日	第11版第6刷
1987年2月1日	第5版第3刷	2009年1月15日	第12版第1刷
1988年1月6日	第6版第1刷	2013年2月1日	第12版第6刷
1988年9月15日	第6版第2刷	2014年1月6日	第13版第1刷
1990年1月6日	第7版第1刷	2018年2月1日	第13版第5刷

歴代執筆者

紺野邦夫
竹田　稔
太田英彦
三輪一智
中　恵一

系統看護学講座　専門基礎分野
人体の構造と機能[2]　生化学

発　　　行　2019年1月6日　第14版第1刷ⓒ
　　　　　　2025年2月1日　第14版第7刷

著者代表　畠山鎮次（はたけやましげつぐ）
発 行 者　株式会社　医学書院
　　　　　代表取締役　金原　俊
　　　　　〒113-8719　東京都文京区本郷1-28-23
　　　　　電話　03-3817-5600（社内案内）
　　　　　　　　03-3817-5650（販売・PR部）
印刷・製本　横山印刷

本書の複製権・翻訳権・上映権・譲渡権・貸与権・公衆送信権（送信可能化権を含む）は株式会社医学書院が保有します．

ISBN978-4-260-03556-9

本書を無断で複製する行為（複写，スキャン，デジタルデータ化など）は，「私的使用のための複製」など著作権法上の限られた例外を除き禁じられています．大学，病院，診療所，企業などにおいて，業務上使用する目的（診療，研究活動を含む）で上記の行為を行うことは，その使用範囲が内部的であっても，私的使用には該当せず，違法です．また私的使用に該当する場合であっても，代行業者等の第三者に依頼して上記の行為を行うことは違法となります．

JCOPY　〈出版者著作権管理機構　委託出版物〉
本書の無断複製は著作権法上での例外を除き禁じられています．複製される場合は，そのつど事前に，出版者著作権管理機構（電話 03-5244-5088，FAX 03-5244-5089，info@jcopy.or.jp）の許諾を得てください．

＊「系統看護学講座／系看」は株式会社医学書院の登録商標です．

はしがき

生化学の役割 ▶ 医療専門職を目ざす学部・学科へ入学すると，まず最初に，解剖学・生理学・生化学を学ぶことだろう。解剖学や生理学に加えて，なぜ生化学を学ぶ必要があるのだろうか。

解剖学では，肉眼で観察することのできる臓器や，顕微鏡を通して見ることのできる組織・細胞など，人体の「見える」部分の構造を理解し，名称を知る。生理学では，解剖学で学んだ生体の構造をもとに，実際に生命現象がおこるしくみを知る。そして生化学では，その生命現象を引き起こす目には見えない物質と，その化学反応について学ぶ。生体内のさまざまな物質の化学反応こそが，生命現象そのものなのである。

解剖学と生理学，そして生化学で学習するたくさんの知識は，医療の共通言語であり，人体の正常機能を理解するための礎となる。そして，そのあとに学ぶ病理学，微生物学，薬理学などの専門的学問の理解と，看護を含むさまざまな医療の実践へとつながる。医療の現場では，病気やけがを患った人たちの，正常から逸脱した「異常」な状態に接することとなるが，「正常（健康）」を理解せずに「異常（病気）」の理解は不可能である。看護師として，目の前の患者を理解し，回復へ向けての適切な看護を提供するためには，生化学を通じて，医療における共通言語を学ぶ必要がある。

改訂の趣旨 ▶ かつては，生化学で扱う領域は，糖質・脂質・タンパク質・核酸といった生体物質の代謝が中心であった。しかし，昨今の科学・技術の急速な進展とともに医療は高度化し，バイオマーカー，遺伝子診断，分子標的薬，個別化医療といった医療用語に代表されるように，多くの疾患の病態や検査法・治療法などが，細胞レベル，分子レベルで語られるようになってきた。それに伴い，医療専門職として身につけておくべき細胞生物学や分子生物学の知識も増加し，「生化学」という科目で扱う範囲は拡大してきている。

こうした近年の医療の動向を踏まえ，今改訂においては，医療において最低限必要な生化学の知識を，体系的・網羅的に学べるよう，全面的な見直しを行った。全15章からなる構成とし，そのうち第1章から第9章までの第1部では物質代謝と異物代謝，第10章から第13章までの第2部では遺伝学・分子生物学，第14章と第15章からなる第3部では細胞のシグナル伝達とがんを扱う。これにより，栄養学・代謝学などにつながる従来の物質代謝に加えて，毒物・薬物代謝，遺伝子診断やがんゲノム医療で用いられる用語についても網羅的に学習できる構成となっている。

本書の学び方 ▶ 筆者は毎年，看護学生・医学生をはじめとした医療専門職を志す学生に生化

学の授業を行っており，「生化学は難しい」と感じている学生が多いことは身をもって実感している．生体を分子レベルで理解するためには，ある程度の化学の知識が必要とされるうえに，複雑な化学式が続く代謝経路が盛り沢山であり，親しみにくいであろう．

しかし，生化学を学ぶにあたり，多くの物質名や複雑な化学式をすべて暗記する必要はない．さまざまな生体機能のなかで，正常を維持するためにどの物質が重要な役割を果たしているのか，正常から異常へと変化する際にどの経路が関連するのかを意識しながら学んで欲しい．このようにして習得した概念や知識は，今後学ぶであろう栄養学，病理学，薬理学，臨床検査学，各臓器別の成人看護学などでも必ず耳にするはずである．本書は，こうした広い領域で登場するさまざまな生体物質について，辞書的に調べることができるよう，生合成経路の化学式やチャート図も十分に掲載してある．

また，本書の各章末のゼミナールは，看護師国家試験の出題方式と同様に，4つの選択肢から正答を選ぶ方式とした．知識の確認に役立てて欲しい．

生化学で学ぶ用語は，医療の世界の言葉の1つであり，目の前の「人」を救うための道具であることを心に刻みながら学んで欲しい．本書で学んだ知識が，医療の現場において，少しでも役に立ったという実感を持ってもらうことができれば誠に幸いである．

最後に，ご専門の立場から本書をご査読いただいた川原裕之教授(首都大学東京)と髙橋秀尚教授(横浜市立大学)に心から感謝申し上げたい．

2018年11月

畠山鎮次

目次

第1部 生体を構成する物質とその代謝

第1章 生化学を学ぶための基礎知識

- **A** 生化学とは ······ 4
- **B** 生体の化学の基礎知識 ······ 5
  - ① 生体を構成する元素 ······ 5
  - ② 生体を構成する分子 ······ 7
- **C** 生命とは ······ 10
- **D** 細胞の構造と機能 ······ 11
  - ① 生体の階層性 ······ 11
  - ② 原核細胞と真核細胞 ······ 12
    - ① 生体の基本単位 ······ 12
    - ② 原核生物・真核生物・ウイルス ······ 13
  - ③ 細胞膜 ······ 14
    - ① 脂質二重層 ······ 14
    - ② 膜輸送 ······ 15
  - ④ 核 ······ 16
  - ⑤ 小胞体とリボソーム ······ 17
  - ⑥ ゴルジ体 ······ 17
  - ⑦ リソソーム ······ 18
  - ⑧ ペルオキシソーム ······ 19
  - ⑨ ミトコンドリア ······ 19

第2章 代謝の基礎と酵素・補酵素

- **A** 代謝と生体のエネルギー ······ 22
  - ① 代謝とエントロピー ······ 22
  - ② 三大栄養素の代謝の概要 ······ 24
    - ① 糖質の代謝 ······ 24
    - ② 脂質の代謝 ······ 26
    - ③ タンパク質の代謝 ······ 26
    - ④ 三大栄養素の相互変換反応 ······ 27
- **B** 酵素の基礎知識 ······ 27
  - ① 酵素の役割 ······ 27
  - ② 酵素の構成とアイソザイム ······ 28
    - ① 補因子 ······ 28
    - ② アイソザイム ······ 29
    - ③ 逸脱酵素 ······ 29
  - ③ 酵素の特徴 ······ 30
  - ④ 酵素の活性調節 ······ 31
  - ⑤ 酵素の分類 ······ 33
- **C** 補因子 ······ 34
  - ① 酵素反応における補因子 ······ 34
  - ② 補酵素の種類 ······ 34
- **D** ビタミン ······ 39
  - ① ビタミンとは ······ 39
  - ② 水溶性ビタミンと脂溶性ビタミン ······ 40
    - ① 水溶性ビタミン ······ 40
    - ② 脂溶性ビタミン ······ 42
- **E** 酵素の反応速度 ······ 44
  - ① ミカエリス-メンテンの式 ······ 44
  - ② ラインウィーバー-バークプロット法 ······ 45
- **F** 酵素の阻害 ······ 45
  - ① 可逆阻害と不可逆阻害 ······ 45

② 競合阻害 …………………………… 46
　　③ 非競合阻害 ………………………… 47
　　④ 不競合阻害 ………………………… 47

第3章 糖質の構造と機能

A 糖質とは …………………………………… 50
　① 糖質の化学構造 ………………………… 50
　② 糖質の役割 ……………………………… 51
　③ 糖質の分類 ……………………………… 52

B 単糖の構造と機能 ……………………… 52
　① 単糖の分類 ……………………………… 52
　② 単糖の異性体 …………………………… 52
　　① 鏡像異性体とジアステレオマー …… 52
　　② シス-トランス異性体
　　　（幾何異性体）……………………… 54
　　③ 糖質の表記法 ………………………… 55
　　④ アノマー ……………………………… 56
　③ 生体のおもな単糖 ……………………… 57
　④ 単糖の誘導体 …………………………… 57

C 二糖の構造と機能 ……………………… 59
　① グリコシド結合 ………………………… 59
　② 生体のおもな二糖 ……………………… 59

D 多糖の構造と機能 ……………………… 61
　① ホモ多糖の構造と機能 ………………… 61
　　① デンプン ……………………………… 61
　　② グリコーゲン ………………………… 62
　　③ セルロース …………………………… 62
　② ヘテロ多糖と複合多糖 ………………… 63
　　① 糖タンパク質 ………………………… 63
　　② ムチン ………………………………… 64
　　③ グリコサミノグリカンと
　　　プロテオグリカン …………………… 64

第4章 糖質代謝

A 糖質の消化と吸収 ……………………… 68
　① 消化 ……………………………………… 68
　　① 唾液と膵液による分解 ……………… 68
　　② 腸での分解 …………………………… 68
　② 吸収 ……………………………………… 69
　③ 血糖調節とインスリン ………………… 70
　　① 血糖値とインスリン ………………… 70
　　② インスリンの分泌 …………………… 70
　　③ インスリンの作用 …………………… 72

B グルコースの分解 ……………………… 72
　① 解糖系 …………………………………… 74
　　① 解糖系の目的 ………………………… 74
　　② 解糖系の反応 ………………………… 74
　　③ 解糖系の制御 ………………………… 76
　② ピルビン酸からアセチル CoA への
　　変換 ……………………………………… 77
　③ クエン酸回路 …………………………… 78
　　① クエン酸回路の特徴 ………………… 78
　　② クエン酸回路の反応 ………………… 80
　　③ クエン酸回路の制御 ………………… 81
　④ 電子伝達系 ……………………………… 82
　　① 酸化的リン酸化 ……………………… 82
　　② 電子伝達体 …………………………… 83
　　③ NADH の輸送とエネルギー ……… 84
　　④ 酸化的リン酸化の調節と毒物 ……… 85

C グリコーゲン代謝 ……………………… 86
　① グリコーゲンの合成 …………………… 86
　② グリコーゲンの分解 …………………… 87

- D ペントースリン酸経路 ………………… 89
- E 糖新生 …………………………………… 90
  - ① ピルビン酸からのグルコース合成 … 90
  - ② アミノ酸からのグルコース合成 …… 92
  - ③ プロピオニルCoAからの
    グルコース合成 ……………………… 92
- F ガラクトース，マンノース，
  フルクトースの分解 …………………… 92
- G 糖質代謝に関する遺伝性疾患 ………… 94
  - ① 糖質代謝異常症 ……………………… 94
  - ② ムコ多糖症 …………………………… 95

第5章 脂質の構造と機能

- A 脂質とは ………………………………… 98
- B 脂質の種類 ……………………………… 99
  - ① 脂質の分類 …………………………… 99
  - ② 脂肪酸 ………………………………… 99
    - ① 炭素数による分類 ………………… 99
    - ② 飽和脂肪酸と不飽和脂肪酸 ……… 99
  - ③ 中性脂肪 …………………………… 101
  - ④ ろう（ワックス） ………………… 101
  - ⑤ リン脂質 …………………………… 103
  - ⑥ スフィンゴ脂質 …………………… 104
  - ⑦ コレステロール …………………… 105
  - ⑧ エイコサノイド …………………… 106
- C リポタンパク質 ……………………… 107
  - ① リポタンパク質の構成成分 ……… 107
  - ② リポタンパク質の体内動態 ……… 107

第6章 脂質代謝

- A 脂質の消化と吸収 …………………… 112
- B 脂肪酸の分解 ………………………… 113
  - ① 中性脂肪の分解 …………………… 113
  - ② β酸化 ……………………………… 115
    - ① β酸化の反応機構 ……………… 115
    - ② その他の脂肪酸の酸化反応 …… 115
  - ③ ケトン体の産生 …………………… 118
  - ④ プロピオニルCoAからの
    グルコース合成 …………………… 118
- C 脂質の合成 …………………………… 120
  - ① 脂肪酸の合成 ……………………… 120
    - ① NADPHの供給 ………………… 120
    - ② 脂肪酸合成酵素複合体 ………… 120
    - ③ 二重結合の形成 ………………… 123
  - ② 中性脂肪の合成 …………………… 123
  - ③ コレステロールの合成 …………… 124
  - ④ エイコサノイドの合成 …………… 124
- D 脂質代謝に関する遺伝性疾患 ……… 127
  - ● スフィンゴリピドーシス ………… 127

第7章 タンパク質の構造と機能

- A タンパク質とは ……………………… 130
- B アミノ酸 ……………………………… 131
  - ① アミノ酸の特徴 …………………… 131
  - ② アミノ酸の分類 …………………… 132

- C タンパク質の構造 ………………… 134
  - ① ペプチド結合 ………………… 134
  - ② タンパク質の高次構造 ………… 136
    - ① 一次構造 ………………… 136
    - ② 二次構造 ………………… 136
    - ③ 三次構造 ………………… 138
    - ④ 四次構造 ………………… 139

第8章 タンパク質代謝

- A タンパク質の消化と吸収 ………… 142
  - ① タンパク質の消化 ……………… 142
    - ① プロテアーゼ（ペプチダーゼ） ……… 142
    - ② 胃液による分解 ……………… 142
    - ③ 膵液による分解 ……………… 144
    - ④ 腸上皮の消化酵素による分解 …… 145
  - ② アミノ酸の吸収 ……………… 145
- B アミノ酸の分解 ………………… 146
  - ① 糖原性アミノ酸とケト原性アミノ酸 ……………… 146
  - ② アミノ基転移と酸化的脱アミノ反応 ……………… 146
    - ● グルコース-アラニン回路 …… 148
  - ③ アミノ酸の脱炭酸反応 ………… 149
  - ④ アミノ酸代謝酵素欠損症 ……… 149
  - ⑤ 尿素回路 ……………………… 151
    - ● 高アンモニア血症と神経障害 … 153
- C 非必須アミノ酸の合成 …………… 153

第9章 ポルフィリン代謝と異物代謝

- A ポルフィリン …………………… 156
  - ① ポルフィリンの構造 …………… 156
  - ② ヘムを含む生体分子 …………… 156
  - ③ ヘムの合成 …………………… 157
  - ④ ヘムの分解とビリルビン代謝 … 158
- B 生体異物代謝 …………………… 160
  - ① 生体異物とは ………………… 160
  - ② シトクロム P450 と水酸化反応 … 161
  - ③ 抱合反応 ……………………… 163
  - ④ アルコールの分解 …………… 163
- C 活性酸素とその除去反応 ………… 164
  - ① 活性酸素の種類 ……………… 164
  - ② 活性酸素の除去反応 ………… 165

第2部 遺伝情報とその発現

第10章 遺伝子と核酸

- A 遺伝情報 ………………………… 170
  - ① 遺伝子の本体としての DNA …… 170
  - ② セントラルドグマ …………… 172
- B 遺伝学の基礎知識 ……………… 172
  - ① 細胞分裂 ……………………… 172
    - ① 体細胞分裂と減数分裂 ……… 172

② 細胞周期 ・・・・・・・・・・・・・・・・・・・・・・・・ 173
② 染色体 ・・・・・・・・・・・・・・・・・・・・・・・・・・・・・・・ 175
　① ヌクレオソーム構造 ・・・・・・・・・・・・・・・ 175
　② 相同染色体 ・・・・・・・・・・・・・・・・・・・・・・・・ 176
　③ X染色体の不活化 ・・・・・・・・・・・・・・・・・・ 177
③ メンデル遺伝学 ・・・・・・・・・・・・・・・・・・・・・・・ 178
　① メンデルの法則 ・・・・・・・・・・・・・・・・・・・・ 178
　② メンデルの法則に従う遺伝病 ・・・・・・ 180
④ モザイクとキメラ ・・・・・・・・・・・・・・・・・・・・・ 181
⑤ 細胞質遺伝 ・・・・・・・・・・・・・・・・・・・・・・・・・・ 182
C 核酸の構造と機能 ・・・・・・・・・・・・・・・・・・・・・・ 183

① 核酸の構成成分 ・・・・・・・・・・・・・・・・・・・・・・ 183
② DNAの構造 ・・・・・・・・・・・・・・・・・・・・・・・・・ 185
③ RNAの構造と種類 ・・・・・・・・・・・・・・・・・・ 186
D 核酸の代謝 ・・・・・・・・・・・・・・・・・・・・・・・・・・・・・・ 187
① ヌクレオチドの合成 ・・・・・・・・・・・・・・・・・・ 187
　① プリンヌクレオチドの合成 ・・・・・・・・ 187
　② ピリミジンヌクレオチドの合成 ・・・・ 187
② ヌクレオチドの分解 ・・・・・・・・・・・・・・・・・・ 190
　① プリンヌクレオチドの分解 ・・・・・・・・ 190
　② ピリミジンヌクレオチドの分解 ・・・・ 190

第11章 遺伝子の複製・修復・組換え

A DNAの複製 ・・・・・・・・・・・・・・・・・・・・・・・・・・・・ 194
① 複製の開始 ・・・・・・・・・・・・・・・・・・・・・・・・・・ 194
② DNAの合成 ・・・・・・・・・・・・・・・・・・・・・・・・・ 196
③ テロメア ・・・・・・・・・・・・・・・・・・・・・・・・・・・・ 197
B DNAの修復 ・・・・・・・・・・・・・・・・・・・・・・・・・・・・ 199
① DNA損傷 ・・・・・・・・・・・・・・・・・・・・・・・・・・・ 199
② 遺伝子変異 ・・・・・・・・・・・・・・・・・・・・・・・・・・ 200
③ DNAの修復機構 ・・・・・・・・・・・・・・・・・・・・ 202
　① 塩基除去修復 ・・・・・・・・・・・・・・・・・・・・ 202
　② ヌクレオチド除去修復 ・・・・・・・・・・・・ 203
　③ ミスマッチ修復 ・・・・・・・・・・・・・・・・・・ 204

C DNAの組換え ・・・・・・・・・・・・・・・・・・・・・・・・・・ 204
① 交差と組換え ・・・・・・・・・・・・・・・・・・・・・・・・ 204
② 遺伝子の再編成 ・・・・・・・・・・・・・・・・・・・・・・ 205
③ 相同組換え修復 ・・・・・・・・・・・・・・・・・・・・・・ 206
④ ゲノム編集 ・・・・・・・・・・・・・・・・・・・・・・・・・・ 207
D DNA修復機構の異常による
　遺伝性疾患 ・・・・・・・・・・・・・・・・・・・・・・・・・・・・・・ 209
E 遺伝子多型 ・・・・・・・・・・・・・・・・・・・・・・・・・・・・・・ 209
① SNP ・・・・・・・・・・・・・・・・・・・・・・・・・・・・・・・・ 210
② 反復配列 ・・・・・・・・・・・・・・・・・・・・・・・・・・・・ 210
③ ハプロタイプ ・・・・・・・・・・・・・・・・・・・・・・・・ 211

第12章 転写

A 転写とは ・・・・・・・・・・・・・・・・・・・・・・・・・・・・・・・・ 214
B 転写の開始とRNA鎖の伸長 ・・・・・・・・・・・ 215
① プロモーターと応答エレメント ・・・・・・ 215
② 転写の開始とRNA鎖の伸長 ・・・・・・・・ 216
　① RNAポリメラーゼ ・・・・・・・・・・・・・・・ 216
　② 転写の開始と転写因子 ・・・・・・・・・・・・ 216
　③ RNA鎖の伸長 ・・・・・・・・・・・・・・・・・・・ 218
C 転写の終結 ・・・・・・・・・・・・・・・・・・・・・・・・・・・・・・ 218

D RNAのプロセシング ・・・・・・・・・・・・・・・・・・ 219
① キャップ構造の付加 ・・・・・・・・・・・・・・・・・・ 220
② RNAスプライシング ・・・・・・・・・・・・・・・・ 220
③ ポリA鎖の付加 ・・・・・・・・・・・・・・・・・・・・・・ 221
④ RNA編集 ・・・・・・・・・・・・・・・・・・・・・・・・・・・ 222
⑤ RNA干渉 ・・・・・・・・・・・・・・・・・・・・・・・・・・・ 223
E 遺伝子の発現調節 ・・・・・・・・・・・・・・・・・・・・・・ 224
① オペロン調節 ・・・・・・・・・・・・・・・・・・・・・・・・ 224

② エピジェネティック制御 ………… 225
　① ヒストンの制御による転写調節 …… 225
② DNA のメチル化による転写調節 … 226
③ ゲノムインプリンティング ………… 227

第13章 翻訳と翻訳後修飾

A 翻訳の概要 ………………………… 230
　① 成熟 mRNA ………………………… 230
　② アミノ酸の活性化と tRNA ……… 231
　③ リボソームの構造 ………………… 233
B 翻訳のメカニズム ………………… 234
　① 翻訳開始 …………………………… 234
　② ポリペプチド鎖の伸長 …………… 234
　③ 翻訳終結 …………………………… 236
　④ 翻訳の制御と抗生物質 …………… 236
C タンパク質の折りたたみと
　　輸送・修飾 ………………………… 237
　① シャペロン ………………………… 237
　② 小胞体への輸送と変性タンパク質
　　応答 ………………………………… 238
D 翻訳後修飾 ………………………… 239
　① 糖鎖修飾 …………………………… 239
　② 脂質修飾 …………………………… 240
　③ リン酸化修飾 ……………………… 240
　④ アセチル化修飾 …………………… 241
　⑤ メチル化修飾 ……………………… 242
　⑥ ユビキチン化修飾 ………………… 242
E 細胞内輸送シグナル ……………… 243

第3部 細胞のシグナル伝達とがん

第14章 シグナル伝達

A シグナル伝達の概要 ……………… 248
　① シグナル伝達とは ………………… 248
　　① アゴニストとアンタゴニスト …… 248
　　② シグナル分子の分泌と受容 …… 249
　② シグナル伝達物質と受容体の種類 … 250
　　① 水溶性リガンドと脂溶性
　　　リガンド ………………………… 250
　　② 細胞膜受容体と細胞内受容体 …… 250
　　③ 細胞膜受容体の種類 …………… 250
　　④ G タンパク質 …………………… 251
　　⑤ セカンドメッセンジャー ……… 252
B 細胞内シグナル伝達の機序 ……… 252
　① イオンチャネル内蔵型受容体による
　　シグナル伝達 ……………………… 252
　② G タンパク質共役型受容体による
　　シグナル伝達 ……………………… 253
　　① ホスホリパーゼ C の活性化 …… 253
　　② アデニル酸シクラーゼの活性化 … 255
　③ 酵素共役型受容体によるシグナル
　　伝達 ………………………………… 256
　　① 受容体チロシンキナーゼ ……… 256
　　　● Ras-MAP キナーゼシグナル
　　　　伝達経路 ……………………… 256
　　② 非受容体チロシンキナーゼ …… 257
　　　● JAK-STAT シグナル伝達経路 …… 258
　④ その他のシグナル伝達 …………… 259
　　① グアニル酸シクラーゼ ………… 259
　　② NF-κB シグナル ………………… 260

C 内分泌の生化学的基盤 ……………… 261
- ① ホルモンの受容体と
    フィードバック調節 ………………… 261
- ② 視床下部ホルモン …………………… 262
- ③ 下垂体ホルモン ……………………… 263
- ④ 末梢ホルモン ………………………… 264
    - ① 甲状腺ホルモン …………………… 264
    - ② 副甲状腺ホルモン ………………… 264
    - ● ビタミン D_3 の代謝と血中
       カルシウム濃度の調節 ……………… 265
    - ③ 副腎皮質ホルモン ………………… 266
        - ● 糖質コルチコイド ……………… 266
        - ● 鉱質コルチコイド ……………… 266
    - ④ 副腎髄質ホルモン ………………… 266
    - ⑤ 性ホルモン ………………………… 267
- ⑤ ホルモンの異常による疾患 ………… 268

第15章 がん

A がんの性質 …………………………… 270
- ① がん細胞の特徴 ……………………… 270
- ② がんの分類 …………………………… 272
- ③ がんの原因 …………………………… 272

B 細胞周期とがん ……………………… 273
- ① 細胞周期のチェックポイント
    機構 …………………………………… 273
- ② サイクリンとCDK ………………… 273
- ③ 細胞周期とがん ……………………… 275

C がん遺伝子 …………………………… 275
D がん抑制遺伝子 ……………………… 277
E 染色体転座 …………………………… 278
F がん薬物療法 ………………………… 279
- ① 化学療法薬 …………………………… 279
- ② ホルモン療法薬 ……………………… 281
- ③ 分子標的薬 …………………………… 282
- ④ プレシジョン医療 …………………… 283

索引 ……………………………………………………………………………………………… 285

第1部 生体を構成する物質とその代謝

生化学

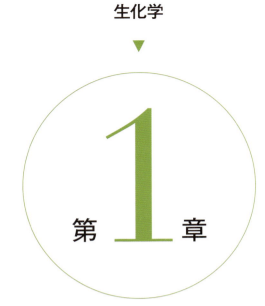

第 1 章

生化学を学ぶための基礎知識

A 生化学とは

化学的な立場から　**生化学**とは，生体を構成している構成成分を化学的な**物質**としてとらえ，それらによる**化学反応**を取り扱う学問である。すなわち，化学の視点から生命を解析する。生体を構成する物質の構造・代謝・機能，および異常を分子レベルでとらえることは，疾患の発症のメカニズムの正確な理解につながる。

たとえば，遺伝子異常によっておこる遺伝病の理解のためには，遺伝子の構成成分である核酸を理解しておく必要がある。また，動脈硬化症の原因となる脂質異常症には脂質の，糖尿病には糖質の基礎知識がなければ，それぞれの疾患の検査や治療について，正しく理解することはできない（▶図 1-1）。患者のからだを構成している物質の変化を理解し，診断や治療に反映させることが重要である。

分子レベルでの疾患の理解　最近では，疾病の原因や発症機序の分子レベルでの解明が進み，治療に役だてられている。たとえば，疾病の原因となる特定のタンパク質分子を標的として，そのはたらきを抑制したり促進したりすることにより病気を治す薬物（分子標的薬）が開発され，治療薬として用いられている。

代謝と酵素　医療に関連する生化学では，タンパク質・糖質・脂質・核酸がとくに重要な物質であり，それらの**代謝**，すなわち合成（**同化**）と分解（**異化**）を理解することが必要になる。代謝でおこる化学反応のほとんどに，タンパク質でできた**酵素**が触媒として関与している。酵素の多くは，機能を発揮するために**補酵素**とい

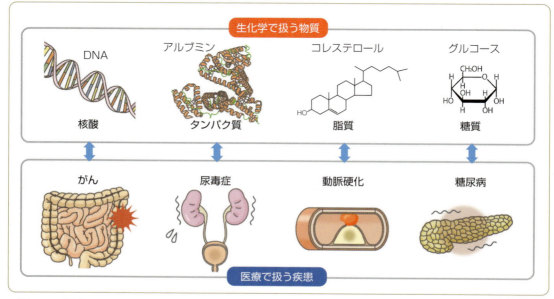

▶図 1-1　医療における生化学

う成分を必要とする（▶34ページ）。そのため，代謝を理解するためにはまず，酵素と補酵素の機能を理解する必要がある。

幅広い生化学の領域▶　また，さまざまな遺伝性疾患を理解し，看護につなげていくためには，分子生物学や遺伝学といった学問領域に含まれる，遺伝子の機能や発現についてのメカニズムを理解する必要がある（▶第2部「遺伝情報とその発現」）。さらには，細胞の情報のやりとりや，細胞内の情報伝達のメカニズムを知ることで，内分泌疾患やがんの発生について，分子レベルで理解することが可能になる（▶第3部「細胞のシグナル伝達とがん」）。

B 生体の化学の基礎知識

① 生体を構成する元素

この世界のあらゆる物質は**原子**で構成されている。原子の種類のことを**元素**とよぶ。**元素記号**とは，元素もしくは原子をあらわす記号である。元素は約110種類が知られており，これらをある規則に従って表にまとめたものが**元素の周期表**である（▶図1-2）。100種以上の元素のうち，生体が含有する元素は意外に少なく，原子番号の小さいものがほとんどである。原子番号が大きい元素

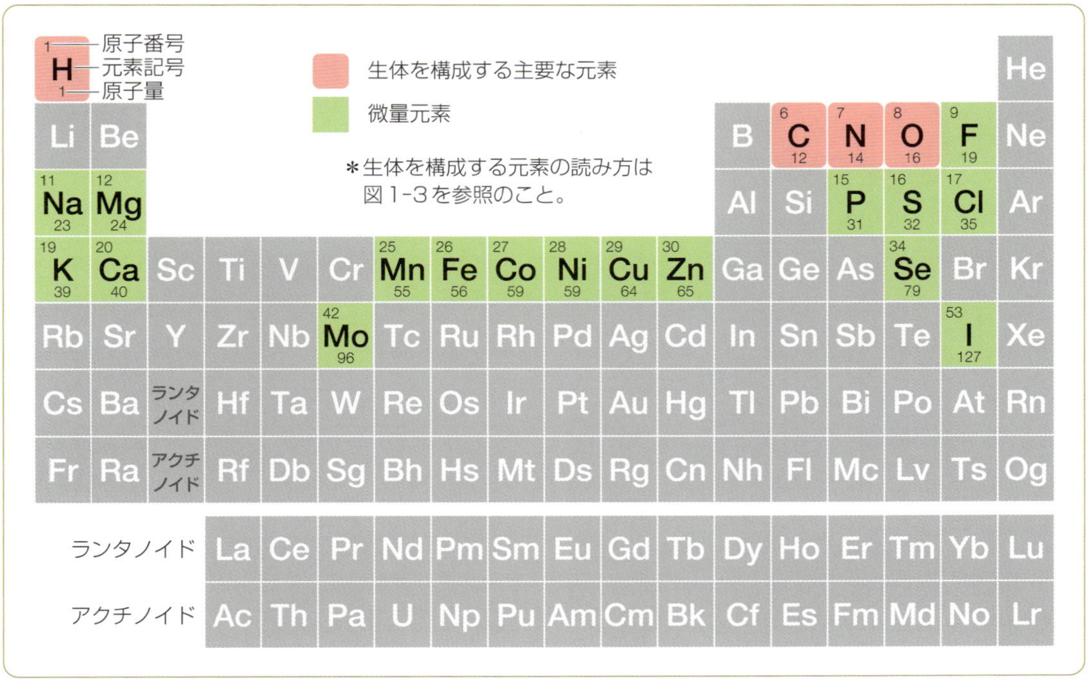

▶図1-2　元素の周期表と生体を構成する元素

の代表は、甲状腺ホルモンに含まれるヨウ素(I, 原子番号53)である(▶図1-2)。

生体分子を構成する元素 ▶ 原子はさまざまに結合して**分子**をつくる。ヒトの生体を構成する主要な分子は10種類以下の元素からできている。主要な元素は、**酸素(O)・炭素(C)・水素(H)・窒素(N)**であり、ヒトの場合、これらの元素だけで質量にして95％以上を占める(▶図1-3)。私たちは呼吸や排尿などを介して、つねに一定の物質を体外への排出している。からだの構造を維持するためには、排出された元素を含む分子を食事などにより補給する必要があり、さらに成長期においてはとくに適切な食事が重要となる。

有機化合物と無機物質 ▶ 炭素原子が分子の骨格となっている物質を**有機化合物**(有機物質)とよぶ。ヒトの生体の構造と機能にかかわる代表的な化合物は、**タンパク質・糖質・脂質・核酸**といった有機化合物である。

有機化合物以外にも、生体を構成する物質には、水(H_2O)や二酸化炭素(CO_2)といった**無機化合物**や、カルシウム(Ca)、リン(P)、カリウム(K)、硫黄(S)、塩素(Cl)、ナトリウム(Na)、マグネシウム(Mg)といった**無機物質**が存在する。さらに、ごく微量でも生体の機能に関与する元素として、鉄(Fe)、銅(Cu)、マンガン(Mn)、ヨウ素(I)などがあり、これらは**微量元素**とよばれる。

生体高分子 ▶ タンパク質・糖質・脂質・核酸といった、生体を構成する物質は、分子量の大きなものが多い。一般に、分子量が約1万をこえる物質を**高分子化合物**(高

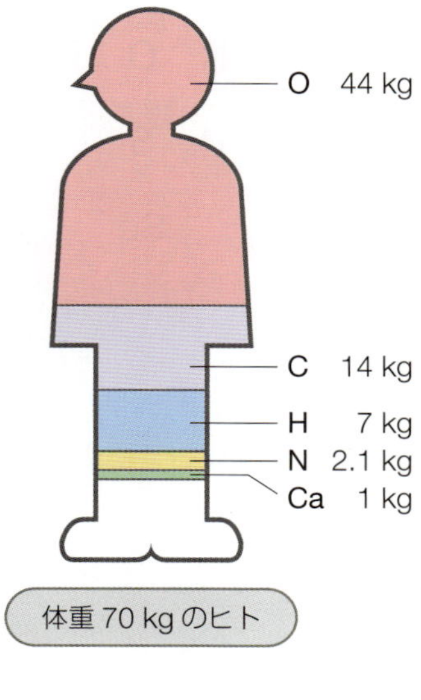

元素名	元素記号	割合	重量（70kgあたり）
酸素	O	63%	44 kg
炭素	C	20%	14 kg
水素	H	10%	7 kg
窒素	N	3%	2.1 kg
カルシウム	Ca	1.5%	1 kg
リン	P	1%	0.7 kg
カリウム	K	0.25%	170 g
硫黄	S	0.2%	140 g
塩素	Cl	0.1%	70 g
ナトリウム	Na	0.1%	70 g
マグネシウム	Mg	0.04%	28 g
鉄	Fe	0.004%	3 g
銅	Cu	0.0005%	350 mg
マンガン	Mn	0.0002%	140 mg
ヨウ素	I	0.00004%	28 mg

体重70kgのヒト
O 44 kg
C 14 kg
H 7 kg
N 2.1 kg
Ca 1 kg

▶図1-3 人体を構成する主要元素の割合

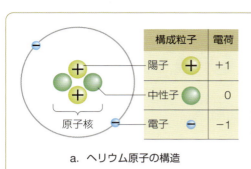

▶図1-4 質量数・原子番号のあらわし方

▶表1-1 炭素の同位体

同位体	存在比(%)
^{12}C	98.93
^{13}C	1.07
^{14}C	ごく微量

分子）とよび，生体を構成するものはとくに**生体高分子**という。

原子の構造▶ 原子は，**陽子・中性子・電子**からできており，陽子の数により**原子番号**が，陽子数と中性子数の和で**質量数**が決まる（▶図1-4）。

同位体▶ 同じ原子番号であるが質量数，すなわち中性子数が異なる原子を，**同位体** isotope（アイソトープ）という。たとえば炭素には，炭素12（^{12}C），炭素13（^{13}C），炭素14（^{14}C）といった，質量数の異なる3つの同位体が存在する（▶表1-1）。自然界に存在する炭素のほとんどは，^{12}Cである。

放射性同位体▶ 同位体のなかには放射線を放出する性質（放射能）をもつものがあり，**放射性同位体** radioisotope（ラジオアイソトープ，RI）とよばれる。その放射能により，生体のDNAが損傷され，がんの原因となることがある。

一方で，RIは体内の物質の目印（標識）として用いることができ，RIを組み込んだ医薬品は，検査に利用される。また，DNAに損傷を与える性質を用いて，抗がん薬に利用されることもある。

② 生体を構成する分子

化学式▶ 原子は，さまざまな**化学結合**により分子をつくる。化学物質の原子の構成を表記したものが**化学式**である（▶図1-5）。化学式のうち，その物質の原子の組成を表記したものを**分子式**，原子どうしの結合を含む構造を示したものを**構造式**という。また，特徴的な原子のかたまり（原子団）を考慮して記載したものを**示性式**，分子の元素組成とその割合を示したものを**組成式**という。

原子価▶ 原子がほかの原子と結合する際の結合の数は，原子の種類により特有であり，**原子価**とよばれる。たとえば炭素原子（C）の原子価は4であり，1個のCは4個の原子と結合することができる。同様に，酸素原子（O）の原子価は2，水素原子（H）は1，窒素原子（N）は3である。

極性と無極性▶ 水分子（H_2O）を含むいくつかの化合物は，分子内の電子が不均一に分布しているため，各原子のもつ電気量がかたより，正や負の**電荷**を帯びることがある。水分子（H_2O）の場合，酸素原子（O）が電子を引きつけて負の電荷（δ−）を帯び，

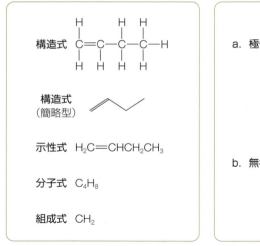

▶図1-5　化学式（例：1-ブテン）　　▶図1-6　極性分子と無極性分子

水素原子（H）が正の電荷（δ＋）を帯びる[1]（▶図1-6-a）。これを結合の**極性** polarity といい，分子全体として極性をもつ分子を**極性分子**とよぶ。

一方，水素分子（H_2）のように，原子どうしに正負のかたよりがない場合は**無極性** non-polar という（▶図1-6-b）。二酸化炭素分子（CO_2）はそれぞれの結合には極性があるが，分子が直線型であり，分子全体としては電荷を帯びていないため，無極性となる。このような分子を**無極性分子**とよぶ。

親水性と疎水性 ▶　極性が高い分子は水にとけやすく，**親水性** hydrophilicity を示す。一方，無極性分子は水にとけにくく，**疎水性** hydrophobicity を示す。脂質（▶98ページ）のうち，トリアシルグリセロール（トリグリセリド，中性脂肪）は全体が疎水性を示すが，**リン脂質**は分子内に疎水性部分と親水性部分をもつ両親媒性物質（界面活性物質）である（▶図1-7-a）。このためリン脂質は，極性部分を水側に，疎水性部分を内側に向けて**脂質二重層**を形成する（▶図1-7-b）。生体の細胞膜は，脂質二重層を基本とする（▶14ページ，図1-11）。

また，両親媒性物質は，水中では疎水性部分を内側に向けて球状の集合体を形成する。これは，**ミセル** micelle とよばれる（▶図1-7-c）。洗剤は界面活性物質の代表であり，汚れをミセル内に取り込んで洗浄効果を発揮する。十二指腸内に分泌される胆汁酸も両親媒性物質であり，消化管を運ばれてきた脂肪の大きなかたまりを小滴化（乳化）する（▶112ページ）。

原子団・官能基 ▶　分子に含まれる原子の集合体を**原子団** atomic group とよび，化学的特性を決める原子団を**基** group とよぶ。有機化合物の炭素骨格に結合して，化合物に特有の性質を与えるものはとくに，**官能基** functional group という（▶表1-2）。

---

[1]「δ－」と「δ＋」はそれぞれ，「デルタマイナス」「デルタプラス」と読む。「δ（デルタ）」は，「微小な」という意味をあらわす記号として用いられる。

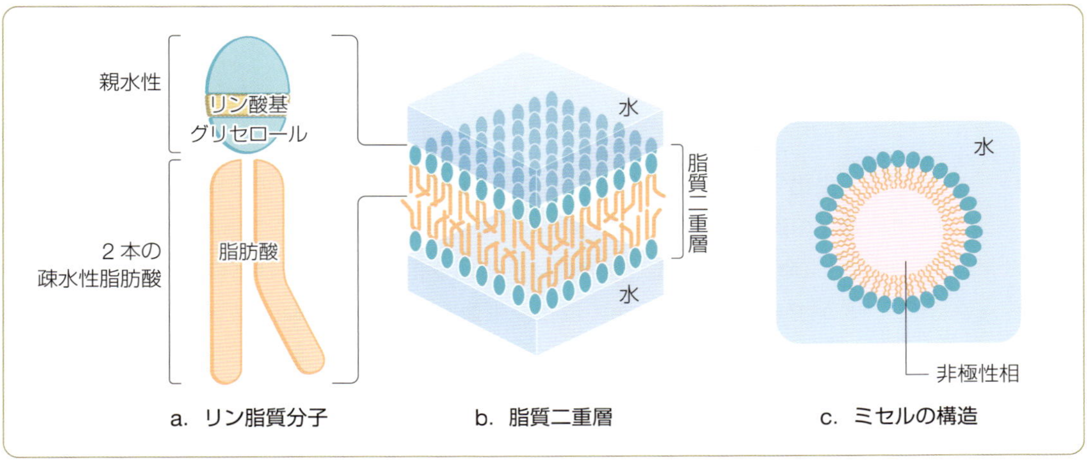

▶図 1-7　リン脂質の特徴

a. リン脂質分子　　b. 脂質二重層　　c. ミセルの構造

▶表 1-2　有機化合物のおもな原子団，官能基，結合

原子団・官能基・結合		例	
アルキル基（炭化水素基）		$-CH_3$ $-(CH_2)_n$ など	アミノ酸，タンパク質，脂質
フェニル基		（ベンゼン環）	$CH_2-CH-COOH$ 　　　$|$ 　　　NH_2　　フェニルアラニン
ヒドロキシ基（水酸基）*		$-OH$	CH_3-CH_2-OH　　エタノール
アミノ基*		$-NH_2$	$H_2C-COOH$　　グリシン 　$|$ 　NH_2
メルカプト基（チオール基）		$-SH$	$HS-CH_2-CH-COOH$　　システイン 　　　　　　$|$ 　　　　　　NH_2
カルボニル基 $\overset{O}{\underset{}{\|\|}}$ $-C-$	カルボキシ基*	$\overset{O}{\underset{}{\|\|}}$ $-C-OH$	CH_3-COOH　　酢酸
	ホルミル基 （アルデヒド基）	$\overset{O}{\underset{}{\|\|}}$ $-C-H$	CH_3-CHO　　アセトアルデヒド
	（ケトン基）	$\overset{O}{\underset{}{\|\|}}$ $-C-$	$\begin{matrix}CH_3\\CH_3\end{matrix}\!\!>\!\!C=O$　　アセトン
アミド基		$\overset{O}{\underset{}{\|\|}}$ $-C-NH_2$	$\overset{O}{\underset{}{\|\|}}$　　　　　　　　COOH $H_2N-C-CH_2-CH_2-CH-NH_2$　　グルタミン
エーテル結合		$-O-$	マルトース（▶60 ページ，図 3-10）
エステル結合		$\overset{O}{\underset{}{\|\|}}$ $-C-O-$	トリアシルグリセロール（▶102 ページ，図 5-4）
ホスホジエステル結合		$\overset{O}{\underset{O^-}{\overset{\|\|}{-O-P-O-}}}$	核酸（▶185 ページ，図 10-15）， ATP（▶23 ページ，図 2-3）

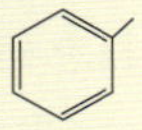

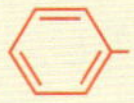

*アミノ基とカルボキシ基は，条件によっては$-NH_3^+$，$-COO^-$とあらわされることがある。

C 生命とは

　　生化学の目的は，化学的に生命現象を解明することのほかに，生命の起源や進化の過程を化学的に理解することも含まれる。

　　「生命」もしくは「生物」は，物理や化学の用語ではどのように定義することができるのだろうか。現在，生命を定義する場合，以下の3つの条件が必要と考えられている（▶図1-8）。
(1) 外界と区別された存在
(2) 代謝によるエネルギー獲得
(3) 自己複製

　　この(1)〜(3)を物理学的に説明すると，「**無秩序さ(乱雑さ)をあらわす尺度であるエントロピーを減少させる**」ことが共通条件となる。たとえば，意識して整理しなければ，部屋が散らかっていくのと同じように，なにかの力が外からはたらかない限り，自然現象は無秩序な方向に進むのがつねである（▶23ページ，図2-2）。しかし，私たち生物は，生物としての一定の形を保ち，体内でエネルギーを生産し，またそれを利用する。そして，生殖により新たな個体を産み増殖するといったように，生命はみずから秩序だって活動する。

外界と区別された存在 ▶　外界と生命を区別するものとして，細胞膜がある。細胞膜に囲まれた独立した系であることは生命の重要な特徴である。しかし，細胞膜は外部環境を完全に遮断しているのではなく，酸素や栄養素を取り込み，二酸化炭素や不要な物質を排出するなど，細胞膜を通してさまざまな物質の出入りが行われている。もし生命活動が停止すると，細胞膜は破れ，中にあった物質は散乱して拡散し，細胞はこわれてエントロピーは増大することになる。

代謝によりエネルギーを獲得する ▶　「代謝によるエネルギー獲得」とは，酵素を使って栄養素となるさまざまな物質から高エネルギー物質であるATP（▶23ページ）を産生し，細胞の崩壊を妨

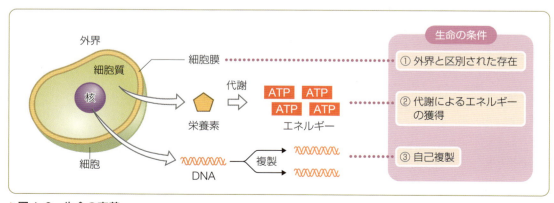

▶図1-8　生命の定義

> **Column** ロボットは生命か？
>
> ドラえもんや鉄腕アトム，ベイマックスは，人間が直接あやつっているのではなく，みずから判断し，行動するロボットの代表であるが，彼らは生命と定義できないのだろうか。生命ではないとすると，それはどうしてだろうか。
>
> もし，ロボットがみずからの力でみずからと同種のロボットをつくることができ，かつ，みずからを改良できるものとすると，そのロボットは，私たち生物と同じように，生殖や発生，進化と似たシステムをもつことになる。今後，科学が進歩してそのようなロボットが誕生したとすると，「生命」の定義はむずかしく，あいまいなものになるのかもしれない。

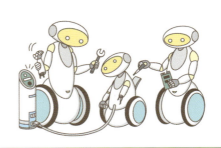

げる，すなわち細胞の活動を維持することを意味する。つまり生物は，物質とエネルギーを能動的に獲得していることを意味する。これにより生物は生命を維持し，成長や老化現象がおきる。

自己複製▶ 自己複製とは，「同じものをもう1つつくる」という現象であり，エントロピーを減少させる活動の1つである。遺伝情報であるDNAが複製され，細胞は分裂することで自己のコピーを増産する。細菌は単純に分裂により自分のコピーをつくるが（無性生殖），ヒトのような雌雄のある生物は，精子と卵子といった異なる個体の配偶子を融合させることで新たな個体をつくる（有性生殖）。有性生殖を行うことにより，もとの個体とは遺伝情報の異なる個体をつくることが可能となり，これにより生物の多様性が生じる。

D 細胞の構造と機能

① 生体の階層性

生物は，それぞれの**機能** function に応じた**構造** structure をもつ。とくに多細胞生物のからだは，**個体** organism・**器官系** organ system・**器官** organ（臓器）・**組織** tissue・**細胞** cell といった階層性が形成されている（▶図1-9）。たとえば，ヒトが動くときは，筋肉と骨格という器官からなる運動器系を用いる。骨は骨組織や軟骨組織などがまとまった器官である。そして骨組織は，骨細胞といった特定の機能をもった細胞が秩序だって配列して機能している。

さらに，1つ1つの細胞には，**細胞小器官** organella（オルガネラ）が含まれている。生体の機能と構造を理解するためには，まずはこの細胞の構造と機能を理解する必要がある。

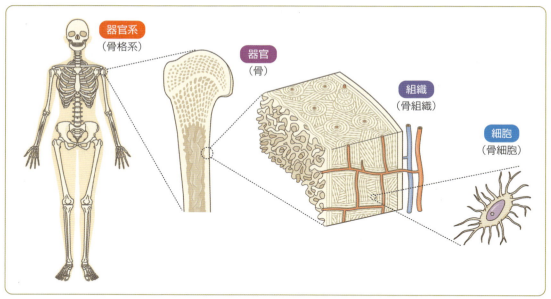

▶図1-9　生体の階層性

　ヒトの成人は，種類としては200種，総数としては60兆（一説には40兆程度と推定）の細胞からできているといわれている。1個の受精卵から60兆個以上の細胞になるまでには，46回以上の分裂が必要である。1日1回分裂すると仮定した場合，2か月あれば60兆個の細胞は形成できる。

　しかし，個体の形成の過程で何割かの細胞は死に（アポトーシス，▶275ページ），また各細胞が適切な機能を獲得（分化）するためには一定の期間が必要となる。ヒトの場合，最終月経から出産までに約280日（約9か月）かかることになる。

② 原核細胞と真核細胞

1 生体の基本単位

　すべての生命体の構造と機能の最小基本単位は，**細胞** cell である（▶図1-10）。植物や動物組織を顕微鏡を使って観察することにより，ブラウン Brown, R., シュライデン Schleiden, M. J., シュワン Schwann, T. らは，生物は細胞から構成されていることを指摘した。その後，現代病理学の父といわれるウィルヒョウ Virchow, R. L. K. は「すべての細胞は細胞から」[1]という言葉を述べ，細胞が組織を形成する基本単位であることを示した。

　ヒトの細胞の多くは直径10〜20μmであるが，赤血球は7μm，卵子は200μmなど，大きさはさまざまである。細胞の形状はその機能を反映してい

---

1) ラテン語では「omnis cellula e cellula」，英語では「all cell from cell」とあらわされる。

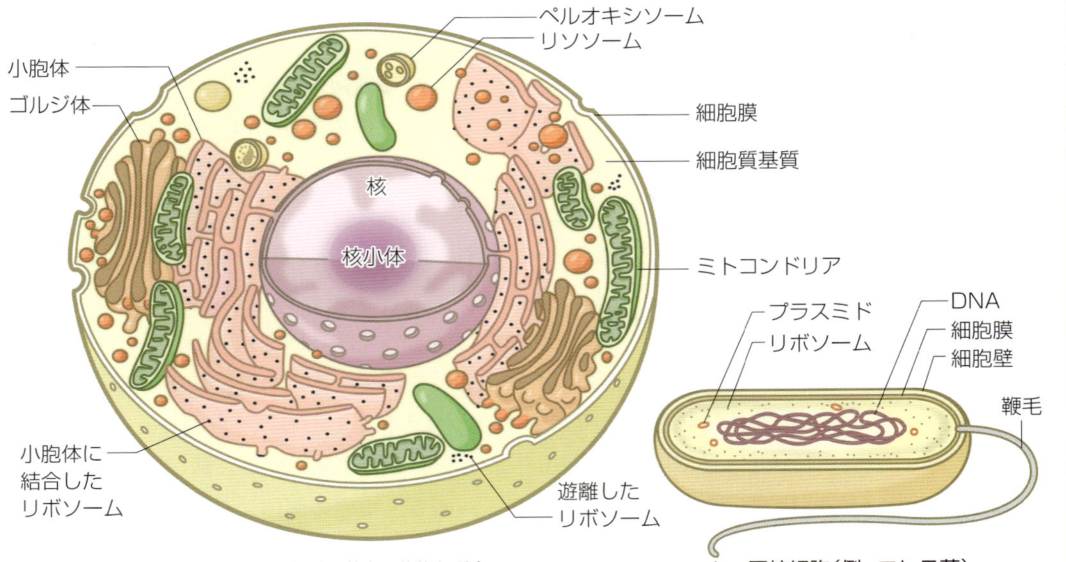

▶図 1-10　原核細胞と真核細胞

ることが多い。たとえば，脊髄(せきずい)の神経細胞の場合は軸索(じくさく)とよばれる部分が非常に長く，数十 cm の長さにもなることがある。

2 原核生物・真核生物・ウイルス

細胞は，**原核細胞**(げんかく) prokaryotic cell と**真核細胞**(しんかく) eukaryotic cell の 2 つに大別される[1](▶図 1-10)。これら以外に，生命と物質の中間的な存在である**ウイルス** virus がある。ウイルスは代謝や自己複製に関しては宿主となる細胞に依存しており，独立して行うことができないので，完全な生命とはいえない。

原核細胞▶　原核細胞は，細胞内に特定の仕切りがなく，およそ 1〜10 μm の大きさである(▶図 1-10-b)。核はなく，遺伝情報を運ぶ DNA(デオキシリボ核酸)は裸の状態で**細胞質** cytoplasm に存在し，環状(かんじょう)構造をとっている(環状 DNA)。

原核細胞からなる単細胞生物を**原核生物** prokaryotes とよび，真正(しんせい)細菌(いわゆる細菌)や古細菌がこれに分類される。原核生物は，遺伝子のセットを 1 組だけもつ一倍体 haploid だが，この DNA 以外にも，低分子の環状 DNA である**プラスミド** plasmid を有している場合がある。細胞質にはタンパク質合成を行う**リボソーム**(▶17 ページ)が存在する。細胞膜の外側には**細胞壁** cell wall があり，糖脂質や糖タンパク質などでできている。また，**鞭毛**(べんもう) flagellum をもつものもあり，移動に役だつ。

---

1) 原核生物はさらに，大腸菌やシアノバクテリアなどのバクテリアと，超高熱菌やメタン菌などのアーキアに分けられる。真核生物・バクテリア・アーキアは，生物の世界の 3 ドメインとよばれる。

真核細胞 ▶　真核細胞はおよそ 10〜100 μm の大きさで，**核**と**細胞質**からなる。細胞質には，ミトコンドリア，小胞体，ゴルジ体，リソソーム，葉緑体などのさまざまな細胞小器官が含まれる（▶図 1-10-a）。細胞小器官の間は，**細胞質基質**（細胞質ゾル）とよばれる液状物質で満たされている。DNA は核の中に存在し，細胞質とは**核膜**で区切られている。

　真核細胞からなる生物を**真核生物** eukaryotes とよぶ。真核生物は有性生殖を行うものが多く，通常，その遺伝子セットを 2 組もち，これを二倍体 diploid という。酵母や原生生物（ゾウリムシやアメーバなど）といった単細胞生物や，動物・植物といった多細胞生物はすべて，真核生物である。

遺伝情報とゲノム ▶　原核細胞も真核細胞も，子孫へ遺伝情報が伝えられる。このとき，遺伝情報物質の実体は**核酸**であり，その多くは DNA である[1]（▶170 ページ）。地球上に生命が誕生して以来，DNA を媒体として伝えられてきた遺伝情報は，生命の情報伝達システムであるといえる。ある生物種の個体に必要なすべての遺伝的情報を，**ゲノム** genome とよぶ（▶175 ページ）。

③ 細胞膜

1 脂質二重層

流動モザイクモデル ▶　**細胞膜** cell membrane は，リン脂質を主成分とした**脂質二重層** lipid bilayer である（▶9 ページ，図 1-7-b）。脂質二重層を海にたとえると，膜タンパク質は氷山のように一角を海面からつき出して，浮かんでいる（▶図 1-11-a）。横方向

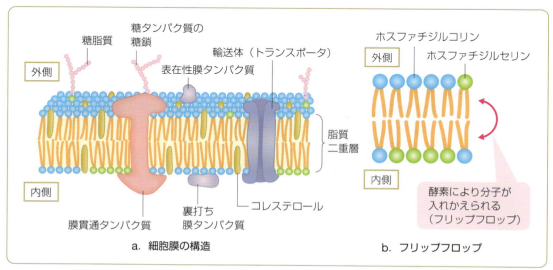

a. 細胞膜の構造　　　　b. フリップフロップ

▶図 1-11　細胞膜の構造

---

1) ウイルスでは，ヒト免疫不全ウイルス（HIV）のように，遺伝情報の伝達にリボ核酸（RNA）を使用しているものもある（▶210 ページ）。

に並んだリン脂質は横方向に流動的に移動が可能であるため，この構造モデルを**流動モザイクモデル** fluid mosaic model とよぶ。すなわち，1つひとつの脂質分子や膜タンパク質は，側方へ移動することができる。

リン脂質の分布の不均衡　生体膜を構成するリン脂質（▶103ページ）には複数の種類がある。ヒトの細胞膜には，ホスファチジルコリン，ホスファチジルセリン，ホスファチジルエタノールアミンが最も多くみられる。これらのリン脂質分子は，二重層の内側と外側で，その分布が異なっている。これは，特定の酵素のはたらきにより，膜の内側から外側へ，また外側から内側へ，分子が能動的に転換（フリップフロップ）されていることによる（▶図1-11-b）。これにより，膜の内外で異なる脂質分子の組成となり，膜の内外で異なる機能を発揮する。

2 膜輸送

細胞膜を構成する成分の割合は，脂質が25〜50％，タンパク質が50〜75％，糖質が10％程度である。生体膜は，きわめて小さな分子か疎水性の炭化水素のような分子は通すが，生体高分子（▶6ページ）やイオンの多くは通さない。これらの生体高分子やイオンは，特定の輸送タンパク質を経由したり，エネルギーを使ったりすることによって膜を通過する。このとき，輸送にエネルギーが不要である場合を**受動輸送** passive transport といい，輸送にエネルギーを必要とする場合を**能動輸送** active transport という（▶図1-12）。

受動輸送　受動輸送のうち，気体や疎水性分子が濃度勾配に従って移動する場合を**単純輸送（単純拡散）**といい，膜タンパク質が関与する場合を**促進輸送（促進拡散）**という。促進輸送には各種の**チャネル** channel や**輸送体** transporter（トランスポータ，キャリア carrier ともよぶ）などが関与する。

能動輸送　能動輸送では，**ポンプ**とよばれる輸送体などが関与する。ポンプは，エネルギーを用いて，濃度勾配に逆らって物質を移動させる。

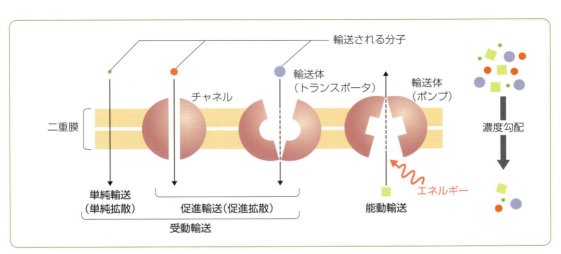

▶図1-12　細胞膜での分子の輸送

④ 核

細胞内には通常1個の**核** nucleus が存在する（▶図1-13-a）。核は遺伝情報をその中に局在させている。

骨格筋や破骨細胞などのように，1つの細胞の中に複数の核がみられるものもあり，**多核細胞**とよばれる[1]。細胞の核の多くは球状であるが，好中球のように明確なくびれをもつ分葉核をもつものもある。

核膜▶ 核の最外層は脂質二重膜が2層になった**核膜** nuclear membrane からできており，その内部を**核質**という。核膜には，細胞質と核質の間で物質のやり取りをするための**核膜孔** nuclear pore がある。核膜は小胞体につながっている。

核小体（仁）▶ 核質には，1つから数個の類円系の構造体である**核小体** nucleolus（仁）があり，リボソームの構成成分である**リボソームRNA**（rRNA，▶233ページ）の合成が行われている。

染色体▶ 核質には，DNAとヒストンタンパク質（▶175ページ）からなる**染色質（クロマチン** chromatin）が存在する。細胞周期（▶173ページ）の分裂期において，染色質は凝集して**染色体** chromosome が形成され，顕微鏡での観察が可能になる。このとき核膜は崩壊する（▶図1-13-b）。分裂期以外では，核質は核小体と染色質の不均一な構造のみが観察される。

染色体は対になっており，ヒトは**常染色体**22対，**性染色体**1対（男性ではX染色体とY染色体，女性ではX染色体が2本）で，合計23対（46本）の染色体を有する（▶176ページ，図10-6-a）。ただし，卵子や精子といった生殖細胞は，減数分裂により通常の細胞（体細胞）の半分の数の染色体をもつ。

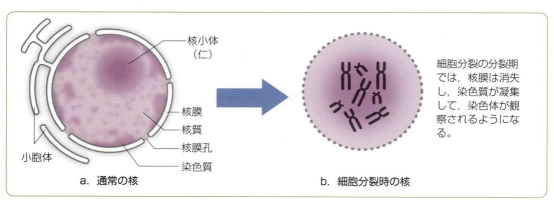

▶図1-13 核の構造

---

1) 骨の破壊や分解を行う破骨細胞や，血小板をつくる巨核球は，細胞質の分裂を伴わないまま核の内容物が複製されるため，多核となる。骨格筋は，複数の細胞が融合して多核となる。結核菌に感染した組織に特徴的にみられるラングハンス巨細胞も，貪食能力を高めるために類上皮細胞（マクロファージという白血球の一種が特異な形態をとったもの）が融合してできた多核細胞である。

⑤ 小胞体とリボソーム

小胞体 endoplasmic reticulum (ER) は，細胞質に存在し，管状もしくは網目状の膜構造であり，核膜から連なっている（▶図 1-13-a）。リボソーム ribosome は，リボソーム RNA (rRNA) とタンパク質からなる顆粒構造である（▶233ページ，図 13-3）。リボソームが付着している小胞体を**粗面小胞体**(rER) といい，リボソームが付着していない小胞体を**滑面小胞体**(sER) という。リボソームは，**遊離リボソーム**として細胞質に散在して存在するものもある。

▶ タンパク質の合成と修飾

核内で DNA から転写されてできたメッセンジャー RNA (mRNA) が核を出てリボソームに結合すると，その情報に基づいてタンパク質の合成（翻訳）が行われる（▶234ページ）。合成されたタンパク質のいくつかは小胞体に入り，糖鎖が付加される（▶図 1-14-a）。粗面小胞体では，おもに分泌タンパク質や膜タンパク質が合成されているため，分泌細胞では粗面小胞体が発達している。

滑面小胞体では，おもに脂質代謝や，薬物の解毒代謝が行われている。

⑥ ゴルジ体

ゴルジ体 Golgi body（ゴルジ装置 Golgi apparatus）は，円板状の膜構造が複数重なった構造物である。小胞体側を**シスゴルジ網**といい，反対側を**トランスゴルジ網**という（▶図 1-14-b）。

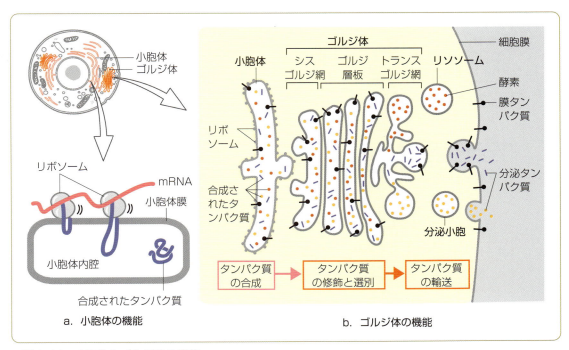

▶図 1-14　小胞体とゴルジ体の機能

タンパク質の修飾と輸送 ▶ 粗面小胞体で合成された分泌タンパク質や膜タンパク質は，シスゴルジ網からゴルジ体へ入る。ゴルジ体の内部では，さらにさまざまな糖鎖の付加(糖鎖修飾)が行われたのち，トランスゴルジ網に到達する。その後，タンパク質ごとに輸送小胞に分けられ，細胞膜表面や分泌小胞(分泌顆粒)，リソソームといった最終目的地まで運ばれる。

⑦ リソソーム

リソソーム lysosome は細胞質に存在し，膜で囲まれた袋状の構造で，内部には，タンパク質・糖質・脂質・核酸などを分解する酵素が存在する。リソソームの内側は酸性(pH5程度)に保たれており，内部に存在する加水分解酵素に適したpHとなっている。

エンドサイトーシス ▶ 細胞の飲食作用(エンドサイトーシス)により，細胞内に取り込まれた小胞(エンドソーム)は，リソソームと融合し，その内容物が分解される(▶図1-15)。とくに，タンパク質などの小さなものが取りこまれることをピノサイトーシスといい，細菌などの大きな物質が取り込まれることをファゴサイトーシスとよぶ。ファゴサイトーシスによりできた小胞はファゴソームとよばれる。

オートファジー ▶ 細胞内の不要になった構造物や物質を膜で取り囲んだ構造(オートファゴソーム)もリソソームと融合し，内容物が分解されることが知られている。こ

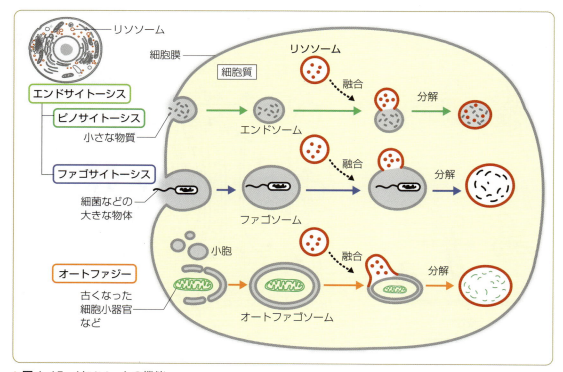

▶図1-15 リソソームの機能

の現象を自食作用 autophagy（オートファジー）という（▶図 1-15）。

⑧ ペルオキシソーム

ペルオキシソーム peroxisome は，細胞質に存在し，1 枚の膜でできた球体の小胞である。内部に酵素を高濃度で含むため，酵素が高密度に集まったところが結晶のように見えることがあり，結晶封入体とよばれる。

ペルオキシソームには**カタラーゼ** catalase などの酵素が含まれる。ある種の脂肪酸の β 酸化はペルオキシソームで行われ（▶115 ページ），その際に産生される過酸化水素は，カタラーゼにより水と酸素に分解されて無毒化される。ペルオキシソームは，そのほかにプラズマローゲン（▶104 ページ）などの脂質の合成にも関与する。

ペルオキシソームの形成不全がおきる遺伝病としてツェルウェーガー症候群があり，多くは新生児期に死にいたる（▶117 ページ）。

⑨ ミトコンドリア

ミトコンドリア mitochondria は，こん棒状の形をしており，短径が 0.1〜0.5 μm で長径が 1〜10 μm 程度の大きさである（▶図 1-16-a）。外膜と内膜の 2 枚の脂質二重層からなる。内膜は内側に突き出た部分があり，**クリステ** cristae という。内膜の内側部分を**マトリックス** matrix といい，糖質代謝のクエン酸回路（▶78 ページ），アンモニア代謝の尿素回路（▶151 ページ），脂質代謝の β 酸化（▶115 ページ），ヘモグロビンに含まれるヘムの合成系（▶157 ページ）といった主要な代謝経路の酵素が存在する。

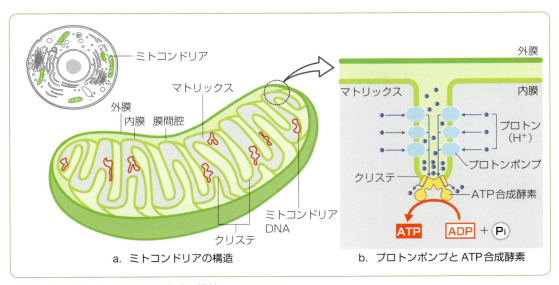

a. ミトコンドリアの構造　　b. プロトンポンプと ATP 合成酵素

▶図 1-16　ミトコンドリアの構造と機能

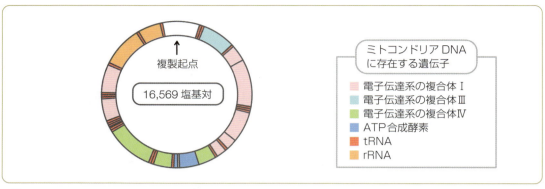

▶図1-17　ミトコンドリアDNAの遺伝子地図

ATPの合成 ▶ 　外膜と内膜の間を**膜間腔** intermembrane space（膜間スペース）という。内膜に存在するプロトンポンプにより，水素イオン（プロトン，H^+）の濃度勾配がマトリックスと膜間腔の間に形成される。このH^+の濃度勾配により生じる化学エネルギーを使って，内膜にある**ATP合成酵素**がATPを合成する（▶図1-16-b）。

ミトコンドリア ▶
DNA 　真核生物は，太古に，酸素を代謝に用いる単細胞生物（好気性細菌）をミトコンドリアとして細胞内に取り込み，効率的なエネルギー産生のために利用したとされている（細胞共生説）。したがって，ミトコンドリアには，独立した細菌であったころからもっていた遺伝子の一部が含まれている。

　ヒトの**ミトコンドリアDNA**は核内DNAとは異なり，環状2本鎖DNAで，クリステに結合している。16,569の塩基対（▶183ページ）からなり，遺伝情報として，22種のtRNA，2種のrRNA，11種の電子伝達系関連遺伝子，ATP合成酵素の構成遺伝子2種を含む（▶図1-17）。ミトコンドリアDNAは，核内DNAとは異なる独自の複製・転写・翻訳のシステムをもつ（▶182ページ）。

ゼミナール
復習と課題

❶ ヒトの構成成分で最も重量の多い元素はどれか。
　1. 炭素　　2. 水素　　3. カルシウム　　4. 酸素
❷ 最も疎水性の高い生体分子はどれか。
　1. 糖質　　2. 中性脂肪　　3. タンパク質　　4. 核酸
❸ 原核細胞になく真核細胞にあるものはどれか。
　1. リボソーム　　2. DNA　　3. 細胞膜　　4. 核膜
❹ 通常，細胞膜の構成成分ではないものはどれか。
　1. 糖質　　2. 脂質　　3. タンパク質　　4. 核酸
❺ タンパク質の糖鎖修飾をつかさどる細胞小器官はどれか。
　1. リボソーム　　2. ゴルジ体　　3. リソソーム　　4. ペルオキシソーム
❻ ミトコンドリアでATP合成酵素が存在するのはどこか。
　1. 外膜　　2. 内膜　　3. マトリックス　　4. 膜間腔

生化学

第2章

代謝の基礎と酵素・補酵素

A 代謝と生体のエネルギー

① 代謝とエントロピー

ヒトは基本的に毎日食事をとることで栄養素を体内に取り入れ，体内でそれらを化学変化させ，エネルギーや生体構成成分として利用したのちに，不要になったものを尿や便・呼気・汗などとして排出している。

代謝 ▶ 生命活動に必須なエネルギーを産生したり，生体の維持に必要とされる物質を合成したりするなどの，生体内でおこるすべての化学反応を，**代謝** metabolism という（▶図 2-1）。

代謝のうち，複雑な分子を単純な分子へ分解することでエネルギーを獲得する反応を**異化** catabolism といい，エネルギーを消費しながら単純な分子から複雑な分子を合成する反応を**同化** anabolism という。

エントロピーと自由エネルギー ▶ なんらかの作用（エネルギー）がはたらかない限り，反応は基本的に「**無秩序（乱雑）**」な方向に進むのが自然の摂理である（▶図 2-2）。**無秩序さ（乱雑さ）** の程度を示す尺度には，**エントロピー** entropy を用いる。

たとえば，グルコースから高分子であるデンプンができる反応は，秩序が増す反応であるため，自然にはおこらない。反応を進めるには，外部からエネルギーを供給する必要がある。このときに用いられるエネルギー量を**ギブス Gibbs の自由エネルギー変化（ΔG）** という[1]。体内において化学反応がおきるか否かは，エントロピーの変化，すなわち，ギブスの自由エネルギーの変化

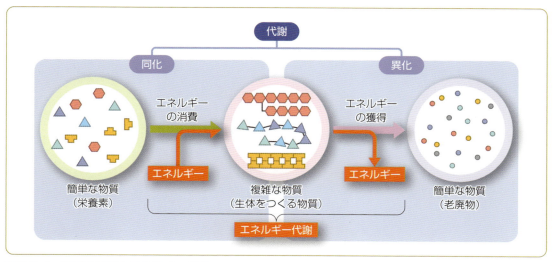

▶図 2-1　物質の代謝とエネルギー代謝

---

1) Δ（デルタ）は変化量をあらわす記号である。

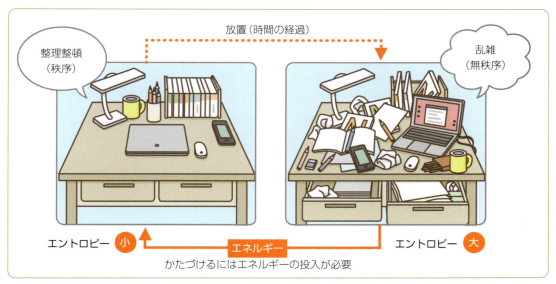

▶図 2-2　無秩序さ（乱雑さ）とエントロピー

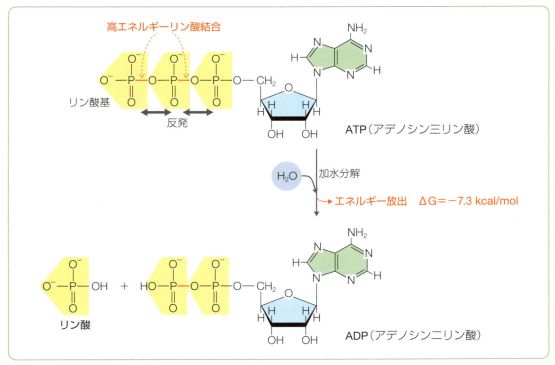

▶図 2-3　ATP の加水分解によるエネルギー産生

（ΔG）から推測することができる．ΔG の定義より，ΔG が負の値の場合は自発的におこり，ΔG が正の値の場合は自発的にはおきない．

高エネルギー化合物　たとえば，生体内には，**生体のエネルギー通貨**とよばれるアデノシン三リン酸 adenosine triphosphate（ATP）がある（▶図 2-3）．ATP がアデノシン二リン酸

adenosine diphosphate（ADP）に加水分解されるときの反応のΔGは負の値をとり，反応は自発的に進み，このときエネルギーを放出する（▶図2-3）。このように，生体内で加水分解される化学反応において，ΔGが負の大きな値をとる化合物を，**高エネルギー化合物**とよぶ[1]。生体内の多くの化学反応は，おもにATPが放出するエネルギーを用いて進行している。

それでは，どのようにしてATPにエネルギーが貯蓄されているのだろうか。ATPのリン酸基は，**リン酸結合**でつながっている（▶図2-3）。このリン酸基の酸素原子（O）には電子がかたよっており，酸素原子どうしは反発している。この結合は，**高エネルギーリン酸結合**とよばれる。ATPがADPに加水分解されるときに，高エネルギーリン酸結合が切れ，たくわえられていた化学エネルギーが放出される。

② 三大栄養素の代謝の概要

食物を通して生体に取り入れられる栄養素のうち，**糖質・脂質・タンパク質**は，**三大栄養素**とよばれる。摂取した食物は，口腔内で咀嚼によりかみ砕かれたあと，消化管でさまざまな酵素による**消化** digestion を受け，糖質はグルコースなどの単糖に，脂質はグリセロールと脂肪酸に，タンパク質はアミノ酸となって**吸収**される。これらの物質は細胞内でさらに代謝を受ける（▶図2-4）。

糖質・脂質・タンパク質は，必要と目的に応じて，細胞内で合成（同化）される。また，生体内で不要になった糖質・脂質・タンパク質は，細胞内で分解反応（異化）を受け，排泄されたり，ほかの物質を合成するための材料として使われたりする。各物質の細胞内での代謝反応には，さまざまな経路や回路が知られている。それぞれの代謝の詳細は第3章以降で述べるが，ここでは概略のみをおさえておく。

1 糖質の代謝

消化と吸収▶ 糖質（とくにデンプン）は，唾液・膵液中のα-アミラーゼによりマルトース（麦芽糖）まで分解され，膵液・腸上皮中の酵素により，**グルコース**に分解される。小腸で吸収されたのち，門脈を経由して肝臓に運ばれる（▶図2-4-a）。

同化反応▶ 腸で吸収されたグルコースは血中に入り，全身の細胞に届けられる。血中に余剰のグルコースが存在する場合，膵臓から分泌されるインスリンの作用により，グルコースから**グリコーゲン**が合成され，肝臓や筋肉にグリコーゲン顆粒として貯蔵される（▶62ページ）。

異化反応▶ 低血糖になると，膵臓から分泌されるグルカゴンや交感神経からのアドレナ

---

[1] ATP以外の高エネルギー化合物としては，グアノシン三リン酸（GTP），ホスホエノールピルビン酸（PEP），アセチルCoAなどがある。

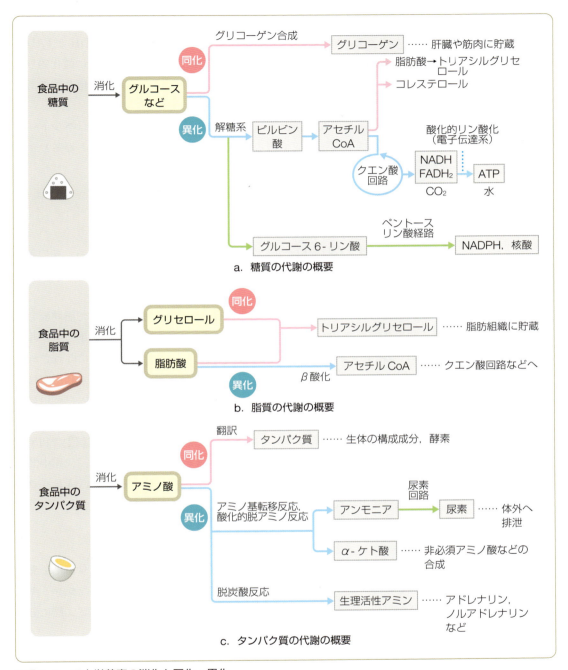

▶図2-4 三大栄養素の消化と同化・異化

　リンなどがはたらき，肝臓に貯蔵されたグリコーゲンが分解されグルコースとなる。グルコースは，細胞質基質にある**解糖系**(▶74ページ)という経路において**ピルビン酸**まで分解される。酸素が十分にある場合には，ピルビン酸はミトコンドリア内に入り，**アセチルCoA**という高エネルギー化合物になる(▶77ページ)。

アセチル CoA は，**クエン酸回路**（▶78 ページ）という経路で代謝される。そこで生じた水素を運搬体である NAD と FAD が受け取って，NADH と FADH$_2$ になり，それらは**電子伝達系**（▶82 ページ）において，酸素とともに**酸化的リン酸化**に利用され，最終的に水を生じる。この際に高エネルギー化合物である ATP が産生される。

また，解糖系の中間代謝物であるグルコース 6-リン酸の一部は**ペントースリン酸経路**に入り，補酵素である NADPH や，核酸合成の材料となるリボースなどの産生に寄与する（▶89 ページ）。

2 脂質の代謝

消化と吸収 ▶ 脂質は，十二指腸で胆汁酸の作用により小さなかたまりとなり，リパーゼの作用で**脂肪酸**と**グリセロール**に分解されて小腸で吸収されたのち，**キロミクロン**（カイロミクロン）としてリンパ管を介して，全身もしくは肝臓に運ばれる（▶図 2-4-b）。

同化反応 ▶ 糖質代謝において過剰となった**アセチル CoA** は，細胞質基質で**脂肪酸**の合成に利用される（▶120 ページ）。脂肪酸はグリセロールと結合し，**トリアシルグリセロール**（トリグリセリド，**中性脂肪**）として，脂肪組織などに貯蔵される（▶98 ページ）。アセチル CoA は**コレステロール**合成の材料としても利用される。

異化反応 ▶ 飢餓時には，脂肪組織などに貯蔵されているトリグリセリド（中性脂肪）は，グリセロールと脂肪酸に分解される。グリセロールは，糖質として解糖系に入ったり，糖以外の物質からグルコースを合成する経路である**糖新生**で利用されたりする（▶90 ページ）。脂肪酸は **β 酸化**という分解反応を受け，代謝中間体である**アセチル CoA** が産生される（▶115 ページ）。このアセチル CoA は，クエン酸回路で利用される。

3 タンパク質の代謝

消化と吸収 ▶ タンパク質は，胃において胃酸により**変性**[1]し，ペプシンにより消化を受ける（▶図 2-4-c）。その後，十二指腸・小腸で，膵液に含まれるトリプシン・キモトリプシンや，腸液に含まれるさまざまなペプチダーゼにより**アミノ酸**に分解され，小腸で吸収され，門脈を経由して肝臓に運ばれる。

同化反応 ▶ 生体を構成するタンパク質や，体内で必要とされる酵素タンパク質の合成のために，糖質の代謝経路である解糖系やクエン酸回路での中間代謝物からアミノ酸の一部が合成される（▶153 ページ）。これらのアミノ酸を材料にして，リボソームと tRNA，mRNA によりタンパク質合成が行われる（**翻訳**，▶230 ページ）。

---

[1] タンパク質は，強酸や強塩基，熱などによって，分子の構造を保っている分子内相互作用が切断され，その形状を保てなくなり，機能を失う（失活）ことがある。これをタンパク質の変性とよぶ。卵白が熱でかたまるのが一例である。

異化反応 ▶ 細胞内に取り込まれたり不要になったりしたタンパク質は，リソソームを介したオートファジー系(▶18ページ)による分解や，ユビキチン-プロテアソーム系(▶242ページ)を介した分解などを受けて，ペプチドやアミノ酸になる。

ペプチドがアミノ酸にまで分解されたあとは，アミノ基転移反応と酸化的脱アミノ反応により，最終的には α-ケト酸とアンモニアに分解され，α-ケトグルタル酸(2-オキソグルタル酸)が生成する(▶146ページ)。

産生されたアンモニアを無毒化するためには，肝臓の尿素回路がはたらき，アンモニアを尿素に変換して排出する(▶151ページ)。

また，アミノ酸は脱炭酸反応を受けることにより，アドレナリン，ノルアドレナリン，ドパミン，γ-アミノ酪酸(GABA)，セロトニン，ヒスタミンなどといった生理活性アミンの材料にもなる(▶149ページ)。

4 三大栄養素の相互変換反応

糖質・脂質・タンパク質は，生体に必須の物質であるため，いずれかが欠乏した場合には，互いに補う機能が備わっている。

糖質-脂質 ▶ 解糖系において，グルコースはピルビン酸を経由してアセチル CoA になり，余剰のアセチル CoA は脂質合成に利用される。ある種の脂肪酸からは，プロピオニル CoA が産生される。プロピオニル CoA は，スクシニル CoA に変換されることでクエン酸回路に入れるようになり，グルコースが足りない場合は糖新生に利用される。また，トリアシルグリセロール由来のグリセロールは糖新生にも利用される(▶113ページ，図6-2)。

糖質-タンパク質 ▶ グルコースの代謝において，解糖系・クエン酸回路の中間生成物から非必須アミノ酸のいくつかが合成される。また，グルコースが足りない場合は，糖新生の経路を利用して，アミノ酸からグルコースが合成される。

タンパク質-脂質 ▶ ある種のアミノ酸が分解されると，アセチル CoA やプロピオニル CoA が産生され，脂質合成の材料になる。β酸化で産生されるアセチル CoA は，クエン酸回路で利用されることで，アミノ酸合成の材料になる。

B 酵素の基礎知識

① 酵素の役割

酵素 ▶ 化学反応において，その反応を促進させるがみずからは変化しない物質を触媒 catalyst とよぶ。生体における代謝反応は，酵素 enzyme が触媒のはたらきを担っている。ほとんどの酵素はタンパク質でできており，一部，RNA でできているもの(リボザイム)もある(▶233ページ)。

基質 ▶ 酵素と結合して変化を受ける物質を基質 substrate という。酵素の表面には

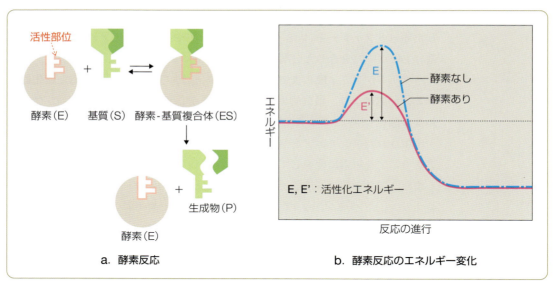

▶図2-5 酵素反応と活性化エネルギー変化

基質が結合するくぼみがあり，そこを**活性部位** active site という（▶図2-5-a）。酵素の活性部位に基質が結合し，酵素-基質複合体を形成する。その後，基質は分解や合成などの反応を受けて**生成物** product になり，酵素から離れる。

一般に，基質と酵素活性部位の立体構造は，鍵と鍵穴の関係になっており，酵素は特定の基質にだけ反応する（▶図2-5-a）。この性質を，酵素の**基質特異性** substrate specificity という。

活性化エネルギー ▶ 化学反応が進む際には，**活性化エネルギー**とよばれるエネルギーの障壁をこえなければならない。酵素がない場合は反応を進めるために高い活性化エネルギーを必要とするが，酵素などの触媒はこの活性化エネルギーを下げるようにはたらき，化学反応が進みやすくなる。（▶図2-5-b）。

② 酵素の構成とアイソザイム

1 補因子

酵素が活性を発揮するためには，酵素を構成するタンパク質以外の成分である**補因子** cofactor を必要とすることが多い（▶図2-6）。酵素を構成するタンパク質部分を**アポ酵素** apoenzyme といい，補因子を結合した状態の酵素を**ホロ酵素** holoenzyme という。

アポ酵素に補因子が結合することにより，酵素は活性化する。補因子には金属イオンや**補酵素**，色素（ヘム）などが含まれる（▶34ページ，表2-3）。なかでも，酵素のタンパク質に共有結合などで強く結合する補因子を**補欠分子族**という。

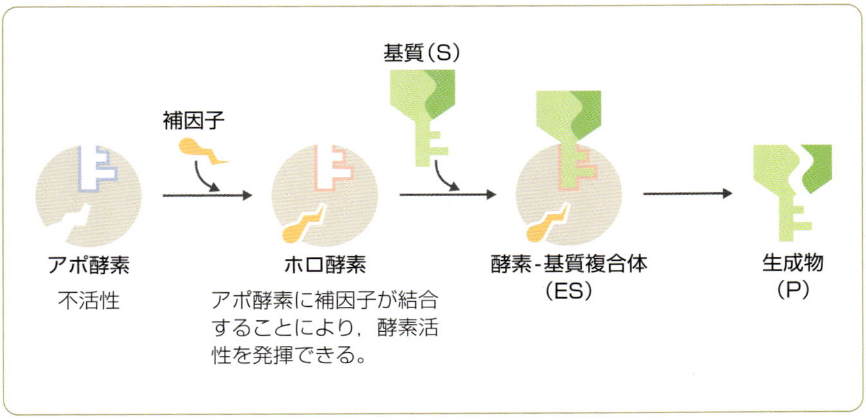

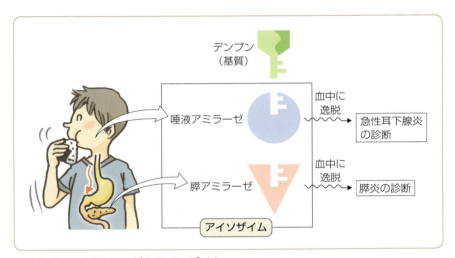

▶図2-6　アポ酵素とホロ酵素

▶図2-7　α-アミラーゼのアイソザイム

2 アイソザイム

　　酵素のなかには，同じ反応を触媒するが，タンパク質を構成するアミノ酸配列が異なるものがある。また，酵素が複数のタンパク質で構成されており，触媒する反応は同じでも，構成するタンパク質が異なっている場合もある。これらを**アイソザイム** isozyme（**イソ酵素** isoenzyme）という（▶図2-7）。

　　たとえば，デンプンを分解するα-アミラーゼには，唾液腺から分泌される唾液アミラーゼと，膵臓から分泌される膵アミラーゼがあり（▶68ページ），それぞれ異なるタンパク質からなるアイソザイムである。このように，臓器により異なったアイソザイムが発現していることがある。

3 逸脱酵素

　　疾患などにより臓器が傷害を受けると，その臓器に特異的に発現している酵

▶表 2-1 乳酸デヒドロゲナーゼ(LDH)のアイソザイムの発現

アイソザイム	LDH₁	LDH₂	LDH₃	LDH₄	LDH₅
	HH / HH	HH / MH	HH / MM	MH / MM	MM / MM
特異的な発現組織	心筋・赤血球・腎	心筋	―	骨格筋・肝臓	骨格筋・腎
基準値(%)	21〜33	30〜37	18〜23	7〜12	5〜14
上昇により疑われる疾患の例	心筋梗塞，溶血性貧血，腎梗塞	筋ジストロフィー，白血病	消化器がん，白血病	転移性がん	急性肝炎，肝細胞がん，筋ジストロフィー

LDH は，構成しているタンパク質(H 型と M 型)の組み合わせにより，5 種類のアイソザイムが存在する。

素が血中にもれ出てくることがある。これを**逸脱酵素** leaking enzyme とよび，疾病の診断のためのバイオマーカー(▶283 ページ)として用いられている。

アミラーゼ ▶ たとえば，唾液アミラーゼは急性耳下腺炎などの診断に，膵アミラーゼは膵炎などの診断に用いられる。

乳酸デヒドロゲナーゼ ▶ また，**乳酸デヒドロゲナーゼ** lactate dehydrogenase (乳酸脱水素酵素，LDH)は，H 型と M 型の 2 種類の構成タンパク質が 4 個結合してできた複合体であり，LDH₁(H4)，LDH₂(H3M)，LDH₃(H2M2)，LDH₄(HM3)，LDH₅(M4)の 5 種のアイソザイムがある(▶表 2-1)。組織によって発現するアイソザイムの構成比が異なるため，疾病により臓器が損傷されて血中にもれでた LDH を逸脱酵素として測定することにより，異常臓器の特定が可能となる。

AST，ALT，γ-GT ▶ 肝臓の障害では，肝細胞に発現してアミノ酸代謝にかかわる**アスパラギン酸アミノトランスフェラーゼ(AST)**や**アラニンアミノトランスフェラーゼ(ALT)**の血中濃度の上昇がみられ(▶148 ページ)，さらに肝臓の毛細胆管細胞に発現してアミノ酸の細胞内輸送にかかわる**γ-グルタミルトランスフェラーゼ** γ-glutamyl transferase(γ-GT)[1]の値も上昇する。

CK ▶ また，心筋細胞や骨格筋の障害では，**クレアチンキナーゼ** creatine kinase (CK)[2]の血中濃度の上昇がみとめられる。

③ 酵素の特徴

酵素による反応の速度は，温度と pH により影響を受ける。

至適温度 ▶ 一般に酵素反応の速度は，温度が高くなると上昇する。しかし，酵素はタン

---

1) γ-グルタミルトランスフェラーゼ(γ-GT)は，γ-グルタミルトランスペプチダーゼ γ-glutamyl transpeptidase(γ-GTP)ともよばれる。
2) クレアチンキナーゼ(CK)は，かつてはクレアチンホスホキナーゼ creatine phosphokinase(CPK)ともよばれていた。骨格筋では，エネルギーがホスホクレアチン(クレアチンリン酸)として貯蔵されており，骨格筋での ATP の消費が亢進すると，CK のはたらきで，ホスホクレアチンと ADP からクレアチンと ATP が生成されることにより，エネルギーが供給される。

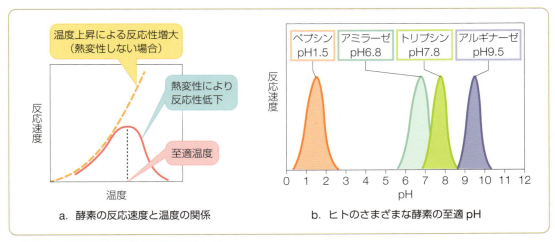

▶図2-8　酵素の反応速度を規定するもの

パク質であるため，ある温度以上ではタンパク質が変性して失活し，反応速度が低下する。酵素の反応速度（酵素活性）が最大になる温度のことを**至適温度（最適温度）** optimum temperature という（▶図2-8-a）。ヒトの酵素の多くは，体温である37℃付近が至適温度である。しかし，温泉などの高温環境に生息している細菌の酵素のなかには，至適温度が80～90℃であるものもある。

至適pH　▶　同様に，その酵素の活性が最大になるpHのことを**至適pH（最適pH）** optimum pH という。生体の酵素は，それぞれの酵素がはたらく環境に応じた至適pHをもっている（▶図2-8-b）。

④ 酵素の活性調節

　生体の代謝反応を正常に進めるためには，適切な場所で適切な量の酵素を活性化させることが重要である。そのために，以下のようなさまざまな酵素活性の調節機構が備わっている。

(1) 酵素の存在量の制御
(2) アロステリック制御
(3) 酵素の多型（アイソザイム）
(4) 化学修飾による制御
(5) タンパク質の限定分解（プロセシング）による制御

酵素の存在量の制御　▶　酵素の量は，酵素を構成するタンパク質の合成と分解により調節される。合成量の調節には，DNAからRNAへの転写を制御する機構と，RNAからタンパク質への翻訳を制御する機構が関与する。分解量の調節には，細胞内外のさまざまな分解システムが関与する。

アロステリック制御　▶　ある種の酵素では，活性中心の基質結合部位とは別の場所（**アロステリック** allosteric **部位**）に低分子物質を結合させ，その活性を変化させることがある。

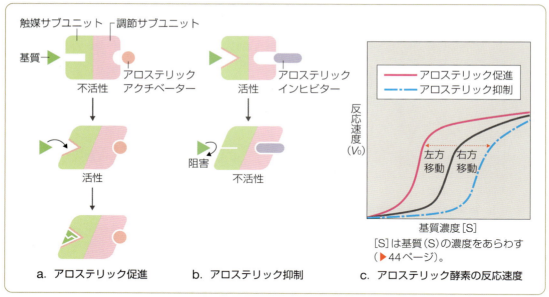

▶図 2-9　アロステリック制御

　この作用を**アロステリック効果**とよび，酵素を活性化する場合は**アロステリック促進**，抑制する場合は**アロステリック抑制**という（▶図2-9）。

　アロステリック効果をもたらす低分子物質をアロステリックエフェクターとよぶ。活性化させる場合はアロステリックアクチベーター，抑制させる場合はアロステリックインヒビターという。

酵素の多型（アイソザイム） ▶　アイソザイムは，酵素活性としてはほぼ同じでありながら，タンパク質としては異なる分子で構成されている（▶29ページ，図2-7）。アイソザイムは各臓器により発現が異なり，各臓器ごとの酵素活性も異なることがある。

化学修飾 ▶　酵素を構成するタンパク質は，その分子にさまざまな物質を結合させる（化学修飾）ことにより，その活性が調節される。化学修飾には，リン酸化，アセチル化，メチル化，糖鎖修飾，脂質修飾などがある（▶239ページ）。とくにリン酸化は重要な化学修飾である。

プロセシング ▶　ある物質について，その物質が生成する前の段階の物質を**前駆体**とよぶ。酵素の前駆体の限定部位が切断（**プロセシング**）されることにより，その酵素の活性が調節されることがある（▶図2-10）。消化酵素や血液凝固・線維素溶解（線溶）に関する酵素，免疫における補体系，カスパーゼ（アポトーシスに関与する酵素）などでみられる。

　たとえば，消化酵素であるトリプシンやキモトリプシンは，はじめは不活性なトリプシノゲンとキモトリプシノゲンという前駆体として合成されるが，各タンパク質の末端が特異的に切断されることにより，酵素の構造が変化し，活性部位が露出して，活性化する（▶144ページ，図8-3）。

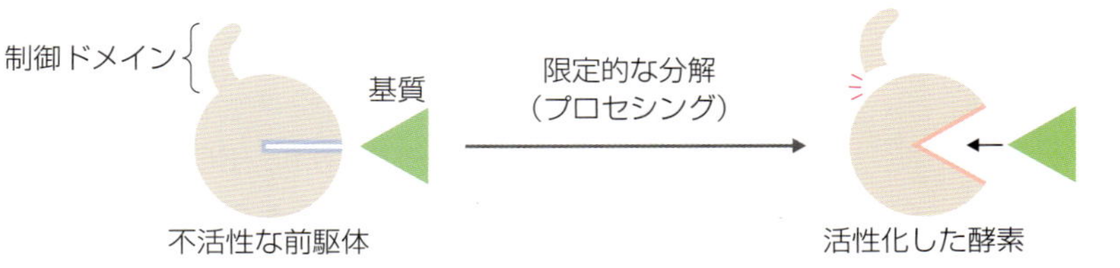

▶図 2-10　タンパク質のプロセシングによる酵素の活性化

▶表 2-2　酵素の分類

分類コードと分類名	特徴	例
EC1. 酸化還元酵素（オキシドレダクターゼ）	基質を酸化，あるいは還元する。NAD, FAD, NADP などの補酵素を使う。	デヒドロゲナーゼ（脱水素酵素） シトクロムカタラーゼ オキシダーゼ（酸化酵素）
EC2. 転移酵素（トランスフェラーゼ）	一方の基質の一部を，他方の基質へと転移させる。供与体として補酵素を使う。	アシル基転移酵素 キナーゼ アミノ基転移酵素
EC3. 加水分解酵素（ヒドロラーゼ，ヒドラーゼ）	基質を水と反応させて分解する。多くの消化酵素はこれに属する。原則として，エネルギーを使用しない。	プロテアーゼ リパーゼ アミラーゼ リゾチーム ヌクレアーゼ ホスファターゼ
EC4. 脱離酵素（リアーゼ）	加水分解以外で基質を切断する。しばしば二重結合が形成される。	炭酸ヒドラターゼ ピルビン酸デカルボキシラーゼ
EC5. 異性化酵素（イソメラーゼ）	異性体（▶52 ページ）の転換反応を触媒する。	ホスホグリセリン酸ムターゼ グルコース-6-リン酸イソメラーゼ
EC6. 合成酵素（リガーゼ）	2 つの分子を結合させる反応を触媒する。ATP などの加水分解とともにおこる。	DNA リガーゼ アミノアシル tRNA 合成酵素 アシル CoA シンテターゼ
EC7. 輸送酵素（トランスロカーゼ）	特定の物質が細胞膜（ミトコンドリア膜なども含む）を透過することをたすける。	アデニンヌクレオチド輸送体 カルニチン-アシルカルニチントランスロカーゼ（▶114 ページ，図 6-3）

⑤ 酵素の分類

　　すべての酵素は，①酸化還元酵素 oxidoreductase（オキシドレダクターゼ），②転移酵素 transferase（トランスフェラーゼ），③加水分解酵素 hydrolase（ヒドロラーゼ，ヒドラーゼ），④脱離酵素 lyase（リアーゼ），⑤異性化酵素 isomerase（イソメラーゼ），⑥合成酵素 ligase（リガーゼ），⑦輸送酵素 translocase（トランスロカーゼ）の 7 種に分類される（▶表 2-2）。各酵素は，国際生化学・分子生物学連合（IUBMB[1]）が定めた酵素命名法により，分類・命名

---

1) International Union of Biochemistry and Molecular Biology の略。

される。

酵素番号 ▶ 個々の酵素は，IUBMBの酵素委員会 Enzyme Commission（EC）により，酵素番号が決められている。各酵素のコード番号は4つの番号からなる。1番目の番号は，前述7種類の分類であり，EC1〜EC7であらわされる。そのあとの番号は基質や反応の詳細により決まる。

系統名と慣用名 ▶ 酵素の系統名は，基質と酵素反応の型が含まれており，酵素の語尾にはしばしば「-ase」がついている。ただし，現在でも慣用名がしばしば使われている。たとえば，アルコールデヒドロゲナーゼ（アルコール脱水素酵素）は慣用名であり，正式な系統名は「alcohol: NAD oxidoreductase」で，酵素番号は「EC1.1.1.1」である。

C 補因子

① 酵素反応における補因子

活性を発揮するために，**補因子**を必要とする酵素もある（▶28ページ）。アポ酵素に補因子が結合して，機能的なホロ酵素となる。

補因子には，マグネシウムイオン（Mg^{2+}）や亜鉛イオン（Zn^{2+}），鉄イオン（Fe^{2+}/Fe^{3+}），銅（Ⅱ）イオン（Cu^{2+}），マンガンイオン（Mn^{2+}），ニッケルイオン（Ni^{2+}）などの**金属イオン**や，ATPやビオチンといった**補酵素** coenzyme が含まれる（▶表2-3）。とくに，水溶性ビタミンの多くは補酵素の前駆体であったり，補酵素そのものであったりする。

補因子のうち，アポ酵素のタンパク質に共有結合によって強く結合するものを**補欠分子族** prosthetic group とよぶ。結合が弱く解離しやすい補酵素は**補基質**とよばれ，多くの類似の反応に共通な基質であることが多い。

② 補酵素の種類

補酵素は，酵素反応に直接関与する有機化合物である（▶表2-4）。

ATP ▶ アデノシン三リン酸（ATP）は，高エネルギー化合物の代表である（▶図2-11-a）。

▶表2-3 補因子の分類

分類			例
補因子	金属イオン		Mg^{2+}，Zn^{2+}，Fe^{2+}，Fe^{3+}，Cu^{2+}，Mn^{2+}，Ni^{2+} など
	補酵素	補基質	NAD，ATP など
		補欠分子族	FAD，チアミン，ビオチン など

▶表2-4 おもな補酵素

補酵素名	略称	特徴
アデノシン三リン酸	ATP	AMP基転移とリン酸基転移に関与。エネルギーの供与体。
ニコチンアミドアデニンジヌクレオチド	NAD	酸化還元反応に関与。ナイアシン(ニコチン酸)から合成。
ニコチンアミドアデニンジヌクレオチドリン酸	NADP	酸化還元反応に関与。
フラビンアデニンジヌクレオチド	FAD	酸化還元反応に関与。ビタミンB_2(リボフラビン)から合成。
補酵素A	CoA	アシル基転移に関与。パントテン酸から合成。
チアミンピロリン酸	TPP	アシル基転移に関与。ビタミンB_1(チアミン)から合成。
ピリドキサールリン酸	PLP	アミノ基転移,脱炭酸に関与。ビタミンB_6(ピリドキシン)から合成。
補酵素Q(ユビキノン)	CoQ	電子伝達系の電子伝達体。
ビオチン	―	二酸化炭素の転移(カルボキシ化)に関与。ビタミンの一種。
補酵素B_{12}	―	水素移動によるメチル化と異性化に関与。ビタミンB_{12}から合成。
テトラヒドロ葉酸	THF	メチル基,メチレン基,ホルミル基などの転移に関与。葉酸が還元されてできる。
α-リポ酸	―	アシル基転移に関与
UDPグルコース	―	糖転移酵素のグルコース供与体。
S-アデノシルメチオニン	SAM	メチル基の供与体。

ATPには以下の3つのはたらきがある。
(1) 生体反応のためのエネルギーを貯蔵する。
(2) AMP(アデノシン一リン酸)基をほかの物質に転移する際の補酵素。
(3) リン酸基をほかの物質に転移する酵素(キナーゼ)の補酵素(▶74ページ)。

NAD ▶ ニコチンアミドアデニンジヌクレオチド nicotinamide adenine dinucleotide (NAD)は,デヒドロゲナーゼ(脱水素酵素)の補酵素の代表である(▶図2-11-b)。2つのヌクレオチドがリン酸基を介して連結された化合物である。ビタミンの一種であるナイアシン(ニコチン酸)は,ニコチンアミド部分に必要な要素となる。NADは酸化還元反応の水素の授受に広く関与する。酸化型はNAD^+,水素が結合した還元型はNADHとあらわす。異種原子間の2つの水素を同時に引き抜き,1つを受容してNADHとなり,もう1つのH^+は水溶液中に放出される。

NADP ▶ ニコチンアミドアデニンジヌクレオチドリン酸 nicotinamide adenine dinucleotide phosphate(NADP)もデヒドロゲナーゼ(脱水素酵素)の補酵素であり,酸化還元反応において水素の授受に関与する(▶図2-11-b)。構造的にはNADに

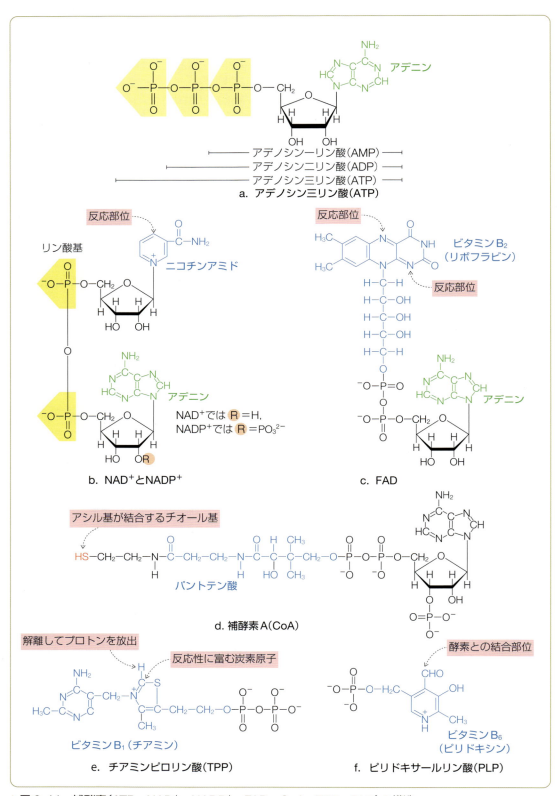

▶図2-11 補酵素(ATP, NAD$^+$, NADP$^+$, FAD, CoA, TPP, PLP)の構造

リン酸基が結合したものであり，おもに NAD は異化反応の，NADP は同化反応(脂肪酸合成や光合成)の補酵素として使われる。動物ではペントースリン酸経路(▶89ページ)で大部分が合成される。酸化型は $NADP^+$，還元型は NADPH とあらわす[1]。

FAD ▶ フラビンアデニンジヌクレオチド flavin adenine dinucleotide (FAD) もデヒドロゲナーゼ(脱水素酵素)の補酵素であり，酸化還元反応において水素の授受に関与する(▶図2-11-c)。生体内で，ビタミン B_2 (リボフラビン)から合成される。炭素原子上の2つの水素を1つずつ引き抜く。還元型は $FADH_2$ である。

CoA ▶ 補酵素 A coenzyme A (CoA) は，アセチル基を含むさまざまなアシル基(R—CO—)の転移反応に関与する[2](▶図2-11-d)。生体内で，ビタミンの1種であるパントテン酸(▶41ページ，図2-13-h)から合成される。

アシル基は，CoA の末端のチオール基(—SH)に結合し，アシル CoA となる。アシル CoA は高エネルギー化合物である。CoA にアセチル基(CH_3CO—)が直接結合したアセチル CoA は，脂肪酸の β 酸化やアミノ酸の分解など多くの代謝過程で生じ，アセチル化反応においてアセチル基の供与体として使われる。アセチル CoA はまた，クエン酸回路の入口ではたらく重要な代謝中間体である。さらに，ケトン体や脂肪酸の合成原料にもなる。

TPP ▶ チアミンピロリン酸 thiamine pyrophosphate (TPP) は，アシル基(R—CO—)の転移に関与する(▶図2-11-e)。生体内でビタミン B_1 (チアミン)から合成される(▶41ページ，図2-13-a)。ピルビン酸デヒドロゲナーゼや，ペントースリン酸経路ではたらく酵素反応の補酵素として使われる。

PLP ▶ ピリドキサールリン酸 pyridoxal phosphate (PLP) は，α-ケト酸のアミノ基転移や，アミノ酸の脱炭酸に関与する補酵素である(▶図2-11-f)。生体内でビタミン B_6 (ピリドキシン)から合成される(▶41ページ，図2-13-c)。PLP が関与するアミノ酸の脱炭酸反応により，セロトニン，ドパミン，γ-アミノ酪酸 (GABA) などのさまざまな神経伝達物質や生理活性物質が産生される(▶149ページ)。グリコーゲンからグルコースを遊離させるグリコーゲンホスホリラーゼの補酵素としてもはたらく(▶88ページ)。

CoQ ▶ 補酵素 Q coenzyme Q (CoQ，Q) はユビキノン ubiquinone ともよばれ，電子伝達系の電子伝達体として用いられる。イソプレンが連なった比較的長い側鎖をもつ(▶図2-12-a)。イソプレンの繰り返しを10個もつのが補酵素 Q10 (コエンザイム Q10) である。アミノ酸の一種であるチロシンから合成される。

ビオチン ▶ ビオチン biotin は，水溶性ビタミンの一種であり，カルボキシラーゼ(炭酸固定化酵素)の補欠分子族として，二酸化炭素の転移(カルボキシ化)を触媒す

---

[1] NAD^+ と $NADP^+$ という略号の「+」は，これらの分子の電荷を意味するのではなく，ニコチンアミド環が酸化型であり，窒素原子上に正電荷をもつことを意味する。
[2] 補酵素 A の「A」はアセチル化 acetylation の意味である。

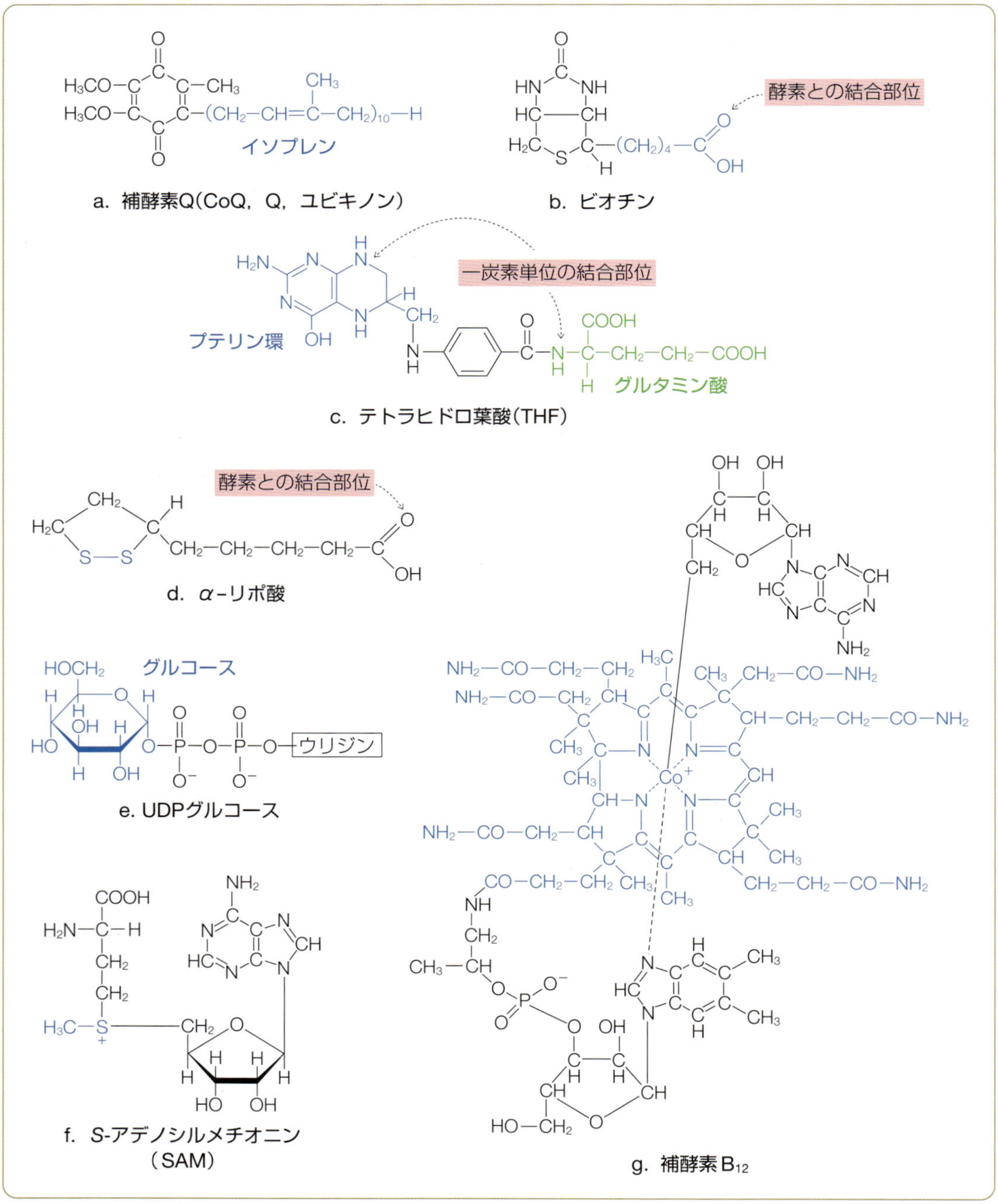

▶図2-12 補酵素(CoQ，ビオチン，THF，α-リポ酸，UDPグルコース，SAM，補酵素B_{12})の構造

a. 補酵素Q(CoQ，Q，ユビキノン)
b. ビオチン
c. テトラヒドロ葉酸(THF)
d. α-リポ酸
e. UDPグルコース
f. S-アデノシルメチオニン(SAM)
g. 補酵素B_{12}

る(▶図2-12-b)。ヒトでは，糖新生のほか，脂肪酸合成や脂肪酸分解，アミノ酸分解などではたらく。酵素を構成するタンパク質のリシン残基と共有結合しているので，補欠分子族に分類される。

THF ▶ テトラヒドロ葉酸 tetrahydrofolic acid (THF) は，メチル基($-CH_3$)やメチレン基($-CH_2-$)などの一炭素単位の転移反応に関与する補酵素で，核酸の合成に

必要となる(▶図 2-12-c)。ヒスチジン異化反応やメチオニン合成の補酵素としてもはたらく。THF のプテリン環はグアニンの誘導体で，葉酸(▶41 ページ，図 2-13-e)からつくられる。

補酵素 B₁₂ ▶ 　補酵素 B₁₂ coenzyme B₁₂ は，水素の移動によるメチル化と異性化に関与する補欠分子族としてはたらく(▶図 2-12-g)。ヒトでは，脂肪酸分解やメチオニン合成反応における補欠分子族としてはたらく。ビタミン B₁₂(▶41 ページ，図 2-13-d)をもとにしてつくられる。

α-リポ酸 ▶ 　α-リポ酸 α-lipoic acid は，2 つのチオール基(—SH)を有し，アシル基(R—CO—)の転移に関与する補欠分子族である(▶図 2-12-d)。ピルビン酸デヒドロゲナーゼ(▶77 ページ)や，α-ケトグルタル酸デヒドロゲナーゼ(▶81 ページ)の補酵素の 1 つである。α-リポ酸が，酵素のタンパク質のリシン残基と共有結合したものは，リポアミドとよばれる。

UDP グルコース ▶ 　UDP グルコース uridine diphosphate glucose(ウリジン二リン酸グルコース)は，グルコース供与体としてはたらく(▶図 2-12-e)。多糖の生合成の中間体であり，グリコーゲン合成(▶87 ページ)やガングリオシド合成などの糖類の代謝においても，中間体として重要な役割を果たす。

SAM ▶ 　S-アデノシルメチオニン S-adenosylmethionine(SAM)は，メチル基の供与体としてはたらく(▶図 2-12-f)。SAM は，生体内でメチオニンと ATP から合成される。ノルアドレナリンからアドレナリンが産生される反応の補酵素としてはたらく(▶150 ページ，図 8-10-a)。

D ビタミン

① ビタミンとは

生体に必要な栄養素として，糖質・脂質・タンパク質(三大栄養素)のほかに，生体に必須の物質として，**ビタミン** vitamin と**ミネラル** mineral がある。糖質・脂質・タンパク質にビタミン・ミネラルを加えて，**五大栄養素**とよばれる。

ビタミン ▶ 　ビタミンとは，生体にとって必要であるにもかかわらず，体内では合成できないため食物から摂取しなければならない化合物のことである。ビタミンは，前項で述べた補酵素の原材料として機能するものが多い。そのため，ビタミンが欠乏すると，さまざまな代謝の酵素反応が障害されることにより，なんらかの疾患(ビタミン欠乏症)がもたらされることが多い(▶43 ページ，表 2-5)。

ビタミン B₂，ビタミン B₆，ビタミン B₁₂，葉酸，ビオチン，パントテン酸，ビタミン K は，ヒトは合成機能をもたないが，食物以外に腸内細菌からももたらされる。したがって，抗菌薬を服用して腸内細菌が減少した状態や，腸内細菌叢が未発達の新生児においては，ビタミン欠乏症をおこすことがある。

② 水溶性ビタミンと脂溶性ビタミン

ビタミンは，水溶性ビタミンと脂溶性ビタミンの2群に分けられる（▶43ページ，表2-5）。補酵素の材料となるのは，水溶性ビタミンである。

[1] 水溶性ビタミン ビタミンB_1，ビタミンB_2，ビタミンB_6，ビタミンB_{12}，葉酸，ナイアシン，ビオチン（▶37ページ），パントテン酸，ビタミンCがある。

[2] 脂溶性ビタミン ビタミンA，ビタミンD，ビタミンE，ビタミンKがある。

1 水溶性ビタミン

ビタミンB_1 ▶ ビタミンB_1は，チアミン thiamine ともよばれ（▶図2-13-a），補酵素であるチアミンピロリン酸（TPP）の合成材料となる（▶36ページ，図2-11-e）。欠乏すると脚気やウェルニッケ-コルサコフ症候群[1]の原因となる。

ビタミンB_2 ▶ ビタミンB_2はリボフラビン riboflavin ともよばれ（▶図2-13-b），補酵素であるフラビンアデニンジヌクレオチド（FAD）やフラビンモノヌクレオチド flavin mononucleotide（FMN）の合成材料になる（▶36ページ，図2-11-c）。FMNは電子伝達系で機能する。

ビタミンB_6 ▶ ビタミンB_6はピリドキサール，ピリドキシン，ピリドキサミンの総称である（▶図2-13-c）。補酵素であるピリドキサールリン酸（PLP）の合成材料になる（▶36ページ，図2-11-f）。

ビタミンB_{12} ▶ ビタミンB_{12}はシアノコバラミン cyanocobalamin ともよばれ，ポルフィリン（▶156ページ）に似たコリン環，コバルトイオン（Co^{2+}）およびシアノ基（—CN）などを有する複雑な構造物である（▶図2-13-d）。補酵素B_{12}は，ビタミンB_{12}をもとにして合成される（▶38ページ，図2-12-g）。欠乏すると核酸合成障害により，巨赤芽球性貧血になる。胃切除や胃粘膜萎縮により，内因子の分泌が低下してビタミンB_{12}の吸収障害が生じた場合にも貧血が引きおこされる。また，胃の壁細胞に対する自己免疫疾患の場合は，**悪性貧血**とよばれる。

葉酸 ▶ 葉酸 folic acid（▶図2-13-e）は，ジヒドロ葉酸レダクターゼによってプテリン環が還元されて，さまざまなタイプのテトラヒドロ葉酸（THF）に変換される（▶38ページ，図2-12-c）。核酸であるプリンヌクレオチドやチミジル酸の合成に必要となる。葉酸が欠乏するとビタミンB_{12}欠乏と同様に，巨赤芽球性貧血になる。腸内細菌はパラアミノ安息香酸から葉酸を合成している。抗菌薬であるサルファ剤はパラアミノ安息香酸と構造が似ているので，サルファ剤の処置により，腸内細菌の葉酸合成が抑制されることで葉酸欠乏がおきることがある。

ナイアシン ▶ ナイアシン niacin は，ニコチン酸 nicotinic acid とニコチンアミド nicotinamide の総称である（▶図2-13-f）。ニコチンアミドアデニンジヌクレオチド

1）認知症と運動失調がもたらされる。

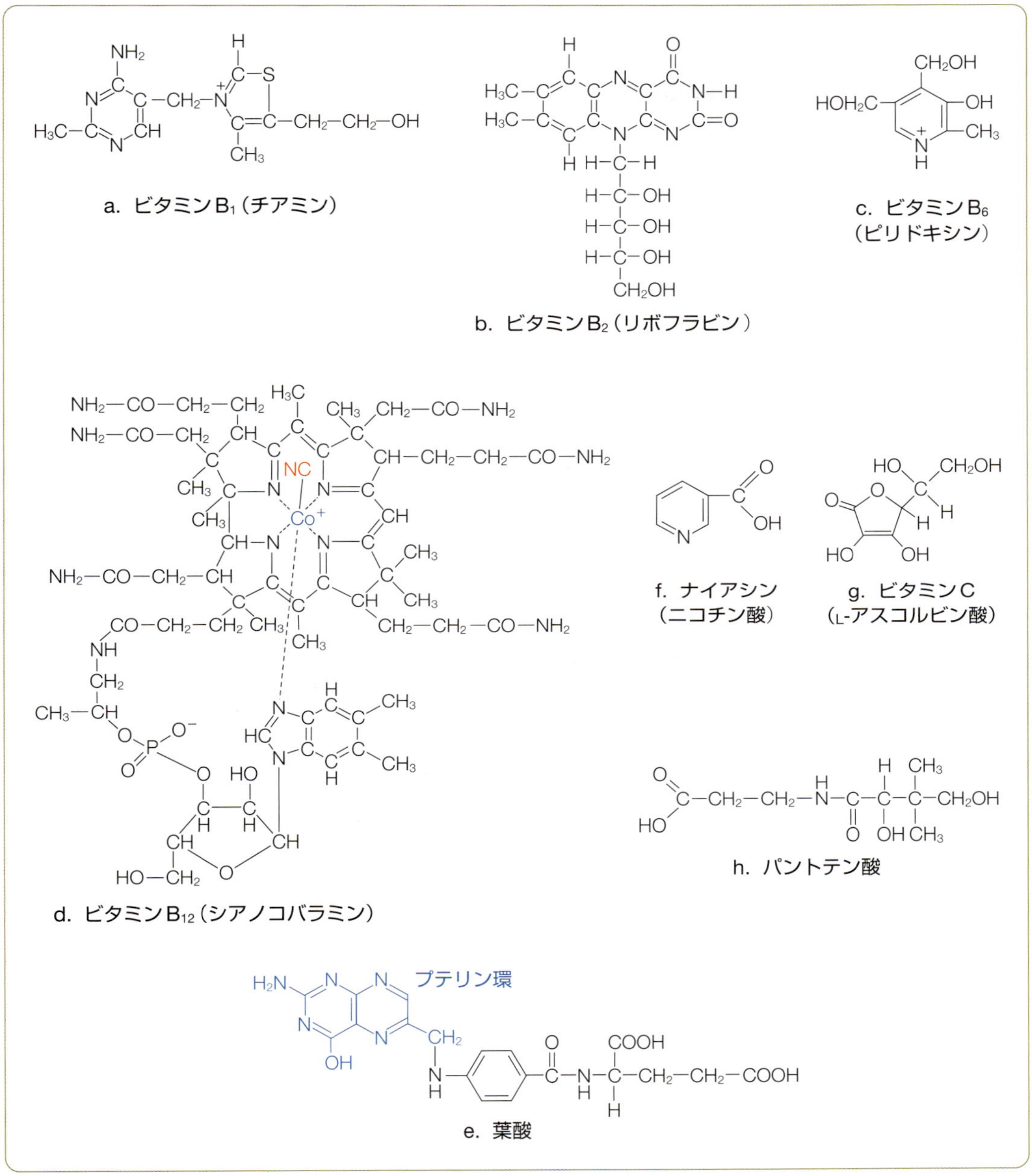

a. ビタミンB₁（チアミン）

b. ビタミンB₂（リボフラビン）

c. ビタミンB₆（ピリドキシン）

d. ビタミンB₁₂（シアノコバラミン）

f. ナイアシン（ニコチン酸）

g. ビタミンC（L-アスコルビン酸）

h. パントテン酸

e. 葉酸（プテリン環）

▶図2-13　水溶性ビタミン

（NAD）とニコチンアミドアデニンジヌクレオチドリン酸（NADP）の合成材料になる（▶36ページ，図2-11-b）。ヒトでは，ナイアシンはトリプトファンから合成可能であるので，厳密にはビタミンではない。ナイアシンが欠乏すると，ペラグラ[1]が引きおこされる。

---

1) 皮膚炎や下痢などの消化器症状，認知症などの精神神経症状がもたらされる。

パントテン酸▶ パントテン酸 pantothenic acid は（▶図2-13-h），4'-ホスホパンテテインや補酵素 A（CoA）の合成材料になる（▶36ページ，図2-11-d）。脂質代謝をはじめ，さまざまな代謝系に重要なビタミンである。

ビタミンC▶ ビタミンCは，アスコルビン酸 ascorbic acid ともよばれ，糖質に分類される（▶図2-13-g）。生体内の還元剤であり，スーパーオキシド（▶165ページ）などの活性酸素に対して抗酸化作用がある。また，生体の支持組織の主成分であるコラーゲンタンパク質の水酸化にはたらく反応に重要である。コラーゲンは水酸化を受けることで成熟型となるため，ビタミンC欠乏では支持組織が脆弱となり，壊血病[1]を引きおこす。

2 脂溶性ビタミン

ビタミンA▶ ビタミンAはレチノール retinol ともよばれる（▶図2-14-a）。食品に含まれるβ-カロテンが体内で分解されてレチナール retinal ができ，還元されてレチノールが産生される。そのため，β-カロテンはプロビタミンAとよばれる。レチナールは網膜の視物質であるロドプシンの構成成分である。また，レチナールが酸化されてできるレチノイン酸 retinoic acid は，脂溶性ホルモンとして機能する。核内に入り，白血球の細胞分化など，さまざまな遺伝子発現を制御する。ビタミンAの欠乏により夜盲症になる。

ビタミンD▶ ビタミンDには複数の種類があるが，生理的に重要なものに，ビタミンD_2（エルゴカルシフェロール ergocalciferol）とビタミンD_3（コレカルシフェロール cholecalciferol）がある。それぞれ側鎖の構造が異なる。ビタミンD_3は，生体では7-デヒドロコレステロールとして存在する。これはプロビタミンD_3とも

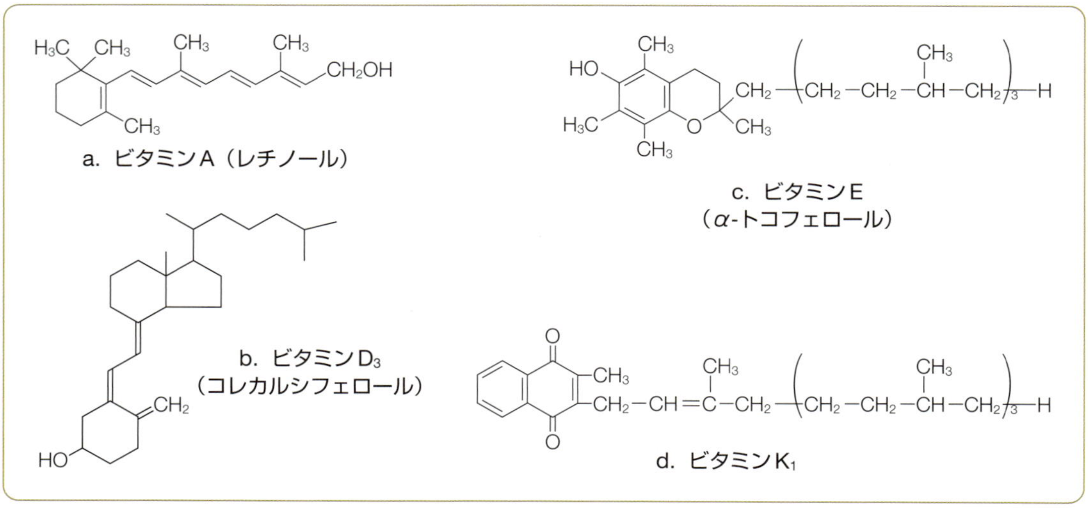

a. ビタミンA（レチノール）

b. ビタミンD_3（コレカルシフェロール）

c. ビタミンE（α-トコフェロール）

d. ビタミンK_1

▶図2-14 脂溶性ビタミン

---

[1] ビタミンC欠乏症ともよばれ，歯肉炎や皮下出血などの出血傾向がもたらされる。

よばれ，皮膚で紫外線があたると開裂し（▶図2-14-b），その後，肝臓や腎臓で代謝を受けて**活性型ビタミンD$_3$**となる。活性型ビタミンDは，小腸粘膜や腎臓の尿細管，骨細胞に作用し，血中のカルシウムとリンの濃度を上昇させる（▶265ページ）。**くる病**はビタミンDの欠乏による。

ビタミンE ▶ ビタミンEは，トコフェロールtocopherolともよばれ（▶図2-14-c），抗酸化作用を有する。ビタミンEには4種（α，β，γ，δ）のタイプがあり，α-トコフェロールが最も抗酸化作用が高い。活性酸素のうち，とくにヒドロキシラジカルの還元作用が強い（▶166ページ）。

ビタミンK ▶ ビタミンKには，植物に含まれる**ビタミンK$_1$**（フィロキノンphylloquinone）と，細菌が合成する**ビタミンK$_2$**（メナキノンmenaquinone）がある（▶図2-14-d）。タンパク質のグルタミン酸残基の側鎖に，さらにもう1つカルボキシ基を付加するビタミンK依存性カルボキシラーゼの補酵素としてはたらく。

血液凝固因子II，VII，IX，Xは，このグルタミン酸側鎖のγ-カルボキシ化を受けることでカルシウムイオン（Ca^{2+}）と結合できるようになる。また，骨形成に必要なタンパク質であるオステオカルシンも，グルタミン酸側鎖のγ-カルボキシ化を受けることでカルシウムの骨への沈着作用をもたらすので，ビタミンKは骨形成にも重要といえる。

ワルファリンはビタミンK依存性カルボキシラーゼの調節系を抑制する作用があるので，抗血液凝固薬として使用される。

ビタミン欠乏症 ▶ ここまで述べたビタミンと，ビタミン欠乏症を表2-5にまとめた。

▶表2-5 ビタミンの種類とビタミン欠乏症

	ビタミンの種類	機能	ビタミン欠乏症
水溶性ビタミン	ビタミンB$_1$（チアミン）	TPPの合成材料	脚気，ウェルニッケ-コルサコフ症候群
	ビタミンB$_2$（リボフラビン）	FADやFMNの合成材料	成長遅滞
	ビタミンB$_6$（ピリドキシン）	PLPの合成材料	皮膚炎
	ビタミンB$_{12}$（シアノコバラミン）	水素の移動	巨赤芽球性貧血（悪性貧血など）
	葉酸	THFの合成材料	巨赤芽球性貧血
	ナイアシン（ニコチン酸）	NADやNADPの合成材料	ペラグラ
	ビオチン	カルボキシ化の補酵素	皮膚炎
	パントテン酸	4'-ホスホパンテテインやCoAの合成材料	皮膚炎
	ビタミンC（アスコルビン酸）	抗酸化作用，コラーゲンの産生	壊血病
脂溶性ビタミン	ビタミンA（レチノール）	視物質ロドプシンの構成成分	夜盲症
	ビタミンD	カルシウム吸収	くる病，骨軟化症
	ビタミンE（トコフェロール）	抗酸化作用	溶血性貧血，運動失調
	ビタミンK	γ-カルボキシグルタミン酸化	血液凝固障害

E 酵素の反応速度

① ミカエリス-メンテンの式

酵素反応の速さを**反応速度**といい，Vであらわす。温度とpHと酵素濃度が同じであれば，それは基質Sの濃度(**基質濃度**，[S])に依存する。酵素濃度が一定であれば，基質濃度[S]と反応の初速度V_0は図2-15-aの曲線になる。

V_{max} ▶ 基質濃度を増やしていくと，ある一定の速度に達し，それを**最大反応速度**といい，V_{max}であらわす(▶図2-15-a)。V_{max}は，すべての酵素(E)が基質(S)で飽和されたときの速度である。

K_m ▶ 最大反応速度の半分になるときの基質濃度はその酵素に特有の値で，**ミカエリス Michaelis 定数**といい，K_mであらわされる。K_mの単位はモル濃度(mol/L)である。K_mは酵素と基質の親和性の指標で，小さいほどその親和性が高いことをあらわす。

ミカエリス-メンテンの式 ▶ 反応の初速度V_0と，基質濃度[S]は，以下の式であらわすことができ，この式を**ミカエリス-メンテン Michaelis–Menten の式**という。

$$V_0 = \frac{V_{max}[S]}{K_m + [S]}$$

ただし，アロステリック制御を受ける酵素(▶31ページ)のように，基質や他の因子が酵素の複数部位に協同的に結合する場合は，初速度V_0を[S]に対してプロットすると，S字状曲線になることがある(▶32ページ，図2-9-c)。

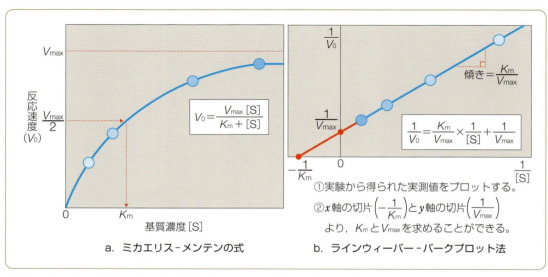

a. ミカエリス-メンテンの式　　b. ラインウィーバー-バークプロット法

▶図2-15　ミカエリス-メンテンの式とラインウィーバー-バークプロット法

② ラインウィーバー–バークプロット法

V_{max} と K_m は酵素固有の値であり，実際にその値を求める場合は，ラインウィーバー–バーク Lineweaver–Burk プロット法（二重逆数プロット法）を使用する（▶図2-15-b）。そのためには，ミカエリス–メンテンの式において，両辺の逆数をとる。

$$\frac{1}{V_0} = \frac{K_m}{V_{max}} \times \frac{1}{[S]} + \frac{1}{V_{max}}$$

この式をラインウィーバー–バーグの式とよぶ。$\frac{1}{V_0}$ と $\frac{1}{[S]}$ は変数，$\frac{V_{max}}{K_m}$ と $\frac{1}{V_{max}}$ は定数の一次関数としてあらわされる。ラインウィーバー–バーグプロット法を使用して実測値をつなぐと直線となり，x 軸の切片が $-\frac{1}{K_m}$，y 軸の切片が $\frac{1}{V_{max}}$ となるので，グラフから K_m と V_{max} を求めることができる。

酵素とその阻害剤（後述）の反応速度を実験的に測定し，ラインウィーバー–バーク法を使えば，その阻害剤がいかなるタイプの阻害をもたらすかを明らかにすることができる。

F 酵素の阻害

酵素反応において，酵素反応を阻害する物質を**阻害剤** inhibitor という。医薬品のなかには，酵素阻害によりその効力を発揮するものが多く存在する。

① 可逆阻害と不可逆阻害

阻害剤と酵素の結合が非共有結合であり，一度酵素と結合した阻害剤が再び離れることが可能な場合を，**可逆阻害** reversible inhibition という。一方，阻害剤と酵素が共有結合などによる強い結合である場合は，**不可逆阻害** irreversible inhibition となる。

可逆阻害 ▶ 可逆阻害は，酵素と阻害剤の結合が活性部位か否かによって，**競合阻害，非競合阻害，不競合阻害**に分けられる（▶表2-6）。

不可逆阻害 ▶ 不可逆阻害を示す阻害剤（不可逆阻害剤）は酵素の本来の基質に構造が似ており，酵素の活性部位に結合することが多い。不可逆阻害剤の多くは，毒物として分類されるものが多い。化学兵器として認識されている有機リン系物質であるサリンやVXガスは，神経伝達において重要なアセチルコリンエステラーゼの不可逆阻害剤である。

▶表 2-6　可逆阻害の種類

可逆阻害の種類	阻害剤との結合	K_m への影響	V_{max} への影響
競合阻害	阻害剤(I)は酵素(E)の活性部位に結合	上がる	不変
非競合阻害	阻害剤(I)は酵素(E)や酵素-基質複合体(ES)の活性部位以外に結合	不変	下げる
不競合阻害	阻害剤(I)は酵素-基質複合体(ES)だけに結合	下げる	下げる
		$\dfrac{K_m}{V_{max}}$ は不変	

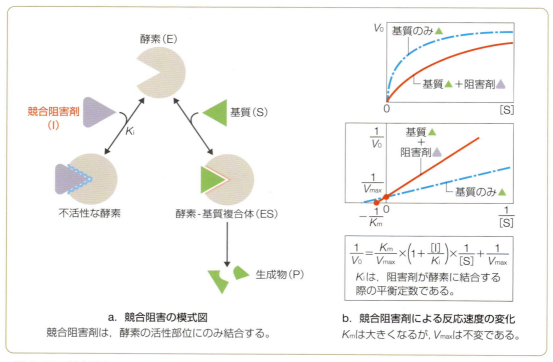

a. 競合阻害の模式図
競合阻害剤は，酵素の活性部位にのみ結合する．

b. 競合阻害剤による反応速度の変化
K_mは大きくなるが，V_{max}は不変である．

▶図 2-16　競合阻害

②競合阻害

　　競合阻害 competitive inhibition では，基質(S)と阻害剤(I)が競合して，酵素(E)の活性部位に結合することで，酵素の活性が下がる(▶図2-16-a)．

　　ラインウィーバー–バークプロット法において得られた直線をみると，競合阻害剤の有無によりy軸の切片はかわらないが，傾きが変化していることがわかる(▶図2-16-b)．このことは，V_{max}は競合阻害剤の影響を受けないことを示している．

　　競合阻害剤の特徴は，基質濃度[S]を十分に高くすると，実質的に活性部位のほとんどが基質で埋まり，酵素が完全に機能するようになることである．

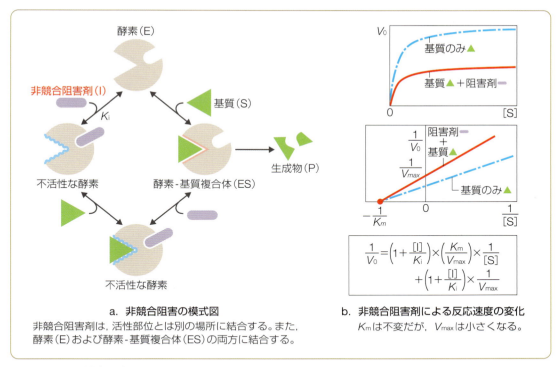

▶図2-17 非競合阻害

③ 非競合阻害

　非競合阻害 noncompetitive inhibition では，酵素の活性部位以外に阻害剤が結合して酵素の立体構造がかわることで，酵素活性が下がる(▶図2-17-a)。この場合，阻害剤(I)は酵素(E)および酵素-基質複合体(ES)の両方に結合する。

　ラインウィーバー–バークプロット法においては，$\frac{1}{V_0}=0$ のとき $\frac{1}{[S]}=-\frac{1}{K_m}$ となり，非競合阻害剤の有無によりx軸の切片は変化しないことがわかる(▶図2-17-b)。V_{max} とは異なり，K_m は非競合阻害剤の影響を受けない。競合阻害と異なり，非競合阻害剤の効果は，基質の濃度を上げても解消されない。

④ 不競合阻害

　不競合阻害 uncompetitive inhibition では，阻害剤(I)は酵素-基質複合体(ES)だけに結合して，酵素活性を下げる(▶図2-18-a)。

　ラインウィーバー–バークプロットにおいて，見かけ上 K_m が下がり，V_{max} も下がるが，$\frac{V_{max}}{K_m}$ 比は不変である(▶図2-18-b)。競合阻害と異なり，不競合阻害剤の効果は，基質の濃度を上げても解消されない。

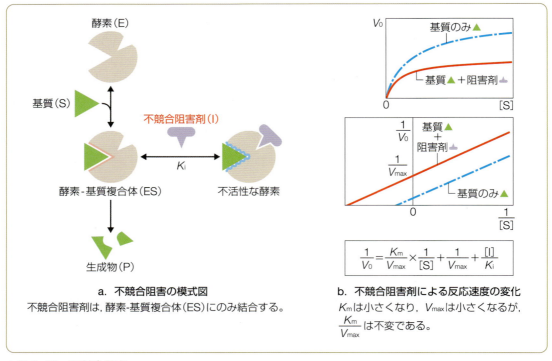

▶図2-18 不競合阻害

ゼミナール
復習と課題

❶ 酵素を構成するタンパク質部分をなんというか。
　1. ホロ酵素　　2. アポ酵素　　3. 補酵素　　4. 補欠分子族
❷ 共有結合で酵素に強固に結合している補因子をなんというか。
　1. 金属イオン　　2. アロステリックエフェクター　　3. 補酵素
　4. 補欠分子族
❸ 臨床検査において膵炎の検査で使用されている逸脱酵素はどれか。
　1. アミラーゼ　　2. ペプシン　　3. ヘキソキナーゼ　　4. AST
❹ 酵素は7種に分類されるが，分子式は同じで構造式がかわる反応を触媒する酵素はどれか。
　1. 酸化還元酵素　　2. 脱離酵素　　3. 異性化酵素　　4. 合成酵素
❺ NADはどのビタミンから合成されるか。
　1. ビタミンB_1　　2. ビタミンB_2　　3. ビタミンB_6　　4. ナイアシン
❻ チアミンピロリン酸(TPP)はどのビタミンから合成されるか。
　1. ビタミンB_1　　2. ビタミンB_2　　3. ビタミンB_6　　4. ナイアシン

生化学

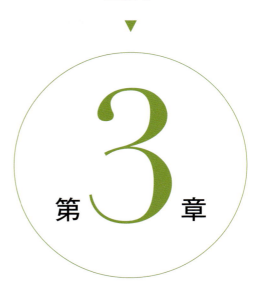

第3章

糖質の構造と機能

A 糖質とは

糖質 sugar は，ヒトにおいて最も重要な栄養素の1つである。なかでもグルコース（ブドウ糖）が連なってできたデンプンは，コメやジャガイモ，トウモロコシ，ムギといった食品に大量に含まれ，ヒトの主食となっている。

1 糖質の化学構造

糖質とは，「高級多価アルコール類[1]のアルデヒドまたは，ケトン誘導体」と定義される（▶図3-1）。「高級」とは炭素が複数連なっていることを意味し，「多価」とはヒドロキシ基（水酸基，―OH）が複数含まれていることを示す。すなわち糖質とは，化学的には「複数のヒドロキシ基をもつアルデヒドやケトン」のことをさし，カルボニル基（>C=O）をもつ。

糖質は一般的に $C_nH_{2m}O_m$ であらわされ，$C_n(H_2O)_m$ と書くことができるので，**炭水化物** carbohydrate ともよばれる。

▶ アルドースとケトース

糖質の基本単位である単糖（後述）のうち，カルボニル基（>C=O）の部分がアルデヒド（―C(=O)―H）の場合を**アルドース** aldose といい，ケトン（―C(=O)―）の場合を**ケトース** ketose という[2]（▶図3-1）。

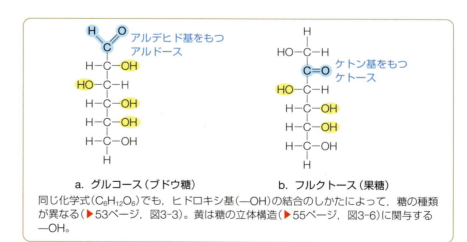

a. グルコース（ブドウ糖）　　b. フルクトース（果糖）

同じ化学式（$C_6H_{12}O_6$）でも，ヒドロキシ基（―OH）の結合のしかたによって，糖の種類が異なる（▶53ページ，図3-3）。黄は糖の立体構造（▶55ページ，図3-6）に関与する―OH。

▶図3-1　糖質の化学構造

---

1) アルコールとは，炭化水素の水素が，ヒドロキシ基（―OH）で置換された化合物（R―OH）の総称である（▶9ページ，表1-2）。たとえば，メタン（CH_4）の1個の水素がヒドロキシ基に置換されるとメタノール（CH_3―OH）となり，エタン（C_2H_6）の1個の水素がヒドロキシ基に置換されるとエタノール（C_2H_5―OH）となる。
2) アルデヒド基とケトン基は，IUPAC（国際純正・応用化学連合）が制定した命名規則では，それぞれホルミル基，カルボニル基とされている（▶9ページ）。

2 糖質の役割

グルコースをはじめとする糖質は，エネルギー源として使われるほか，生体の構成成分の原料としても重要な役割を担っている(▶図3-2)。

ATPの産生 ▶ グルコースは，大部分の生物の細胞において，エネルギー通貨である**アデノシン三リン酸**(ATP)を産生するための主要な原料である。グルコースは，細胞の細胞質基質において**解糖系**(▶74ページ)でまず分解され，ATP産生に寄与する。多くの原核生物はミトコンドリアをもたないため，おもに細胞質基質にある解糖系でATPを得ている。細胞内にミトコンドリアをもつ真核生物は，ミトコンドリア内にある**クエン酸回路**(▶78ページ)と**電子伝達系**(▶82ページ)を利用して，1分子のグルコースからより多くのATPを取得することができる。

貯蔵 ▶ 生体内で余剰となったグルコースは，おもに肝臓や筋肉に**グリコーゲン**という多糖のかたちで貯蔵される。血液中のグルコース濃度(血糖値)が低下すると，グリコーゲンはグルコースに分解されて，細胞で利用できるようになる。

生体の構成成分 ▶ 糖質は，タンパク質や脂質などのほかの成分と共有結合することにより，糖タンパク質や糖脂質となり，細胞の構成成分としてはたらく。たとえば，細胞膜に埋め込まれた糖タンパク質は，受容体分子や接着分子として機能する。ホルモンやサイトカインといった一部の生理活性物質も糖タンパク質の一種である。ビタミンC(アスコルビン酸)やグルクロン酸は，糖が修飾されてできる糖の誘導体である。糖の誘導体が連なってできるグリコサミノグリカンは，軟骨組織などで細胞外マトリックス[1]の成分となる。

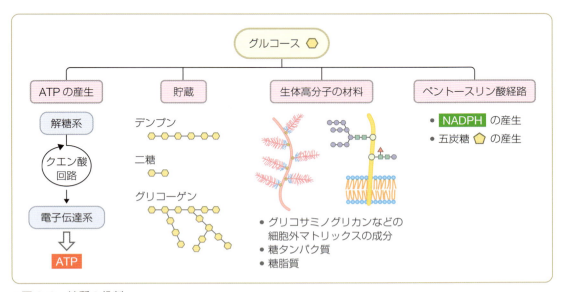

▶図3-2 糖質の役割

---

1) 細胞外マトリックスは細胞外基質ともよばれ，細胞周辺に存在する生体構造物の総称である。

ペントースリン ▶ 解糖系から分岐するペントースリン酸経路(▶89ページ)では，脂質代謝に重要な電子供与体である NADPH が産生される。またこの経路では，核酸(DNAや RNA)の構成成分であるデオキシリボースやリボースなどの骨格となる**五炭糖(ペントース)**が生成される。

3 糖質の分類

グルコースやフルクトースのように，それ以上小さな化合物に加水分解できないものを**単糖** monosaccharide という。マルトース(麦芽糖)やスクロース(ショ糖)，ラクトース(乳糖)は，2個の単糖が脱水して結合(脱水縮合)した**二糖** disaccharide である(▶59ページ)。デンプンやセルロース，グリコーゲンは，多数のグルコースが脱水縮合して連なった**多糖** polysaccharide である(▶61ページ)。加水分解により2〜10分子程度の単糖を生じるものを**オリゴ糖** oligosaccharide(少糖)とよび，二糖もこれに含まれる。

B 単糖の構造と機能

① 単糖の分類

炭素数が最小の単糖は**三炭糖(トリオース** triose**)**で，これに属する物質はジヒドロキシアセトンとグリセルアルデヒドである(▶図3-3-a)。ジヒドロキシアセトンはケトース，グリセルアルデヒドはアルドースである。

炭素数が4つのものは**四炭糖(テトロース)**，5つのものは**五炭糖(ペントース** pentose**)**，6つのものは**六炭糖(ヘキソース** hexose**)**とよばれる(▶図3-3-b)。ヒトにおいて重要な単糖は，DNA など核酸の構成材料である五炭糖と，グルコースなどの六炭糖である。

② 単糖の異性体

分子式が同じでも構造が異なる分子どうしを**異性体** isomers といい，分子の立体的な構造が異なるために生じる異性体を**立体異性体**という。立体異性体には，鏡像異性体・ジアステレオマー・幾何異性体がある。

1 鏡像異性体とジアステレオマー

グリセルアルデヒドの中央の炭素原子には，4つの異なる原子ならびに原子団(—CHO，—H，—OH，—CH$_2$OH)が結合している。このような炭素原子を**不斉炭素原子** asymmetric carbon atom とよぶ(▶図3-3-a)。不斉炭素原子をもつ化合物は，原子・原子団の立体的な配置の異なる2種類の分子が存在する

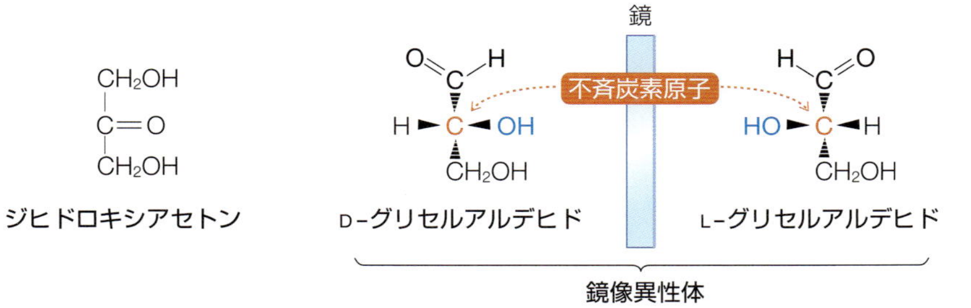
ジヒドロキシアセトン
鏡
不斉炭素原子
D-グリセルアルデヒド
L-グリセルアルデヒド
鏡像異性体

► は紙面の上側に，▲ は紙面の下側に位置することを意味する。D-グリセルアルデヒドとL-グリセルアルデヒドは互いに重ね合わせることができない鏡像異性体である。

a. 三炭糖（トリオース）の構造

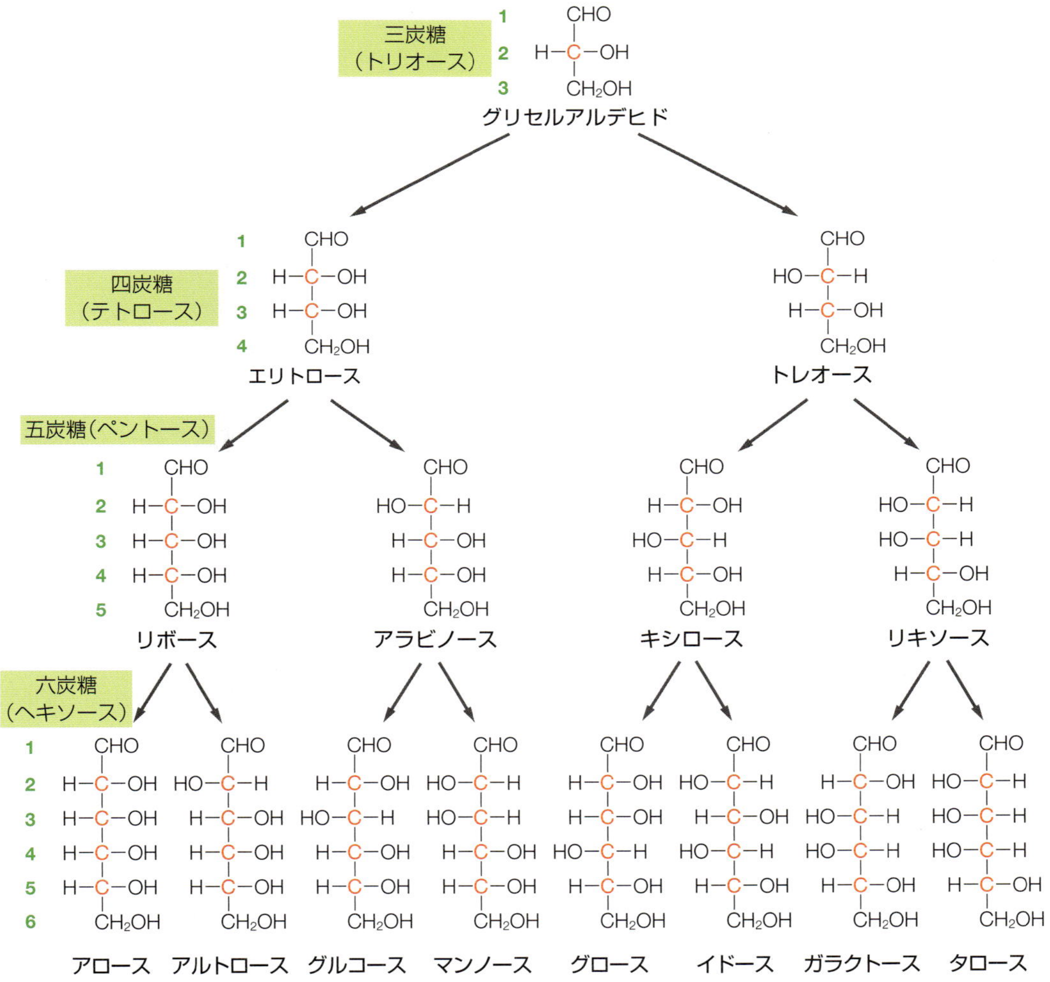
三炭糖（トリオース）
グリセルアルデヒド
四炭糖（テトロース）
エリトロース
トレオース
五炭糖（ペントース）
リボース
アラビノース
キシロース
リキソース
六炭糖（ヘキソース）
アロース
アルトロース
グルコース
マンノース
グロース
イドース
ガラクトース
タロース

b. トリオースからヘキソースまで（すべてD型）

▶図 3-3 さまざまな単糖

ことになる。これらの分子は光に対する性質が異なるため，かつては光学異性体 optical isomer とよばれていた。糖質では，炭素数が増えるにつれて不斉炭素原子が増加し，多数の立体異性体を生じる（▶図3-3-b）。

鏡像異性体▶ なかでも，2種類のグリセルアルデヒドのように，右手と左手のように鏡像関係にあるため互いに重ね合わせることができない異性体を，鏡像異性体 enantiomer（エナンチオマー）という（▶図3-3-a）。鏡像異性体のあらわし方は，D–L 表記を用いることが多く[1]，たとえば，D–グリセルアルデヒドと L–グリセルアルデヒドといったように区別する。なお，脊椎動物に含まれるほとんどの単糖は，D 型である。糖質においては，カルボニル基から最も遠くにある不斉炭素原子につながるヒドロキシ基の左右で，L– と D– を決める（▶図3-4）。

ジアステレオマー▶ 一方，互いに鏡像関係にはない異性体を，ジアステレオマー diastereomer という。D–グルコースと D–ガラクトースは，ジアステレオマーの関係にある（▶図3-3-b）。

エピマー▶ 単糖の場合，各炭素に結合する水素（—H）とヒドロキシ基（—OH）の配置の違いからさまざまな異性体が存在しており，互いにエピマー epimer という。D–グルコースには，鏡像異性体とジアステレオマーを含む異性体が，全部で 16 種類存在する。

2 シス-トランス異性体（幾何異性体）

二重結合に対する置換基の空間配置が異なる立体異性体を，シス–トランス異性体（幾何異性体）という（▶図3-5）。たとえば，マレイン酸とフマル酸は，いずれも C＝C 二重結合のそれぞれの炭素にカルボキシ基（—COOH）が 1 個ずつ結合した化合物であり，C＝C 結合が回転できないことに基づく異性体で

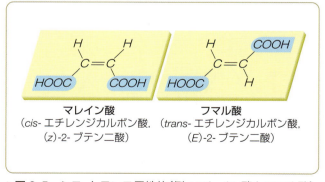

▶図 3-4　鏡像異性体（例：グルコース）　　▶図 3-5　シス-トランス異性体（例：マレイン酸とフマル酸）

---

[1] 鏡像異性体のあらわし方は，D-L 表記のほかに，旋光性に基づく *d-l* 表記，原子団に優先順位をつける *R-S* 表記などもある。グリセルアルデヒドは，単糖およびその関連化合物の立体配置をあらわすときの基準化合物とされている。

ある。置換基が二重結合に対して同じ側に結合したものを**シス型** *cis*，反対側に結合したものを**トランス型** *trans* という[1]。

3 糖質の表記法

炭素番号 ▶ 　単糖の炭素原子に番号を記載する場合，化学的反応性からアルコールよりもアルデヒドやケトンを優先し，カルボニル基（>C＝O）の炭素の番号が小さくなるように数字をふる（▶図3-4）。

投影式 ▶ 　また，糖質の化学構造の表記法にはさまざまなものがあり，場面に応じて使い分けられる。糖質には不斉炭素原子が多く存在するため，それぞれの炭素に結合する原子団の位置関係が重要となる。

[1] **フィッシャー投影式**　不斉炭素原子をもつ鎖状分子の表記法である（▶図3-6-a）。不斉炭素原子を中心として，上下方向が紙面の下側に，左右方向が紙面の上側になるように置いて投影する。

[2] **ハース投影式**　環状構造の立体配置をあらわす方法である（▶図3-6-b）。炭素原子が4個以上のアルドースと5個以上のケトースは，同一分子内のアルデヒド基（―CHO）とヒドロキシ基（―OH）が反応することにより，環状構造をとることができる（▶図3-7）。紙面の手前にくる結合を太線で示し，環の上下の原子団を区別する。

[3] **いす型配座**　環状構造の立体的な形をあらわしたものに，いす型配座がある（▶図3-6-c）。環状構造をとる単糖の多くは，各炭素原子に結合する原子団どうしの作用により，平面ではなく，立体障害の少ないいすのような形で存在する[2]。

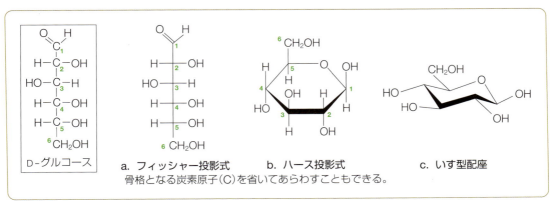

a. フィッシャー投影式
骨格となる炭素原子（C）を省いてあらわすこともできる。

b. ハース投影式

c. いす型配座

▶図3-6　単糖の化学構造の表記法（例：D-グルコース）

1) 二重結合に関する幾何異性体において，シス-トランスによる命名法のほかに，*E-Z*表記による命名もある。*E-Z*表記では，各原子団に優先順位をつけ，高順位の置換基が同じ側にある場合が *Z*，反対側にある場合が *E* となる。
2) 鎖状構造をとる場合でも，単結合がすべて回転できるわけではない。分子は，原子団どうしの作用や結合角により，最も安定した配置をとろうとする。よって単糖には多くの異性体が存在する（▶図3-3）。

4 アノマー

ある種の糖は，水溶液中で，鎖状構造のほかに環状構造をとる。

D-グルコース ▶ D-グルコースは，1位の炭素（C1位）を含むアルデヒド基（—CHO）と，5位の炭素（C5位）のヒドロキシ基（—OH）が反応して，六員環構造をとることができる（▶図3-7-a）。C1位の炭素は，環状構造をとることにより不斉炭素原子となり，異性体が生じる。こうして生じた異性体を**アノマー** anomer とよび，原因となる炭素原子を**アノマー炭素原子**とよぶ。

D-グルコースの場合，新しくC1位にできたヒドロキシ基が，6位の—CH₂OHと環の面の逆方向（トランス）の位置にある場合は**α型**，同一面（シス）にある場合は**β型**とする。環状グルコースのC1位のヒドロキシ基は，鎖状になるとアルデヒド基を生じるため，還元性を示す。

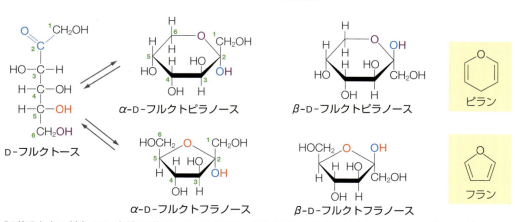

▶図3-7 アノマー炭素原子とピラノース・フラノース

D-フルクトース ▶　代表的なケトースであるD-フルクトースは，六員環構造と五員環構造をとることができる(▶図3-7-b)。

ピラノースと
フラノース ▶　六員環の糖と五員環の糖は，それぞれ有機化合物のピラン pyran とフラン furan の環状構造に似ていることから，六員環の糖はピラノース pyranose，五員環の糖はフラノース furanose とよばれる。

③ 生体のおもな単糖

ヒトは，さまざまな単糖をエネルギー源として，あるいは生体の構成成分として活用している。

[1] D-グルコース glucose(ブドウ糖)　生物にとって重要なエネルギー源であり，結晶状態ではすべて環状構造(ピラノース型)をとっている(▶図3-7-a)。α-D-グルコースはデンプン(▶61ページ)，β-D-グルコースはセルロース(▶62ページ)の基本骨格である。

[2] D-ガラクトース galactose　二糖であるラクトース(乳糖)や，糖脂質の原料となる。寒天の主成分でもある(▶図3-8-a)。

[3] D-マンノース mannose　多糖や糖タンパク質の成分である(▶図3-8-b)。コンニャクの主成分であるグルコマンナンは，グルコースとマンノースを構成単位とする多糖である。

[4] D-フルクトース fructose(果糖)　果物に豊富に存在する(▶図3-7-b)。二糖であるスクロース(ショ糖)の構成単位である。D-フルクトースはスクロースと同程度の甘味を有するが，酸化されやすいので調味料としては用いにくい。

[5] D-リボース ribose　リボースはリボ核酸(RNA)の構成成分である(▶図3-8-c)。

④ 単糖の誘導体

単糖の分子中のヒドロキシ基(―OH)が，酸化・還元・置換などの反応をおこすことにより，さまざまな誘導体が生じる。

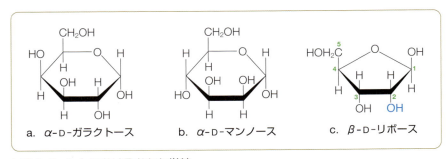

a. α-D-ガラクトース　　b. α-D-マンノース　　c. β-D-リボース

▶図3-8　ヒトにおけるおもな単糖

[1] デオキシ糖 deoxysugar　ヒドロキシ基が失われた単糖であり，とくにD-リボース(▶図3-8-c)のC2位のヒドロキシ基が水素に変換されたβ-2-デオキシ-D-リボース(デオキシリボース)が重要である(▶図3-9-a)。核酸のうち，RNAはリボースを，DNAはデオキシリボースをそれぞれその成分として含む。

[2] アミノ糖 aminosugar　単糖のヒドロキシ基がアミノ基(—NH₂)で置換されたものであり，D-グルコサミンやD-ガラクトサミンが重要である(▶図3-9-b)。さらに，それらのアミノ基がアセチル化されると，それぞれ*N*-アセチル-D-グルコサミン(アセチルグルコサミン)や*N*-アセチル-D-ガラクトサミン(アセチルガラクトサミン)になる。アセチルグルコサミンやアセチルガラクトサミンは，グリコサミノグリカンといったムコ多糖(▶64ページ)を構成するほか，糖タンパク質の成分としても重要である。

ノイラミン酸の誘導体は**シアル酸** sialic acid とよばれ，*N*-アセチルノイラミン酸などがある。シアル酸は，ガングリオシドなどのスフィンゴ脂質の構成成分である(▶105ページ)。

[3] ウロン酸 uronic acid**(糖酸)**　アルデヒド基と反対側の炭素(C6位)がカルボキシ基(—COOH)になったものであり，D-グルコースからD-グルクロン酸が誘導される(▶図3-9-c)。D-グルクロン酸は，副腎皮質ステロイドホルモンや各種薬物，ビリルビンなどを抱合する**グルクロン酸抱合**により，物質の溶解性をあげ，生体からの除去に寄与する(▶163ページ)。

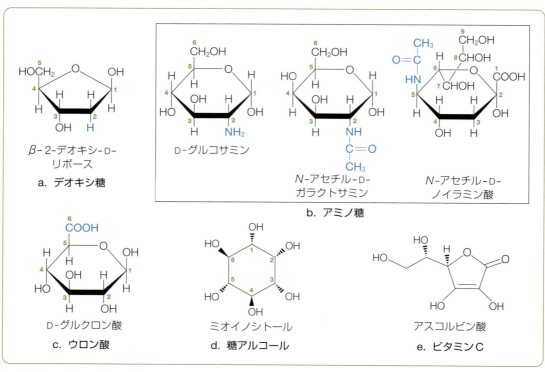

▶図3-9　単糖の誘導体

▶表 3-1　単糖とその誘導体の略号

単糖の誘導体	略号	単糖の誘導体	略号	単糖の誘導体	略号
リボース	Rib	キシロース	Xyl	フルクトース	Fru
ガラクトース	Gal	グルコース	Glc	マンノース	Man
フコース	Fuc	グルコサミン	GlcN	ガラクトサミン	GalN
N-アセチルグルコサミン	GlcNAc	N-アセチルガラクトサミン	GalNAc	N-アセチルノイラミン酸	NeuNAc
グルクロン酸	GlcA	イズロン酸	IdoA		

[4] **糖アルコール** sugar alcohol　アルドースまたはケトースを還元して得られる。その1つにミオイノシトール(*myo*-イノシトール)があり，リン脂質の構成と細胞内シグナル伝達に関与する(▶図3-9-d)。糖アルコールの一種であるD-キシリトールは，スクロース(ショ糖)と同程度の甘味があるが，エネルギー量が低いため，食品の甘味料などとして使われる。

[5] **アスコルビン酸** ascorbic acid　ビタミンCともよばれ，コラーゲンの生合成において，プロリンとリシンを水酸化することに関与する(▶図3-9-e, 42ページ)。不足した場合，壊血病を発症する。

略号▶ 単糖およびその誘導体に関しては略号で記されることがある(▶表3-1)。

C 二糖の構造と機能

① グリコシド結合

単糖どうしは，脱水縮合によりエーテル結合(—O—)でつながることができる。糖類におけるエーテル結合をとくに，**グリコシド結合** glycosidic bond という(▶図3-10)。

D-グルコースのC1位のヒドロキシ基と，別のD-グルコースのC4位のヒドロキシ基がグリコシド結合すると，マルトース(麦芽糖)ができる。この結合は，**α-1,4グリコシド結合**とよばれる。

② 生体のおもな二糖

2つの単糖がグリコシド結合でつながったものを**二糖** disaccharide という(▶図3-10, 図3-11)。

[1] **マルトース** maltose(**麦芽糖**)　2分子のα-D-グルコースがα-1,4グリコシド結合でつながったものである。デンプンがα-アミラーゼにより分解され

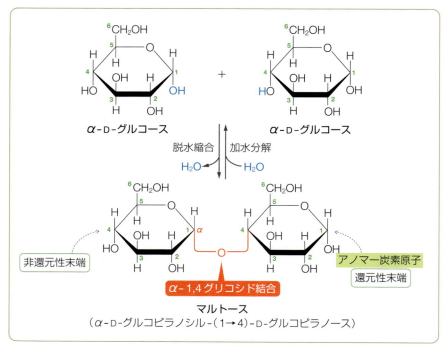

▶図 3-10　マルトース（麦芽糖）のグリコシド結合

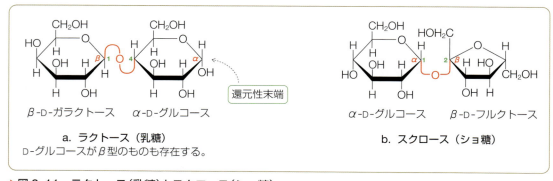

▶図 3-11　ラクトース（乳糖）とスクロース（ショ糖）

て生じる。アノマー炭素の部分で環が開いて鎖状となり，アルデヒド基（—CHO）を生じるため，還元性がある（▶図3-10）。このように，分子中にアノマー炭素をもつ鎖の末端を**還元性末端**といい，その反対側を**非還元性末端**という。

[2] ラクトース lactose**（乳糖）**　β-D-ガラクトースのC1位とD-グルコースのC4位のヒドロキシ基が，β-1,4グリコシド結合でつながったものである（▶図3-11-a）。D-グルコースは還元性末端をもつ。D-ガラクトースは，新生児の神経の細胞膜の糖脂質成分であるため，ラクトースは新生児の栄養素として重要である。

[3] スクロース sucrose**（ショ糖）**　α-D-グルコースのC1位とβ-D-フルク

トースの C2 位の還元性末端のヒドロキシ基どうしがグリコシド結合でつながったものである(▶図 3-11-b)。非還元性であるため酸化されず,物質として安定であるため,調味料に利用される。

D 多糖の構造と機能

多数の単糖がグリコシド結合したものを**多糖** polysaccharide という。同一種類の単糖からなるものを**ホモ多糖** homopolysaccharide,2 種類以上の単糖から形成されるものを**ヘテロ多糖** heteropolysaccharide という(▶図 3-12)。

① ホモ多糖の構造と機能

デンプンやグリコーゲン,セルロースは,グルコースが連なったホモ多糖である。

1 デンプン

α-D-グルコースが,α-1,4 グリコシド結合や α-1,6 グリコシド結合で多数重合したものを**デンプン** starch という。ほとんどの植物はデンプンを合成することができ,ヒトはジャガイモやコメなどの貯蔵デンプンを重要な食糧としている。デンプンはアミロースとアミロペクチンという 2 種類の多糖分子の混合物である。

アミロース▶ α-1,4 結合のみでできたデンプンの鎖状構造を**アミロース** amylose といい,グルコース 6 分子で 1 巻きのらせん構造を形成している(▶図 3-13-a)。ヨウ素

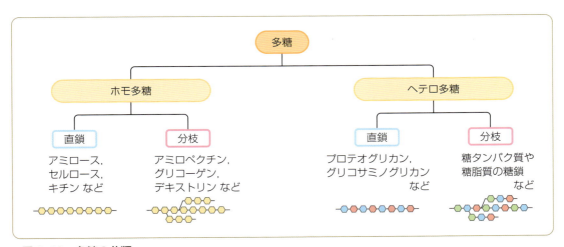

▶図 3-12 多糖の分類

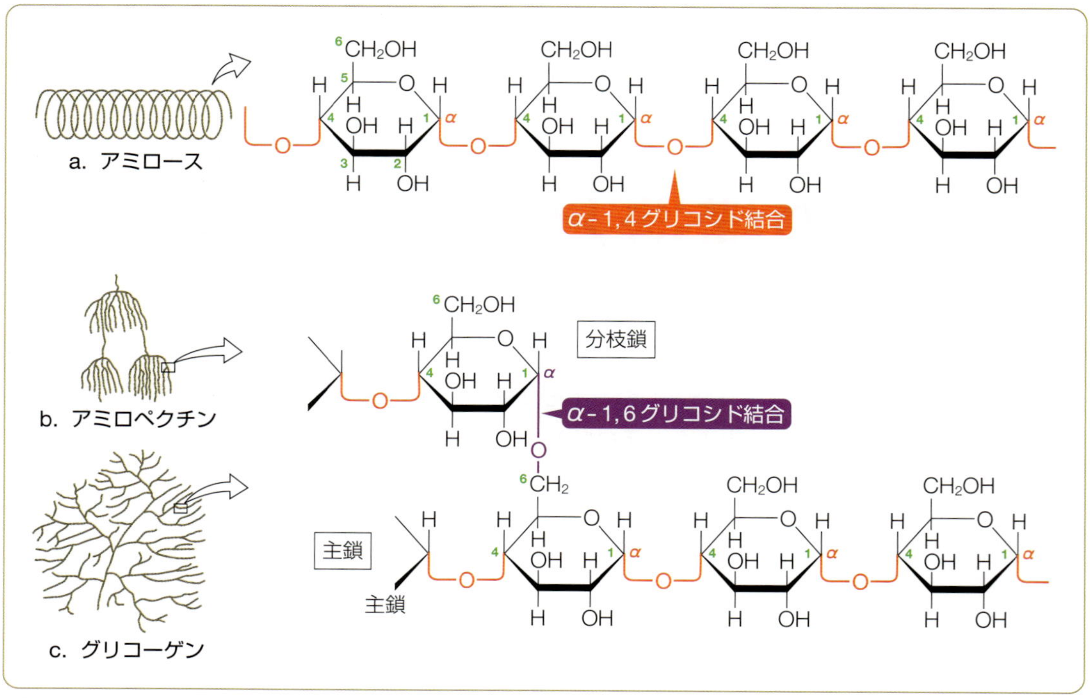

▶図3-13 デンプン（アミロースとアミロペクチン）とグリコーゲン

デンプン反応では，ヨウ素がこのらせんの中に入り呈色反応を示す。

アミロペクチン ▶ α-1,4結合の鎖状部分に，α-1,6結合による枝分かれをもつデンプンを**アミロペクチン** amylopectin という（▶図3-13-b）。平均的な鎖の長さはグルコース20〜25個程度であり，枝分かれのために分子全体は球状となっている。

ふだん，ご飯として食べているうるち米は，アミロースとアミロペクチンが1：3程度の割合で含まれるが，もち米のほとんどはアミロペクチンである。

2 グリコーゲン

動物は，生体内で余剰となったグルコースを**グリコーゲン** glycogen に変換しておもに肝臓と筋肉に貯蔵する。そのためグリコーゲンは動物デンプンとよばれる。グリコーゲンはアミロペクチン様の高分子であるが，アミロペクチンよりも鎖が短く，枝分かれが多い（▶図3-13-c）。グリコーゲンの平均的な鎖の長さはグルコース10〜14個程度であり，枝分かれのために分子全体は球状となっている。

3 セルロース

β-D-グルコースがβ-1,4グリコシド結合で多数重合したものを**セルロース** cellulose といい，直鎖状の構造をしている（▶図3-14）。じょうぶな繊維状で，水にとけない。植物細胞の細胞壁の構成要素であり，木綿や麻の主成分である。

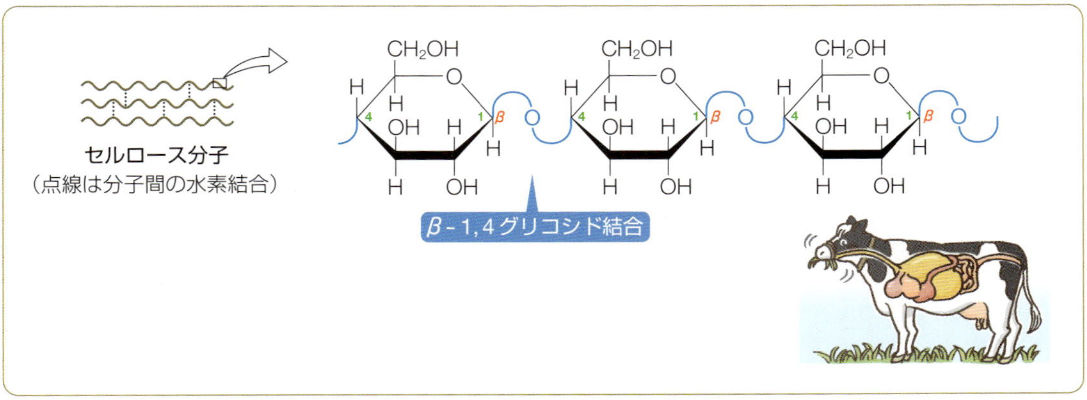

▶図 3-14　セルロースの構造

　ヒトを含めて，ほとんどの脊椎動物はβ-1,4結合を分解する酵素をもっていないため，セルロースを栄養源として用いることができない。ウシやヤギなどの草食動物は，セルロースを分解する酵素(セルラーゼ)をもつ細菌を胃内に共生させることにより，セルロースを分解し，エネルギー源としている。

② ヘテロ多糖と複合多糖

　2種類以上の単糖からなる**ヘテロ多糖**のなかでも，糖質以外の成分を含んだものを**複合多糖**という。

1 糖タンパク質

　タンパク質に糖鎖(グリカン)が共有結合したものを**糖タンパク質** glycoprotein という(▶図3-15-a)。糖タンパク質には，N-グリコシド型とO-グリコシド型の2種類がある。

N-グリコシド型　N-グリコシド型糖タンパク質は，タンパク質を構成するアミノ酸のうち，アスパラギンのアミド基の窒素(N)に，N-アセチルグルコサミンがグリコシド結合(N-グリコシド結合)し，これにさらにマンノースを含むいくつかの糖が連なったものである(▶図3-15-b)。血清タンパク質の大部分がN-グリコシド型糖鎖をもつ糖タンパク質である。マンノース以外の糖としては，おもにガラクトース，フコース，シアル酸が結合している。

O-グリコシド型　O-グリコシド型糖タンパク質は，タンパク質中のセリンまたはトレオニンのヒドロキシ基の酸素原子(O)に，N-アセチルガラクトサミンがグリコシド結合(O-グリコシド結合)し，さらにほかの糖が連なったものである(▶図3-15-c)。胃粘膜に含まれるムチン(後述)の構造に存在する糖鎖は，O-グリコシド結合をもつ。赤血球[1]の膜表面に存在する糖鎖もO-グリコシド型である。連

---

1) ABO式の血液型は，赤血球の膜表面に存在する糖鎖の違いにより決められる。

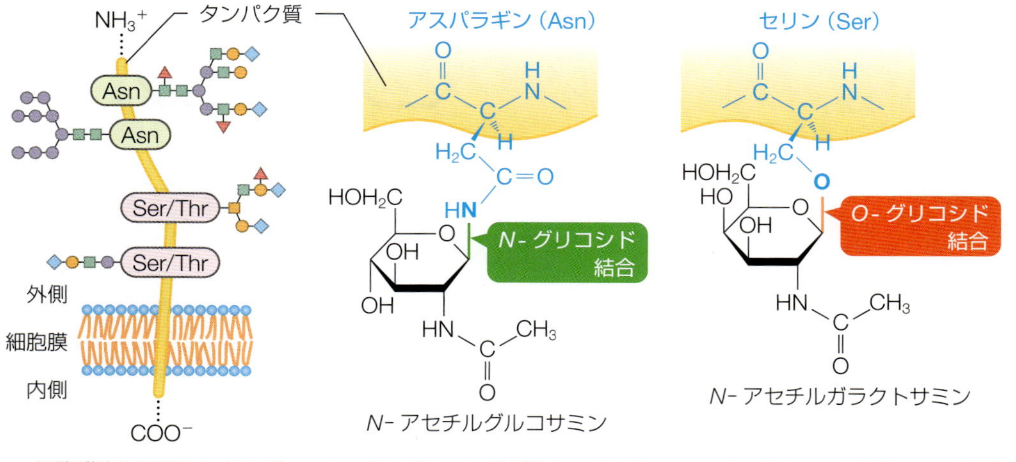

▶図 3-15 糖タンパク質の基本構造

a. 細胞膜表面の糖タンパク質　　b. N-グリコシド型糖タンパク質　　c. O-グリコシド型糖タンパク質

タンパク質を構成するアミノ酸のうち、アスパラギン（Asn）のアミド基の N に糖鎖が結合したものが N-グリコシド型糖タンパク質である。同様に、セリン（Ser）あるいはトレオニン（Thr）のヒドロキシ基の O に糖鎖が結合したものが、O-グリコシド型糖タンパク質である。

なっている糖としては、N-アセチルグルコサミン、ガラクトース、フコース、シアル酸などがある。

2 ムチン

ムチン mucin は、アポムチンとよばれるタンパク質が、無数の糖鎖で修飾されてできた巨大分子である。多くの O-グリコシド型糖鎖をもつ。強い粘性と水分子の保持能力を有する。胃粘液に含まれるムチンは、ペプシンから胃粘膜を保護するはたらきをしている。

3 グリコサミノグリカンとプロテオグリカン

グリコサミノグリカン▶ 単糖の誘導体（▶58 ページ、図 3-9）であるアミノ糖とウロン酸が、繰り返し結合して直鎖状に連なった高分子多糖を**グリコサミノグリカン** glycosaminoglycan（ムコ多糖 mucopolysaccharide）という。細胞間質や細胞表面物質などの細胞外マトリックスの主要な成分として機能する。コンドロイチン硫酸やデルマタン硫酸、ヘパリン、ケラタン硫酸、ヒアルロン酸などがある（▶図 3-16）。

プロテオグリカン▶ **プロテオグリカン** proteoglycan は約 95％のグリコサミノグリカンと約 5％のタンパク質からなる構造物であり、基本的には 1 本の中心となるタンパク質（コアタンパク質）にグリコサミノグリカンが結合したものである（▶図 3-17）。細胞表面に存在するものは、細胞外からのタンパク質と結合して、シグナル伝達に関与するものも多い。

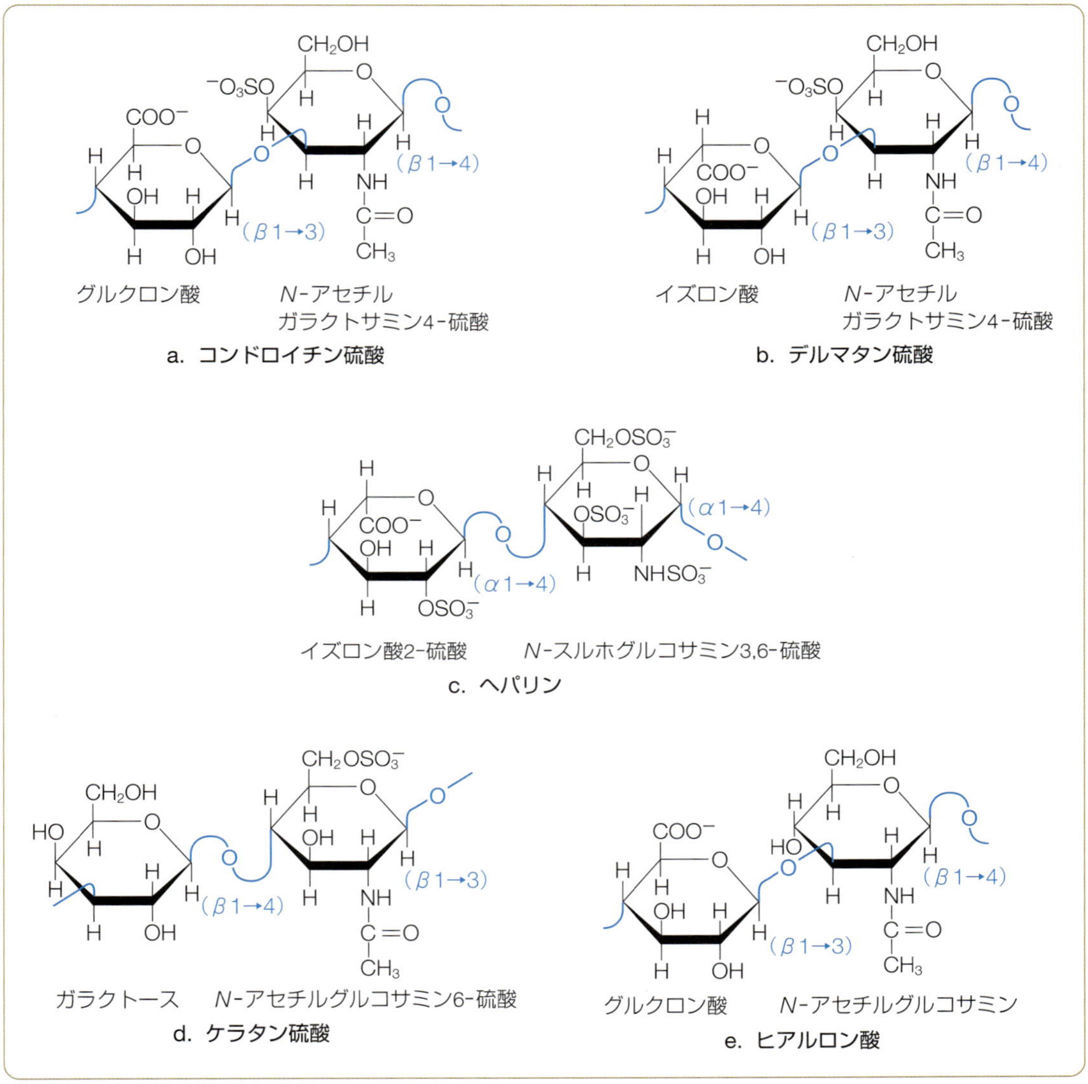

▶図 3-16 グリコサミノグリカン

a. コンドロイチン硫酸: グルクロン酸 (β1→3) N-アセチルガラクトサミン4-硫酸 (β1→4)

b. デルマタン硫酸: イズロン酸 (β1→3) N-アセチルガラクトサミン4-硫酸 (β1→4)

c. ヘパリン: イズロン酸2-硫酸 (α1→4) N-スルホグルコサミン3,6-硫酸 (α1→4)

d. ケラタン硫酸: ガラクトース (β1→4) N-アセチルグルコサミン6-硫酸 (β1→3)

e. ヒアルロン酸: グルクロン酸 (β1→3) N-アセチルグルコサミン (β1→4)

　　いくつかのプロテオグリカンは細胞間質で集合体を形成する。たとえば，コアタンパク質であるアグリカンにケラタン硫酸やコンドロイチン硫酸が結合したプロテオグリカンは，長くのびたヒアルロン酸に大量に結合して，プロテオグリカン集合体を形成する。この集合体は，関節の軟骨組織において，細胞外マトリックスに存在するコラーゲン線維としっかりと結びついており，これらが大量の水を保持してゲル状物質となることにより，関節の円滑な運動を可能とする。

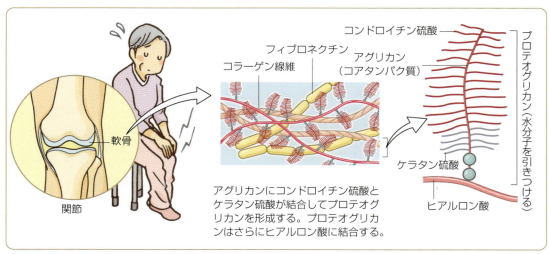

▶図 3-17　軟骨組織のプロテオグリカン

ゼミナール
復習と課題

❶ 単糖とその誘導体に含まれる官能基として適切でないものはどれか。
  1. ヒドロキシ基　2. アルデヒド基　3. アミノ基　4. フェニル基
❷ グルコースなどの単糖が鎖状構造から環状構造になる際，ヒドロキシ基の配向が 2 種類ありえる。この 2 種類の関係をなんというか。
  1. エピマー　2. アノマー　3. エナンチオマー
  4. ジアステレオマー
❸ フルクトースが含まれる二糖はどれか。
  1. 麦芽糖　2. 乳糖　3. マンノース　4. ショ糖
❹ アミノ基を有する糖の誘導体はどれか。
  1. グルクロン酸　2. グルコサミン　3. デオキシリボース
  4. アスコルビン酸
❺ デンプンとセルロースの違いはなにか。
  1. デンプンはグルコースを構成成分とし，セルロースはガラクトースを構成成分とする。
  2. デンプンはグルコースの多糖であり，セルロースはグルコースの二糖である。
  3. デンプンは糖であり，セルロースはタンパク質である。
  4. 単糖どうしの結合のしかたが異なる。
❻ N-グリコシド型糖タンパク質において，糖鎖が結合するアミノ酸はどれか。
  1. リシン　2. アスパラギン　3. セリン　4. トレオニン

生化学

第 4 章

糖質代謝

A 糖質の消化と吸収

① 消化

1 唾液と膵液による分解

　ヒトのからだに必要な糖質は，食物を摂取することにより体内に取り込まれる。口腔内での咀嚼の際に唾液の作用を受け，十二指腸・小腸で段階的に消化され，最終的に単糖となって小腸上皮から吸収される。

唾液アミラーゼ▶　口腔内には唾液腺から唾液が分泌される。おもな唾液成分は，水(99.5％)，ムチン，α-アミラーゼ amylase であり，pHはおよそ6.8である。**唾液アミラーゼは，デンプンやグリコーゲンのα-1,4グリコシド結合を切断する**(▶図4-1)。pH4以下で不活性化されるため，胃では作用しない。

膵アミラーゼ▶　膵臓では，唾液アミラーゼのアイソザイムである**膵アミラーゼ**が産生され，十二指腸に分泌される(▶29ページ)。膵アミラーゼの作用により，デンプン(アミロース，アミロペクチン)からは二糖であるマルトースのほか，オリゴ糖であるマルトトリオース，グルコースオリゴマー，α-限界デキストリン[1]ができる。急性・慢性膵炎や膵がん，膵嚢胞などの膵疾患では，膵アミラーゼが血中に逸脱して血清濃度が高くなる(▶30ページ)。

2 腸での分解

　膵アミラーゼの作用により生じた二糖などのオリゴ糖は，腸上皮細胞の微

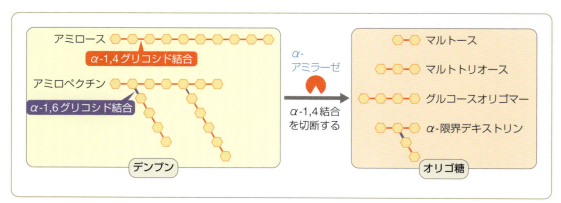

▶図4-1　α-アミラーゼによるデンプンの分解

---

1) デンプンのグリコシド結合を切断して低分子化したものの総称を，デキストリンとよぶ。デンプンをα-アミラーゼで切断した場合，α-1,4結合は切断されるが，枝分かれであるα-1,6結合は切断されず，分枝付近の4〜7個のグルコースが結合した状態のものが生じる。これをα-限界デキストリンとよぶ。

▶表4-1　腸上皮細胞の微絨毛に存在する糖質の分解酵素

酵素名	酵素の特徴	生体内での基質	生成物
マルターゼ	おもに二糖などのα-1,4結合を切断。	マルトース マルトトリオース	グルコース
ラクターゼ	グルコースとガラクトースの結合を切断。	ラクトース	グルコース ガラクトース
スクラーゼ	グルコースとフルクトースの結合を切断。	スクロース	グルコース フルクトース
イソマルターゼ	低分子オリゴ糖のα-1,6結合を切断。	イソマルトース α-限界デキストリン	グルコース
グルコアミラーゼ	α-1,4結合を端から切断。	アミロースなど	グルコース

絨毛(刷子縁，▶145ページ)に存在するマルターゼ maltase やラクターゼ lactase, スクラーゼ sucrase, イソマルターゼ isomaltase, グルコアミラーゼ glucoamylase のはたらきにより，単糖にまで分解される(▶表4-1)。

ラクターゼは，乳児期では腸内に多く分泌されているが，離乳とともに分泌量は下がり，成人では最大活性時と比べて6分の1程度となる。

乳糖不耐症▶　先天的にラクターゼ遺伝子が欠損している場合や，加齢・疾患によりラクターゼの機能が低下した場合は，牛乳や乳製品に多く含まれるラクトース(乳糖)を消化できず，その浸透圧により下痢をおこすことがあり，**乳糖不耐症**とよばれる。

② 吸収

D-グルコースや D-ガラクトース，D-フルクトースなどの単糖は，小腸上皮細胞を横切って，血管内へと輸送される(▶図4-2)。これらの単糖の輸送のために，小腸上皮細胞の微絨毛(刷子縁)には複数の輸送体が存在する。

管腔側から上皮細胞内への輸送には，**グルコース輸送体** glucose transporter (グルコーストランスポータ[1]，GLUT)と，**ナトリウム-グルコース共輸送体タンパク質**[2] sodium-dependent glucose transporter(SGLT)が関与する。

上皮細胞へ入った単糖は，GLUT の作用で，血管側の間質へ輸送され，血管内へと移行する。

---

1) ヒトの GLUT は十数種類が知られており，それぞれ発現している組織に違いがみられる。役割のわかっていないものもある。
2) ヒトの SGLT は数種類が知られており，消化器では SGLT1 が多く見られる。SGLT2 は腎臓の近位尿細管に局在しており，糖尿病治療薬の標的となる。

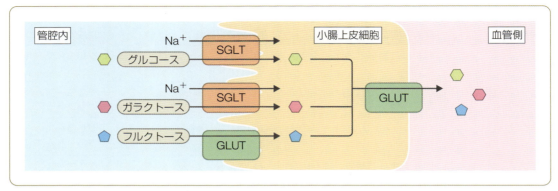
▶図 4-2　小腸上皮細胞での単糖の吸収

③ 血糖調節とインスリン

1 血糖値とインスリン

　グルコースは腸で吸収されたのち，血液循環に入る。血中のグルコース濃度は**血糖値** blood suger level としてあらわされる。ヒトの血糖値は 70〜110 mg/dL 程度だが，食事などにより日内変動する。

　1921 年，カナダの整形外科医バンティング Banting, F. G. と医学生ベスト Best, C. H. は，膵臓を摘出したイヌに膵臓からの抽出物を注射すると血糖値が下がることを示した。この実験から，膵臓に存在する血糖値を下げるホルモンとして，**インスリン** insulin が発見された。

インスリンの分泌▶　インスリンは膵臓の膵島（ランゲルハンス島）の**β細胞（B細胞）**から分泌される（▶図 4-3-a）。一方，血糖値を上昇させるホルモンである**グルカゴン** glucagon は，膵島の**α細胞（A細胞）**から分泌される。

インスリンの▶　インスリンは，21 個のアミノ酸からなる A 鎖と，30 個のアミノ酸からなる
分子構造　B 鎖が 2 つのシステイン側鎖間のジスルフィド結合（硫黄原子〔S〕どうしの共有結合）を介してつながったペプチドホルモンである（▶図 4-3-b）。インスリンは，不活性な 1 本鎖の前駆体であるプレプロインスリンとして合成され，細胞内で切断を受けて C ペプチドが除去され，活性型のインスリンとなる。尿中に排泄された C ペプチドを測定することで，インスリンの分泌量を知ることができる。

2 インスリンの分泌

　膵臓の β 細胞は血糖上昇を感知し，インスリンを分泌する（▶図 4-4）。

　まず，β 細胞がグルコーストランスポータ 2（GLUT2）を通じてグルコースを取り込み（▶図 4-4-❶），細胞内で ATP が産生される（▶図 4-4-❷）。ATP の増加により ATP 依存性カリウムイオン（K^+）チャネルが閉鎖する（▶図 4-4-❸）。

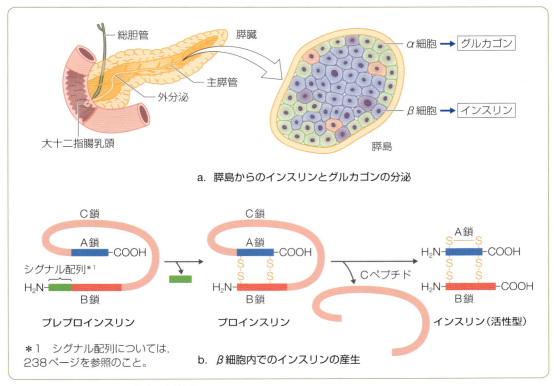

▶図4-3 インスリンの分泌と活性化

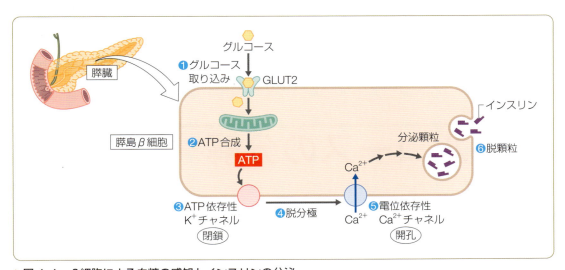

▶図4-4 β細胞による血糖の感知とインスリンの分泌

これによりK⁺の移動がとまって膜電位の負電荷が減少し，脱分極がおこる（▶図4-4-❹）。脱分極により電位依存性カルシウムイオン（Ca^{2+}）チャネルが開孔し，大量のCa^{2+}が細胞内に流入する（▶図4-4-❺）。Ca^{2+}依存性にインスリンを含んだ分泌顆粒が細胞外に放出される（脱顆粒，▶図4-4-❻）。

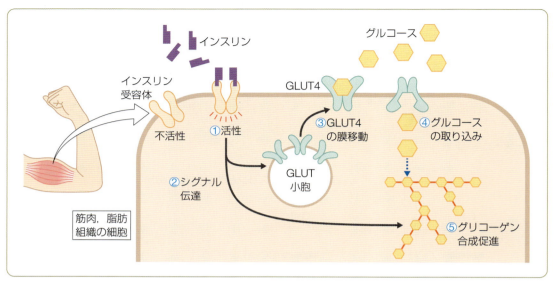

▶図 4-5　インスリンの作用

3　インスリンの作用

　　分泌されたインスリンは，筋肉や脂肪組織などの細胞膜に存在する**インスリン受容体**により認識される（▶図 4-5-①）。インスリン受容体にインスリンが結合すると，インスリン受容体が活性化されて細胞内にシグナルが伝わる（▶図 4-5-②）。そのシグナルによりグルコーストランスポータ 4（GLUT4）が細胞膜上に移行し（▶図 4-5-③），細胞外から細胞内へのグルコースの取り込みを促進する（▶図 4-5-④）。また，インスリン受容体からの細胞内シグナルにより，グルコースからグリコーゲンへの合成が促進される（▶図 4-5-⑤）。

B　グルコースの分解

　　有機化合物であるグルコースを酸素（O_2）[1]とともに燃焼させると，二酸化炭素（CO_2）と水（H_2O）に分解されて，熱を放出する（▶図 4-6-a）。グルコースと酸素から二酸化炭素と水が発生する反応は，生物の細胞内でも同様におこっており，これは**細胞の呼吸**とよばれる（▶図 4-6-b）。「燃焼」も「呼吸」も酸化反応である。一般的な燃焼では，グルコースは 1 段階で二酸化炭素と水に酸化され，すべてのエネルギーは熱エネルギーとなって放出されてしまい，貯蔵でき

---

[1] 約 20 億年前にラン藻類（シアノバクテリアなど）が光合成により，酸素とグルコース（デンプン）などをつくりはじめた。つまり，酸素は光合成の廃棄物質である。

ない。一方，細胞内では，グルコースは酵素により段階的に酸化が行われるため，各反応で必要となる活性化エネルギーは小さく，体温で反応が進行し，また，エネルギーを小分けにして電子運搬体(NADH，$FADH_2$)に受け渡すことができる。

　生体内におけるエネルギーを取り出すためのグルコースの分解反応には，後述する**解糖系・クエン酸回路・電子伝達系(呼吸鎖)**の3つの機構が関与する(▶図4-7)。グルコースの分解反応の反応産物として，還元型の電子伝達物質であるNADHや$FADH_2$が産生される。これらによって運ばれた電子により，最終的に酸素が水に還元される。この電子の流れによってATPがつくられる。

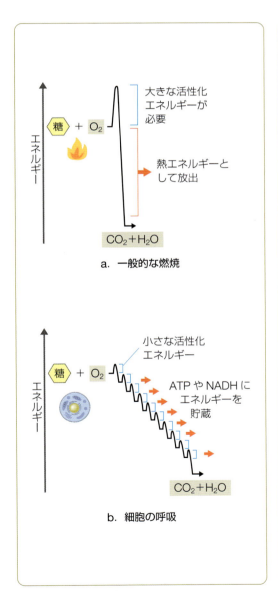

▶図4-6　燃焼と呼吸

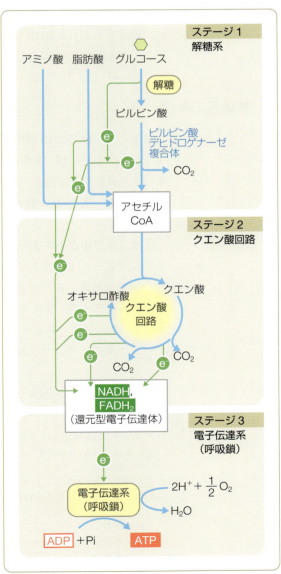

▶図4-7　グルコースの分解反応の概要

① 解糖系

1 解糖系の目的

解糖系 glycolysis は，ほとんどすべての生物に共通に存在する糖の代謝経路であり，細胞の**細胞質基質**で行われる[1]。原核生物の場合，グルコース1分子から解糖系で2分子の ATP を産生する[2]。ヒトの細胞でも，脳組織と赤血球は，グルコースのみから ATP を得ている[3]。

解糖系は，細胞質基質中に存在するグルコースの環を開裂させて，**ピルビン酸**を産生することを目的とする。その過程で，ADP にリン酸(Pi)が転移されて ATP が生じる。また，補酵素である NAD^+（▶36ページ）に水素が転移されて，還元型 NAD(NADH)が生じる。

D-グルコース ＋ 2ADP ＋ 2Pi ＋ $2NAD^+$
　　⟶ 2 ピルビン酸 ＋ 2ATP ＋ 2NADH ＋ $2H^+$ ＋ $2H_2O$

2 解糖系の反応

解糖系は，以下の 10 段階の酵素反応によりおこる（▶図 4-8）。

[1] **ヘキソキナーゼ**　細胞に取り込まれたグルコースは，すぐにヘキソキナーゼにより 6 位がリン酸化[4]される。ATP を消費する不可逆反応である。

[2] **グルコース-6-リン酸イソメラーゼ**　グルコース 6-リン酸は，イソメラーゼによりフルクトース 6-リン酸に異性化[5]される。可逆反応である。

[3] **ホスホフルクトキナーゼ**　フルクトース 6-リン酸はさらにリン酸化されてフルクトース 1,6-ビスリン酸となり，リン酸基を 2 つ（ビス）もつことになる。ATP を消費する不可逆反応である。

[4] **アルドラーゼ**　フルクトース 1,6-ビスリン酸の五員環が開裂することによって，ケトースであるジヒドロキシアセトンリン酸と，アルドースであるグリセルアルデヒド 3-リン酸という 2 つのトリオースリン酸に分けられる。こ

---

1) 解糖系は，かつては酸素を必要としない嫌気的分解により D-グルコースが乳酸やエタノール（発酵）になるまでの過程を意味したが，酸素が存在する条件下でも，ピルビン酸までは同じ経路をとることがわかっている。
2) ほかに，解糖系で生成された 2 分子の NADH が細胞膜に存在する酵素によって，およそ 6 分子の ATP に変換される場合もある。
3) がん細胞でも，グルコースの取り込みと嫌気的解糖が正常な組織よりも促進していることが知られており，これは**ワールブルグ効果**とよばれる（▶271 ページ）。
4) **キナーゼ** kinase とは，ATP から物質へのリン酸基の転移を触媒する酵素である。ヘキソキナーゼは，グルコースやマンノースなどの六炭糖（ヘキソース）へのリン酸基の転移を触媒する。
5) **イソメラーゼ** isomerase（異性化酵素）とは，ケトースからアルドース，アルドースからケトースのように，異性体に変換する酵素の総称である。グルコース-6-リン酸イソメラーゼは，ホスホヘキソースイソメラーゼ，ホスホグルコースイソメラーゼ，ホスホヘキソイソメラーゼなどともよばれる。

B. グルコースの分解

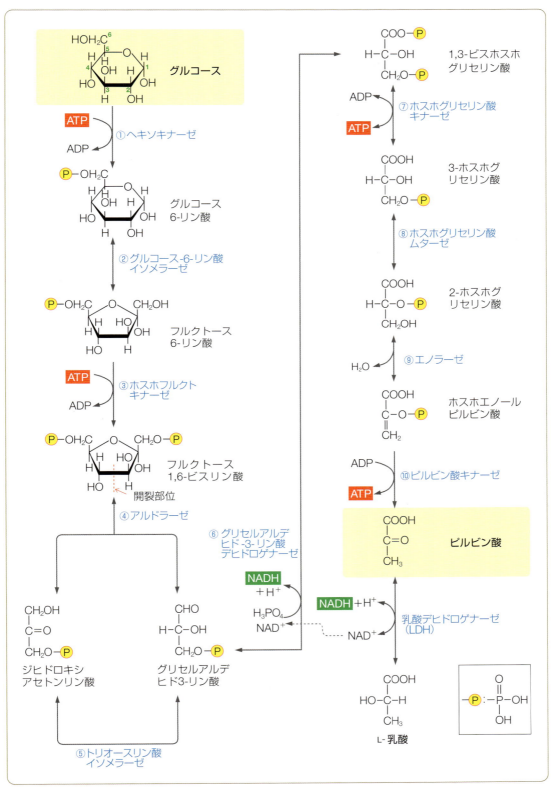

▶図 4-8 解糖系の各段階の反応

の反応は，アルドール開裂[1]とよばれる。可逆反応である。

[5] **トリオースリン酸イソメラーゼ** ジヒドロキシアセトンリン酸はグリセルアルデヒド3-リン酸に異性化される。1分子のグルコースから2分子のグリセルアルデヒド3-リン酸が産生されたことになる。可逆反応である。

[6] **グリセルアルデヒド-3-リン酸デヒドロゲナーゼ** グリセルアルデヒド3-リン酸のアルデヒド基は酸化され，リン酸(H_3PO_4)と結合して，1,3-ビスホスホグリセリン酸(アシルリン酸)ができる。この物質は高いリン酸基転移能力をもつ。この酸化反応で発生した電子はNAD^+が受け取り，NADHが産生される。可逆反応である。

[7] **ホスホグリセリン酸キナーゼ** 1,3-ビスホスホグリセリン酸の1位のリン酸基をADPに転移し，ATPを合成するとともに，3-ホスホグリセリン酸にかえる。可逆反応である。解糖系の最初のATP生産段階である。

[8] **ホスホグリセリン酸ムターゼ** 3-ホスホグリセリン酸を異性化し，2-ホスホグリセリン酸を産生する[2]。可逆反応である。

[9] **エノラーゼ** 2-ホスホグリセリン酸から，脱水反応により高エネルギー化合物であるホスホエノールピルビン酸がつくられる。可逆反応である。

[10] **ピルビン酸キナーゼ** ホスホエノールピルビン酸の2位のリン酸基をADPに転移し，ATPを合成する。ここでピルビン酸が生じる。解糖の第2のATP生産段階であり，アロステリック制御を受ける不可逆反応である。

乳酸の生成▶ 激しい運動時などでは，筋肉への酸素の供給が不十分となり，ピルビン酸はクエン酸回路に入らず，**乳酸デヒドロゲナーゼ**(乳酸脱水素酵素，**LDH**)のはたらきにより**乳酸**が生じる。この段階で酸化型のNAD^+が産生される[3]。

3 解糖系の制御

反応系全体の速度を決定する反応過程を，**律速段階**とよぶ(▶表4-2)。解糖

▶表4-2 解糖系の律速段階となる酵素と制御物質

酵素	活性化物質	阻害物質
ヘキソキナーゼ	―	グルコース6-リン酸，ATP
ホスホフルクトキナーゼ	フルクトース2,6-ビスリン酸，AMP	クエン酸，ATP
ピルビン酸キナーゼ	フルクトース1,6-ビスリン酸，AMP	アセチルCoA，ATP

---

1) アルデヒドとケトンなど，2種類のカルボニル化合物が反応してβヒドロキシカルボニル化合物(アルドール)を形成する反応を，**アルドール縮合**という。この反応は可逆的で，アルドールから2つのカルボニル化合物ができる逆反応が，アルドール開裂である。
2) 一般的にムターゼは，リン酸基のような化学基を分子内で位置変更させる酵素である。
3) ここで生じた酸化型のNAD^+は，解糖系の6番目の経路であるグリセルアルデヒド-3-リン酸デヒドロゲナーゼの反応に使われる。

系の律速段階となる反応の酵素は，ヘキソキナーゼ，ホスホフルクトキナーゼ，ピルビン酸キナーゼである。

この3つの酵素は，さまざまな活性化物質や阻害物質により，アロステリック制御(▶31ページ)を受ける。

❷ ピルビン酸からアセチル CoA への変換

解糖系では，グルコースがピルビン酸まで変換される。好気的な条件下では，グルコースからエネルギーを生産する次の段階として，クエン酸回路に入る前に，ピルビン酸から**アセチル CoA** がつくられる(▶図4-9)。

細胞質基質で生産されたピルビン酸は，ミトコンドリア外膜の親水性チャネルを通り，内膜の**ピルビン酸-H^+共輸送系**(ピルビン酸トランスロカーゼ)を経由して，マトリックス内に運ばれる。ミトコンドリアのマトリックスにおいて，ピルビン酸は酸化的脱炭酸により CO_2 を放出するとともに，**CoA**(補酵素 A)と結合してアセチル CoA になる。

▶ ピルビン酸デヒドロゲナーゼ

この反応を触媒する**ピルビン酸デヒドロゲナーゼ** pyruvate dehydrogenase(ピルビン酸脱水素酵素)は，3種の酵素(E_1, E_2, E_3)からなる酵素複合体である(▶Column)。この酵素反応には5つの補酵素(TPP, α-リポ酸, FAD, NAD^+, CoA)が使われることが特徴である。

ピルビン酸デヒドロゲナーゼの E_2 と E_3 の酵素活性はアロステリック制御を受ける。産物であるアセチル CoA と NADH は酵素活性を阻害し，CoA と NAD^+ は酵素活性を促進させる(▶図4-9)。

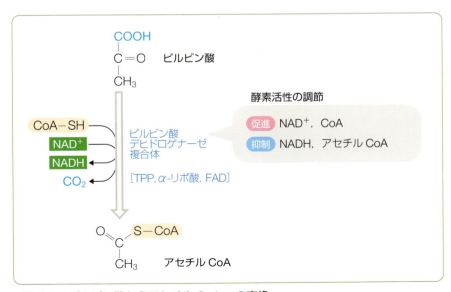

▶図4-9 ピルビン酸からアセチル CoA への変換

③ クエン酸回路

クエン酸 citric acid の「クエン」とは漢字で「枸櫞」と書き，レモンに似た果実（シトロン）のことである（▶図4-10-a）。クエン酸は清涼飲料水や食品の酸味として広く使われている。

クエン酸は3つのカルボキシ基（—COOH）を有する**トリカルボン酸** tricarboxylic acid（TCA）である。

1 クエン酸回路の特徴

クエン酸回路 citric acid cycle（TCA回路 tricarboxylic acid cycle）は，発見者の名前から**クレブス回路** Krebs cycle とよばれることもある。

Column　ピルビン酸デヒドロゲナーゼとビタミン

ピルビン酸デヒドロゲナーゼは，解糖系とクエン酸回路をつなぐ重要な酵素である。ピルビン酸デヒドロゲナーゼには，TPP（チアミンピロリン酸），α-リポ酸，FAD（フラビンアデニンジヌクレオチド），NAD⁺（ニコチンアミドアデニンジヌクレオチド），CoA（補酵素A）が補酵素として使われる。

ヒトが必要とするビタミンのうち，ビタミン B_1（チアミン）は TPP，ビタミン B_2（リボフラビン）は FAD，ナイアシンは NAD^+，パントテン酸は CoA の材料となる。よって，これらのビタミンは，糖代謝を進めるうえで，きわめて重要な成分となる（▶39ページ）。

ビタミン B_1 欠乏症（脚気）では TPP が合成できず，ピルビン酸デヒドロゲナーゼ活性が低下する。

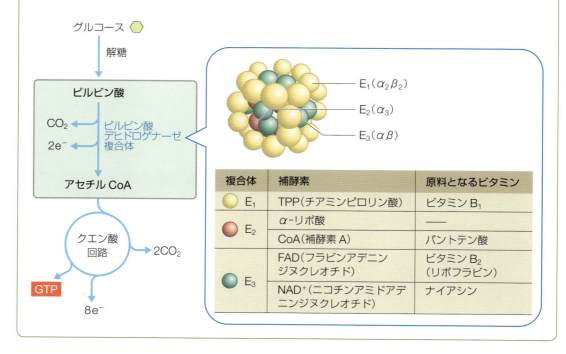

8段階からなる代謝回路であり，ミトコンドリアのマトリックスおよび内膜で進む。

クエン酸回路の出発材料は**アセチルCoA**である。解糖系の最終産物であるピルビン酸は，ピルビン酸デヒドロゲナーゼの作用でアセチルCoAとなる。脂肪酸のβ酸化(▶115ページ)やアミノ酸の代謝過程(▶146ページ)で生じたアセチルCoAもクエン酸回路に入る。

クエン酸回路の特徴は以下となる(▶図4-10-b)。

(1) アセチルCoAのアセチル基を酸化し，2分子のCO_2に変換する。
(2) ヒトのクエン酸回路ではGTP(グアノシン三リン酸)がつくられる。
(3) 水素を還元型の補酵素(3 NADHとFADH$_2$)として捕捉する。
(4) 還元型補酵素(NADHとFADH$_2$)のエネルギーは，電子伝達系における酸化的リン酸化段階でATP産生に使われる。
(5) アミノ酸代謝(▶146ページ)，尿素回路(▶151ページ)，糖新生(▶90ページ)の代謝の交差点として機能する。
(6) 糖質，脂質，タンパク質に共通した最終酸化経路である。

全体の反応は次の式であらわされる。

$$CH_3CO\text{-}CoA + 3NAD^+ + FAD + GDP + Pi + 2H_2O$$
$$\longrightarrow 3NADH + 3H^+ + FADH_2 + CoA + GTP + 2CO_2$$

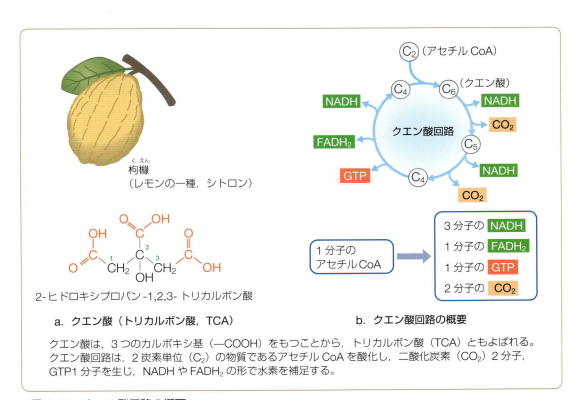

a. クエン酸(トリカルボン酸，TCA)　　b. クエン酸回路の概要

クエン酸は，3つのカルボキシ基(—COOH)をもつことから，トリカルボン酸(TCA)ともよばれる。クエン酸回路は，2炭素単位(C_2)の物質であるアセチルCoAを酸化し，二酸化炭素(CO_2)2分子，GTP1分子を生じ，NADHやFADH$_2$の形で水素を補足する。

▶図4-10　クエン酸回路の概要

2 クエン酸回路の反応

クエン酸回路は，以下の 8 段階の酵素反応で構成される（▶図 4-11）。

[1] **クエン酸シンターゼ**　アセチル CoA とオキサロ酢酸からクエン酸を産生する。クエン酸回路のなかで唯一の C—C 結合反応（アルドール縮合）で，不可逆反応である。

[2] **アコニット酸ヒドラターゼ**　アコニターゼともよばれる。クエン酸からイソクエン酸に異性化させる。結果的に —H と —OH が分子内で置換される。可逆反応である。

[3] **イソクエン酸デヒドロゲナーゼ**　イソクエン酸をオキサロコハク酸に，さらに α-ケトグルタル酸に変化させる。脱炭酸反応であり，CO_2 が産生される。

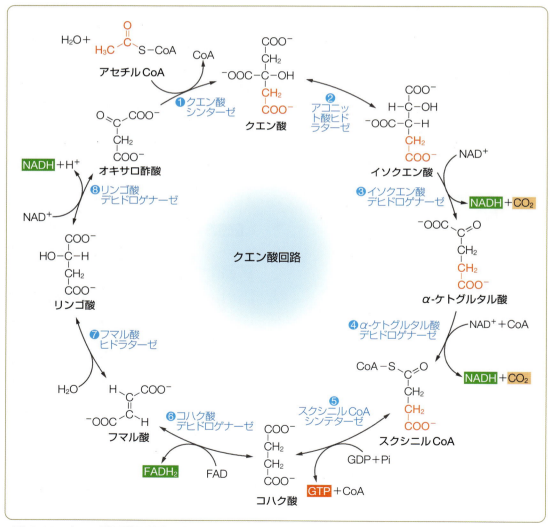

▶図 4-11　クエン酸回路の酵素反応

NADHを産生する酸化還元反応で、不可逆反応である。

[4] α-ケトグルタル酸デヒドロゲナーゼ　α-ケトグルタル酸をスクシニルCoAに変化させる。脱炭酸反応であり、CO_2が産生される。NADHを産生する酸化還元反応で、α-リポ酸を補酵素とする。不可逆反応である。

[5] スクシニルCoAシンテターゼ[1)]　スクシニルCoAをコハク酸に変化させる。ヌクレオチド三リン酸[2)]を合成する可逆反応である。ここで生成したGTPは、ミトコンドリア内膜に存在するヌクレオシド二リン酸キナーゼにより、リン酸基がADPに移動され、最終的にはATPが産生する。

$$GTP + ADP \rightleftarrows GDP + ATP$$

[6] コハク酸デヒドロゲナーゼ　ミトコンドリア内膜に埋め込まれている酵素により、コハク酸をフマル酸に変化させる。$FADH_2$を産生する酸化還元反応で、可逆反応である。

[7] フマル酸ヒドラターゼ　フマル酸をリンゴ酸に変化させる可逆反応である。

[8] リンゴ酸デヒドロゲナーゼ　リンゴ酸をオキサロ酢酸に変化させる。NADHを産生する酸化還元反応で、可逆反応である。

3　クエン酸回路の制御

酵素活性の調節▶　クエン酸回路に関与する酵素のうち、α-ケトグルタル酸デヒドロゲナーゼとコハク酸デヒドロゲナーゼ以外はミトコンドリアの外側にも存在する。クエン酸回路は、クエン酸シンターゼ、イソクエン酸デヒドロゲナーゼ、α-ケトグルタル酸デヒドロゲナーゼの3段階で厳密に調節される（▶図4-12）。

アナプレロティック反応▶　クエン酸回路の過程で生成される物質は、ATP産生以外にもさまざまな物質の生合成に必要な中間体として活用される（▶図4-12）。たとえば、α-ケトグルタル酸やオキサロ酢酸はアミノ酸合成（▶153ページ）に、スクシニルCoAはヘムの合成（▶157ページ）に用いられる。これらの中間体がほかの物質の生合成のために使われた場合、補充する必要がある。

クエン酸回路の中間体の補充反応として、ピルビン酸からオキサロ酢酸を産生する反応がある。この反応は、ビオチンを補酵素として使用する**ピルビン酸カルボキシラーゼ**が触媒する。オキサロ酢酸が補充されることにより、クエン酸シンターゼはアセチルCoAからクエン酸を産生することができる。このように生合成経路で失った中間体が補給される反応を**アナプレロティック反応** anaplerotic reaction という。

クエン酸回路の反応速度は、中間体の濃度に依存して変化する。

---

1) シンターゼ synthase は、ATPなどのエネルギーを必要としない縮合反応を触媒する。シンテターゼ synthetase は、合成反応のエネルギー源としてATPなどを利用する縮合を触媒する。
2) 哺乳類ではGTP（グアノシン三リン酸）、植物とある種の細菌ではATP（アデノシン三リン酸）を合成する。

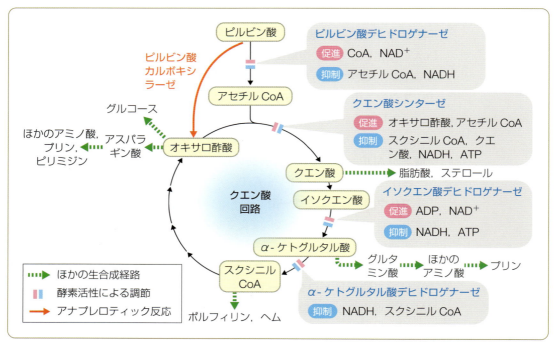

▶図 4-12　クエン酸回路の調節

④ 電子伝達系

1 酸化的リン酸化

　解糖やクエン酸回路で産生された NADH や FADH$_2$ は，ほかの分子に移りやすい電子対をもつ高エネルギー物質である．これらの電子が酸素(O_2)に移るときに放出される大量のエネルギーを用いて最終的に ATP を合成する過程が，**電子伝達系** electron transfer system(**呼吸鎖** respiratory chain)である(▶図4-13)．

　NADH や FADH$_2$ に取り込まれた水素は，ミトコンドリアの内膜に埋め込まれている一連の酵素系(複合体 I～IV)を経由するうちにしだいにエネルギーが低くなり，最終的には酸素(O_2)に渡されて水(H_2O)になる．これらの複合体の間で電子の受け渡しが行われるため，この過程は電子伝達系とよばれる．

　複合体 I, III, IV により，ミトコンドリアのマトリックスから膜間腔に水素イオン(プロトン，H^+)がくみ出され，内膜を隔てて H^+ の濃度勾配が形成される．この濃度勾配により生じる化学エネルギーを利用して，複合体 V は ADP とリン酸(Pi)から ATP を合成する．

　このように，NADH や FADH$_2$ の酸化反応に伴い，ADP がリン酸化されて ATP が生成される．よってこの過程は，**酸化的リン酸化** oxidative phosphorylation とよばれる．

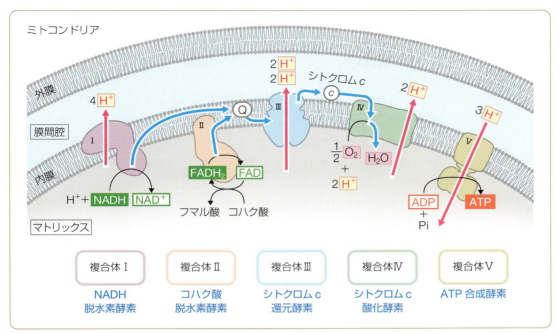

▶図4-13 電子伝達系と酸化的リン酸化の概要

2 電子伝達体

電子伝達系においては，複合体Ⅰ～Ⅳのほかにもさまざまな**電子伝達体**が必要となる（▶図4-13）。

電子伝達系の前半では電子伝達体として，FMN，FADや**ユビキノン**（Q，補酵素Q，CoQ）が利用される。電子伝達系の後半の電子伝達体としては，**鉄-硫黄クラスター**（Fe-S）や**ヘム鉄**などがはたらく。鉄-硫黄クラスターは，無機鉄イオン（Fe^{2+}，Fe^{3+}）と硫化物イオン（S^{2-}）からなる構造をもつ。鉄イオンはシステイン残基を介して複合体タンパク質に結合している。ヘムはa型，b型，c型の3種に分類され，電子伝達系で利用されている。

複合体Ⅰ▶ 複合体Ⅰは，NADH脱水素酵素（NADHデヒドロゲナーゼ）ともよばれ，NADHの電子を，ユビキノン（Q）に受け渡す。その結果，ユビキノール（QH_2）が生じる。この段階で4個のH^+を，膜間腔にくみ出す。複合体Ⅰは電子伝達体としてFMNとFe-Sを用いる。

複合体Ⅱ▶ 複合体Ⅱは，コハク酸脱水素酵素（コハク酸デヒドロゲナーゼ）活性をもち，クエン酸回路の反応の一部でもある（▶80ページ，図4-11）。FADを介して，コハク酸から2個のH^+と2つの電子を，ユビキノン（Q）に伝達する。その結果，ユビキノール（QH_2）が生じる。複合体Ⅱは電子伝達体としてFADとFe-Sを含む。

複合体Ⅲ▶ 複合体Ⅲはシトクロムbとシトクロムc_1の複合体で，シトクロムc還元酵

素(シトクロム c オキシドレダクターゼ)ともよばれる。2個の電子を伝達し、その間に2個の H^+ を2回、膜間腔にくみ出す。

シトクロム c はミトコンドリア内膜の膜間腔に存在するタンパク質で、鉄を有するヘムをもち、電子を運搬する。

複合体IV ▶ 複合体IVはシトクロム c 酸化酵素(シトクロム c オキシダーゼ)ともよばれ、シトクロム a とシトクロム a_3、銅タンパク質で構成されている。シトクロム c から複合体IVに渡された電子により酸素分子(O_2)が還元され、マトリックスの H^+ と結合して、水(H_2O)を生成する。また、2個の H^+ を1回、膜間腔にくみ出す。

以上より、NADHは複合体Iに作用することで10個の H^+ を膜間腔にくみ出す。また、クエン酸回路で生じた $FADH_2$ は複合体IIに作用することで6個の H^+ をくみ出すことになる。こうしてミトコンドリア内膜の内と外では、H^+ の濃度勾配が生まれる。

また、伝達された電子により、肺呼吸によって空気中から取り込まれた酸素(O_2)が還元されて水(H_2O)になる。グルコース($C_6H_{12}O_6$)に含まれる酸素原子(O)は、二酸化炭素(CO_2)となり、呼気として出ていく。

$$C_6H_{12}O_6 + 6O_2 \longrightarrow 6CO_2 + 6H_2O$$

複合体V ▶ 複合体Vは、ATP合成酵素(H^+ 輸送ATPシンターゼ)である。ミトコンドリア内外に生じた H^+ の濃度勾配が解消されるとき、自由エネルギーが放出される。このエネルギーを利用して、ATP合成酵素は、ADPとリン酸からATPを合成する(▶19ページ、図1-6-b)。

酸化的リン酸化 ▶ NADHや $FADH_2$ の酸化とともにおきるATP合成であることから、**酸化的リン酸化**とよばれる。

ADPとリン酸からATPを合成するには3個の H^+ が必要であり、また、ADPとリン酸を能動輸送によりマトリックス内に取り込むときには H^+ 1つに相当するエネルギーが必要となる。したがって、1分子のATPを産生する際には、4個の H^+ がマトリックス内へ流入する必要がある。これより、各還元補酵素から産生されるATPの量が推測できる。

(1) 1分子のNADHにより、$10\,H^+/4\,H^+ = 2.5\,ATP$(約3 ATP)が産生される。
(2) 1分子の $FADH_2$ により、$6\,H^+/4\,H^+ = 1.5\,ATP$(約2 ATP)が産生される。

3 NADHの輸送とエネルギー

解糖系では、グルコース1分子あたり2分子のNADHが発生するが、NADHはミトコンドリアの内膜を通過できないため、2つのしくみでマトリックス内に輸送される(▶図4-14)。

[1] リンゴ酸-アスパラギン酸シャトル 肝臓、心臓、腎臓などではたらくシャトルである。細胞質基質中にあるNADHがもつ電子はリンゴ酸に受け渡され、ミトコンドリア内膜を通過し、マトリックス内で電子を NAD^+ に渡す

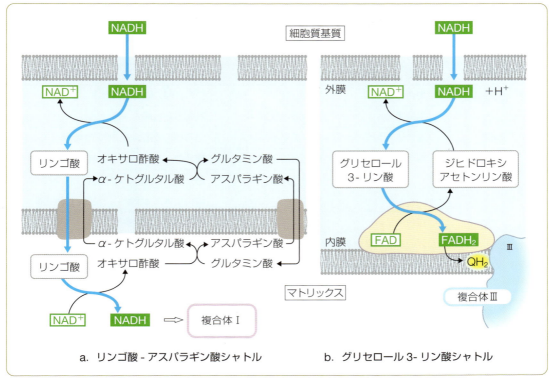

▶図 4-14　NADH のミトコンドリア内膜への移動(シャトル)

ことで NADH が産生される(▶図 4-14-a)。こうしてできた NADH は複合体 I へ入り，1 個の NADH から 2.5 個の ATP が産生される。

[2] グリセロール 3-リン酸シャトル(グリセロリン酸シャトル)　骨格筋や脳など，ほとんどの臓器ではたらく。細胞質の NADH のもつ電子は，グリセロール 3-リン酸を経由して FAD に受け渡され，$FADH_2$ が生じる(▶図 4-14-b)。さらに $FADH_2$ は，電子をユビキノン(Q)に受け渡す。これにより，1 個の NADH から 1.5 個の ATP を産生するだけのエネルギーを供給する。

以上より，リンゴ酸-アスパラギン酸シャトルが利用された場合，グリセロール 3-リン酸シャトルが利用された場合よりも多くの ATP が産生されることになるため，効率がよいといえる。

4 酸化的リン酸化の調節と毒物

電子伝達系における酸化的リン酸化の活性調節は，ATP 合成酵素を含む複合体 V が担っている。これは，ADP により活性化され，ATP により阻害される。

また，さまざまな毒物は電子伝達系の阻害剤であることが知られている(▶表 4-3)。

▶表4-3　電子伝達系を標的とする毒物

標的分子(複合体)	毒物	特徴
複合体Ⅰ	バルビツール酸系薬	睡眠薬の一種。
	ロテノン	農薬・殺虫剤。現在は使用禁止。
複合体Ⅱ	マロン酸	コハク酸の競合阻害剤。
補酵素Q	カルボキシン	農薬・殺虫剤の一種。
複合体Ⅲ	アンチマイシンA	ある種の放線菌由来の抗生物質。
複合体Ⅳ	硫化水素(H_2S)	還元型ヘムa(Fe^{2+})に結合して阻害。
	一酸化炭素(CO)	還元型ヘムa(Fe^{2+})に結合して阻害。
	青酸イオン(CN^-)	酸化型ヘムa(Fe^{3+})に結合して阻害。
複合体Ⅴ	オリゴマイシン	放線菌由来の抗生物質。
アデニンヌクレオチド輸送体	アトラクチロシド	植物由来の親水性糖質構造体。ADPのミトコンドリア内移動を阻害する。

C グリコーゲン代謝

　食事によって得られたグルコースのうち，余剰となったものは**グリコーゲン**として肝臓や筋肉にたくわえられる(▶図4-15)。一方，血中のグルコース濃度(血糖値)が低下したときには分解されて取り出され，解糖系に入る。血中のグルコース濃度は，膵臓から分泌されるインスリンとグルカゴン(▶70ページ)によって調整されている。

① グリコーゲンの合成

インスリン▶　食事のあと，小腸からグルコースが吸収されて血中に入ると，血糖値が上昇し，膵臓から**インスリン**が分泌される(▶71ページ，図4-4)。インスリンが標的細胞の表面にある受容体に結合すると，ホスファチジルイノシトール3(PI3)キナーゼ，プロテインキナーゼB(PKB)が順に活性化される。その結果，グリコーゲン合成酵素キナーゼ(GSK3)が不活性化されることにより，**グリコーゲン合成酵素**が活性化し，結果としてグリコーゲンの合成が促進される[1]。

　さらに，PKBによりプロテインホスファターゼ1が活性化されることで最終的にグリコーゲンホスホリラーゼが阻害されて，グリコーゲンからグルコー

---

[1] リン酸化を触媒するキナーゼ(▶74ページ)に対して，ホスホリラーゼは加リン酸分解を触媒し，リン酸基によって結合を開裂する。また，ホスファターゼは脱リン酸化反応を触媒し，リン酸エステルからリン酸基を除去する。

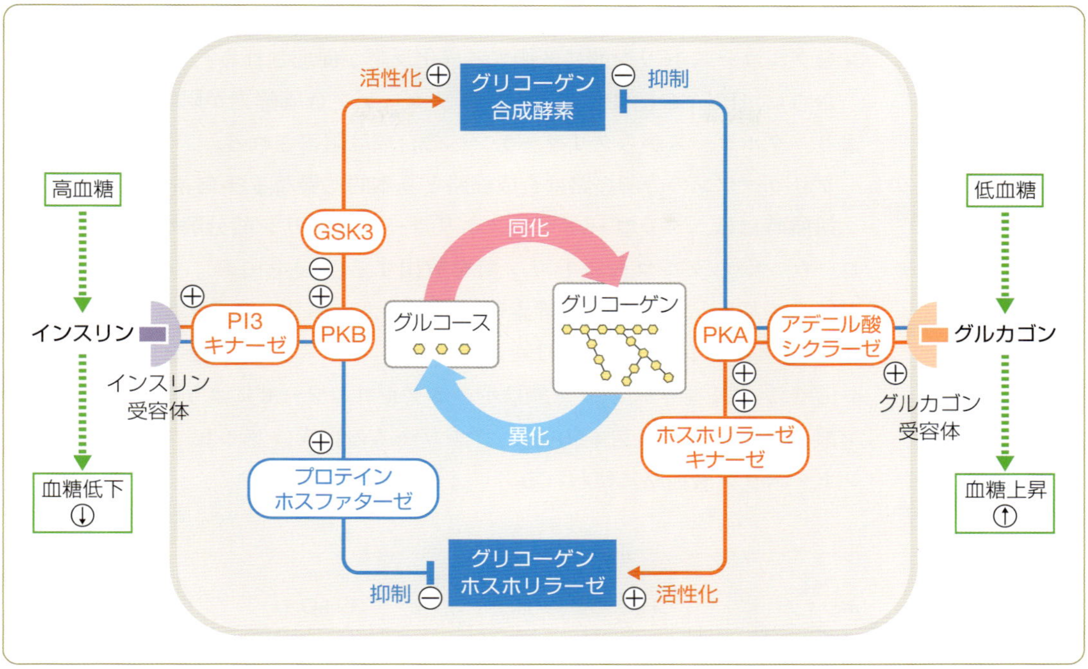

▶図 4-15　インスリンとグルカゴンによるグリコーゲン代謝制御

スへの分解は阻害される（▶図 4-15）。

グリコーゲンの合成経路 ▶ グリコーゲンはおもに肝臓と筋肉で合成され，貯蔵される（▶図 4-16）。

グリコーゲンは，解糖系の最初の段階で得られるグルコース 6-リン酸から合成される[1]（▶図 4-16-❶）。次に，ホスホグルコムターゼにより，グルコース 6-リン酸の 6 位のリン酸基が 1 位に転移される（▶図 4-16-❷）。UTP グルコース-1-リン酸ウリジルトランスフェラーゼにより，UTP（ウリジン三リン酸）にグルコース 1-リン酸が転移されて，UDP グルコースとなる（▶図 4-16-❸）。グリコーゲン合成酵素により，UDP グルコースのグルコースがグリコーゲンの 4 位の OH 基に転移されて α-1,4 グリコシド結合が形成されることにより，鎖が伸長される（▶図 4-16-❹）。さらに，1,6-α-グリカン分枝酵素により，グリコーゲンの α-1,6 グリコシド結合が形成され，枝分かれができる（▶図 4-16-❺）。

② グリコーゲンの分解

グルカゴン ▶ 空腹時などで血糖値が低下すると，膵臓から分泌される**グルカゴン**や，副腎髄質で産生される**アドレナリン** adrenalin が作用する（▶図 4-15）。これらのホルモンが標的細胞の表面にある受容体に結合すると，アデニル酸シクラーゼ（▶ 255 ページ），プロテインキナーゼ A（PKA），ホスホリラーゼキナーゼが順に活

---

[1] 筋肉ではヘキソキナーゼ，肝臓ではグルコキナーゼによって反応が進められる。

性化され,最終的には**グリコーゲンホスホリラーゼ**が活性化され,グリコーゲンをグルコース1-リン酸に変換する異化反応が促進される。

さらに,PKAの活性化により,グリコーゲン合成酵素が阻害されることにより,グルコースからグリコーゲンへの合成は阻害される。

▶ **グリコーゲンの分解経路**
グリコーゲンの分解経路は合成経路と基本的に異なる(▶図4-16)。

飢餓時には,グリコーゲンホスホリラーゼが加リン酸分解を介して,グリコーゲンからグルコース1-リン酸を放出する(▶図4-16-❻)。α-1,6グリコシド結合の切断には,脱分枝酵素(4-α-グルカノトランスフェラーゼとアミロα-1,6-グルコシダーゼ)がはたらき,グルコース1-リン酸を放出する(▶図4-16-❻)。グルコース1-リン酸はホスホグルコムターゼによりグルコース6-リン酸に異性化され(▶図4-16-❼),グルコースの合成(▶図4-16-❽)や解糖系,ペントースリン酸経路に使われる。

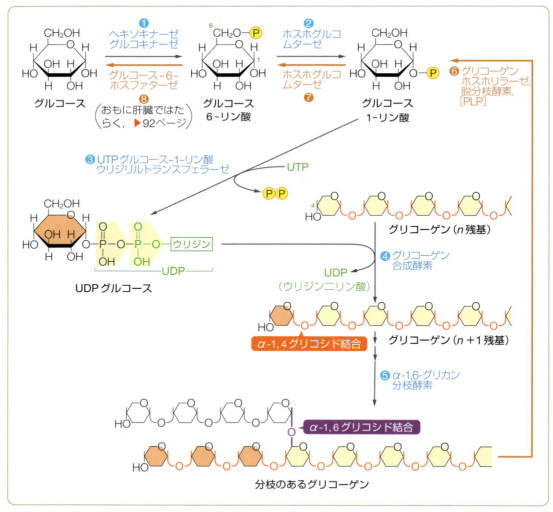

▶図4-16 グリコーゲンの合成と分解の反応

D ペントースリン酸経路

　糖質は ATP を取り出すための燃料となるだけでなく，生体分子の材料を供給するという重要な役割がある。**ペントースリン酸経路**[1] pentose phosphate pathway は，解糖系のグルコース 6-リン酸から分岐して五炭糖（ペントース）を合成し，フルクトース 6-リン酸やグリセルアルデヒド 3-リン酸を生じる（▶図 4-17）。この反応は，細胞質基質で行われる。

　[1] NADPH の産生　グルコース 6-リン酸からリブロース 5-リン酸にいたる過程で，グルコース 6-リン酸 1 分子から 2 分子の NADPH が産生される。NADPH は，脂肪酸やコレステロール，核酸の合成に必要な電子供与体である。よってペントースリン酸経路は，肝臓や脂肪組織，副腎皮質，生殖腺ではとく

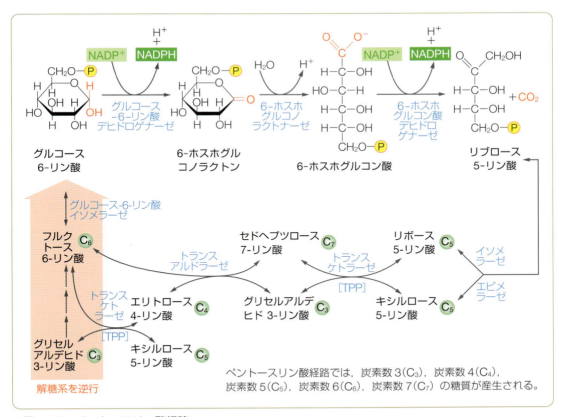

▶図 4-17　ペントースリン酸経路

---

1) ペントースリン酸経路は，ホスホグルコン酸経路，ヘキソースリン酸側路，ワールブルク-ディケンズ経路など，多くの別名がある。また，解糖系を逆行して回路となりうるため，ペントースリン酸回路とよばれることもある。

に重要となる。また NADPH は，酸化ストレスに対する防御にもはたらく。

[2] 五炭糖の産生（異性化） リブロース 5–リン酸から生成されるリボース 5–リン酸は，核酸合成に重要な物質である。この反応は可逆反応である。

[3] さまざまな炭素数の単糖の産生 トランスケトラーゼとトランスアルドラーゼにより C—C 結合の開裂と生成を繰り返して，さまざまな炭素数の糖質（三炭糖～七炭糖）が産生される。トランスケトラーゼは TPP（▶37 ページ）を補酵素とする。可逆反応である。

[4] 解糖系の逆行 グルコース不足時には，グリセルアルデヒド 3–リン酸は解糖系を逆行して再びグルコース 6–リン酸になることができる。

E 糖新生

生体は，糖質以外の物質からグルコースを合成する機構をもっている（▶図 4-18）。ピルビン酸，乳酸，プロピオニル CoA，アミノ酸，グリセロールなどから D–グルコースをつくる経路を**糖新生** gluconeogenesis という。糖新生では，ATP と GTP が消費される。

脳組織は，通常はグルコースを唯一のエネルギー源としている。長期間の絶食や激しい運動の直後などでグリコーゲンが枯渇するなどの場合には，糖新生は脳ではとくに重要である。

① ピルビン酸からのグルコース合成

クエン酸回路も関与しつつ，おおむね解糖系を逆行して，ピルビン酸や乳酸から D–グルコースが合成される。しかし，解糖系におけるヘキソキナーゼとホスホフルクトキナーゼによる反応は不可逆反応であるため，逆行できない。糖新生では，それぞれ**グルコース-6-ホスファターゼ**と**フルクトース-1,6-ビスホスファターゼ**を触媒としてグルコースまでの合成を進める（▶図 4-18-a）。

解糖系のホスホエノールピルビン酸からピルビン酸への反応も不可逆である。乳酸から乳酸デヒドロゲナーゼ（乳酸脱水素酵素，LDH）により生じたピルビン酸は，**ピルビン酸カルボキシラーゼ**によりオキサロ酢酸になる。オキサロ酢酸はクエン酸回路を逆行してリンゴ酸となり，リンゴ酸はリンゴ酸-アスパラギン酸シャトル（▶84 ページ）を介してミトコンドリアから細胞質基質中へ出て，リンゴ酸デヒドロゲナーゼにより再びオキサロ酢酸となる。オキサロ酢酸は**ホスホエノールピルビン酸カルボキシキナーゼ**のはたらきでホスホエノールピルビン酸へと変換され，その後は解糖系を逆行する。

乳酸デヒドロゲナーゼとリンゴ酸デヒドロゲナーゼの反応により産生される

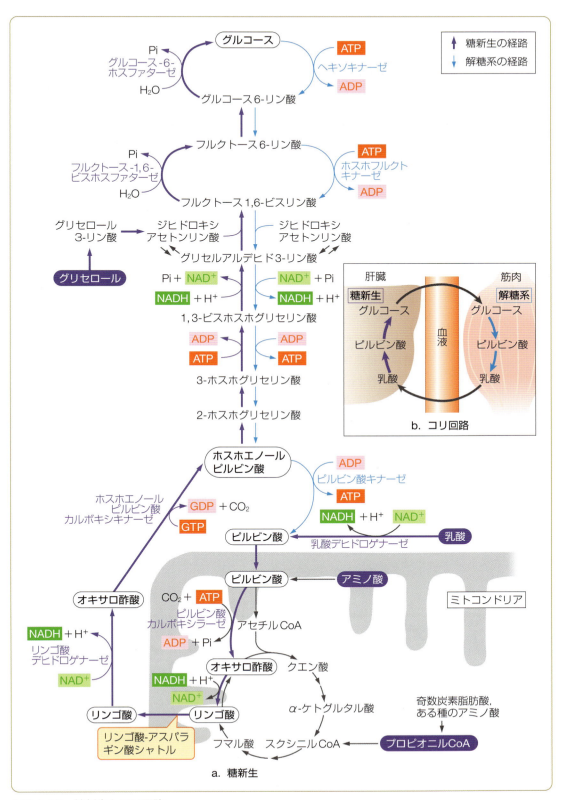

▶図 4-18 糖新生とコリ回路

NADHは，糖新生に利用される。

グルコース-6-ホスファターゼ ▶ 糖新生の最終段階の酵素であるグルコース-6-ホスファターゼは，ヒトでは肝臓と腎臓に存在し，生じたグルコースは他の細胞にも供給される。一方，筋肉などの肝臓・腎臓以外の臓器では，グルコース6-リン酸までとなる。

コリ回路 ▶ 筋肉においては，酸素不足（嫌気的条件下）で解糖系が進み，乳酸が筋肉に蓄積すると，組織のpHが低下する。これを**乳酸アシドーシス** lactic acidosis とよび，疲労や筋肉の「こり」といった症状が引きおこされる。

乳酸は血液経由で肝臓へ運ばれ，再びグルコースへと変換されて血液中に放出され，筋肉に戻る。このグルコースと乳酸の循環を**コリ回路** Cori cycle という（▶図4-18-b）。

② アミノ酸からのグルコース合成

筋肉のタンパク質が分解されてできたアミノ酸が代謝され，ピルビン酸やα-ケトグルタル酸，スクシニルCoA，フマル酸，オキサロ酢酸がつくられ，糖新生によってグルコースが合成される。このように，糖の合成に利用されるアミノ酸は，**糖原性アミノ酸**とよばれる（▶146ページ）。1gのグルコースを得るためには，約2gのタンパク質を分解しなければならない。

アラニンからグルコースが合成される回路は，**グルコース-アラニン回路**とよばれる（▶148ページ）

③ プロピオニルCoAからのグルコース合成

炭素数が奇数の長鎖脂肪酸のβ酸化が進行すると，複数のアセチルCoAと1つのプロピオニルCoAが得られる（▶118ページ）。このプロピオニルCoAはスクシニルCoAに変換され（▶118ページ），クエン酸回路，さらには糖新生に入り，グルコースが合成される。

F ガラクトース，マンノース，フルクトースの分解

多くの生物では，グルコース以外の六炭糖（ヘキソース）も，リン酸化された中間体を経由して解糖系に入る（▶図4-19）。

ガラクトースの代謝 ▶ ガラクトースは，おもに牛乳に含まれるラクトース（▶60ページ）の分解で生じる。ガラクトースはガラクトキナーゼの作用で，ガラクトース1-リン酸と

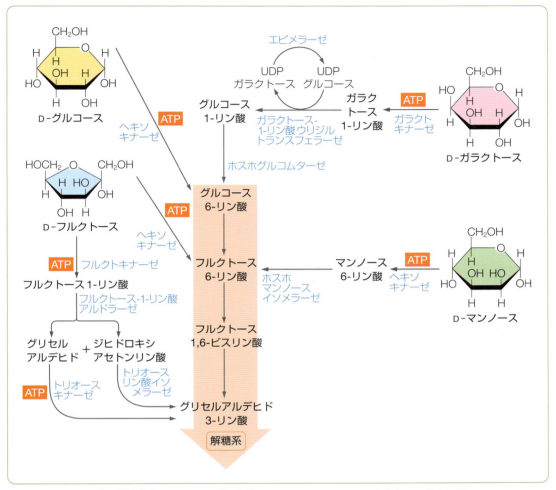

▶図4-19 さまざま単糖(グルコース，ガラクトース，マンノース，フルクトース)の代謝

なる。その後，UDPグルコースを補酵素としてガラクトース-1-リン酸ウリジルトランスフェラーゼの作用で，UDPガラクトースとグルコース1-リン酸が産生される。エピメラーゼを介してUDPガラクトースは，この反応系において再利用される。

グルコース1-リン酸はグルコース6-リン酸に異性化され，その後は解糖系で代謝される。

マンノースの代謝 ▶ マンノース(▶57ページ)は食物からほとんど摂取されないが，食品中のさまざまな多糖や糖タンパク質が分解されたものが代謝される。マンノースはマンノース6-リン酸を経由してフルクトース6-リン酸となり，その後は解糖系で代謝される。

フルクトースの代謝 ▶ フルクトースは果汁もしくはショ糖として摂取される。摂取されたフルクトースの大部分は肝臓でフルクトース1-リン酸となり，ジヒドロキシアセト

ンリン酸とグリセルアルデヒドに開裂される。ジヒドロキシアセトンリン酸とグリセルアルデヒドは両者ともグリセルアルデヒド3-リン酸になり，その後は解糖系で代謝される。肝臓以外の組織では，ヘキソキナーゼによりリン酸化されてフルクトース6-リン酸になることもある。

G 糖質代謝に関する遺伝性疾患

糖尿病以外にも，糖質代謝の異常が原因となるさまざまな遺伝性疾患が知られている。

① 糖質代謝異常症

糖質代謝異常症は，グリコーゲンや各種の単糖の代謝異常，すなわち酵素異常が原因となっておきる（▶表4-4）。

糖原病 ▶ 糖原病 glycogen storage disease は，グリコーゲンの異化（分解）に必要な酵素の先天的な欠損によって，肝臓や筋肉などの組織にグリコーゲンの蓄積がもたらされる疾患である。その症状により，肝型，筋型，全身型などと分けられる

▶表4-4 糖質代謝異常症

疾患名	異常酵素名	遺伝形式	臨床症状
糖原病Ⅰ型（フォン＝ギールケ病）	グルコース-6-ホスファターゼ	常染色体劣性	肝脾腫，低血糖，低身長
糖原病Ⅱ型（ポンペ病）	α-1,4-グルコシダーゼ	常染色体劣性	肝脾腫，筋力低下，心不全
糖原病Ⅲ型（コリ病，フォーブズ病）	アミロ-1,6-グルコシダーゼ	常染色体劣性	肝脾腫，低血糖，筋力低下
糖原病Ⅳ型（アンダースン病）	グリコーゲン分枝酵素	常染色体劣性	肝脾腫，筋力低下
糖原病Ⅴ型（マッカードル病）	筋グリコーゲンホスホリラーゼ	常染色体劣性	筋力低下
糖原病Ⅵ型（ハーズ病）	肝グリコーゲンホスホリラーゼ	常染色体劣性	肝脾腫，低血糖
糖原病Ⅶ型（垂井病）	ホスホフルクトキナーゼ	常染色体劣性	筋力低下
糖原病Ⅷ型（ルイス病）	グリコーゲンホスホリラーゼキナーゼ	X連鎖劣性，常染色体劣性	肝脾腫，低血糖，筋力低下
フルクトース不耐症	フルクトース-1-リン酸アルドラーゼ	常染色体劣性	低血糖，肝腫大，発育異常
ガラクトース血症	ガラクトース-1-リン酸ウリジルトランスフェラーゼ，UDPガラクトース-4-エピメラーゼ，ガラクトキナーゼ	常染色体劣性	白内障，肝障害，肝機能障害，精神遅滞

フルクトース不耐症　フルクトース不耐症 fructose intolerance では，遺伝性にフルクトース-1-リン酸アルドラーゼ（アルドラーゼB）が欠損することにより，フルクトース1-リン酸が蓄積する。フルクトース摂取後に低血糖と嘔吐が引きおこされるため，甘いものを取らない傾向になり，虫歯が少ない。フルクトース含有食物の長期摂取で体重が減少し，腹部の痙攣や嘔吐が引きおこされる。

ガラクトース血症　ガラクトース血症 galactosemia は，ガラクトース代謝に関与する3つの酵素の遺伝子の異常によるもので，常染色体劣性遺伝である。UDPガラクトース-4-エピメラーゼ欠損症では神経性難聴になり，ガラクトキナーゼ欠損症では白内障のみが出現する。ガラクトース-1-リン酸ウリジルトランスフェラーゼ欠損症は重篤であり，たとえガラクトースの摂取を制限しても，成長障害や精神遅滞がもたらされ，重篤な肝不全で死にいたることもある。

新生児マススクリーニングにより早期発見し，ラクトースやガラクトースを含まない食事療法がとられる。

② ムコ多糖症

結合組織の間質成分であるムコ多糖（グリコサミノグリカン，▶64ページ）を分解する酵素の欠損のため，ムコ多糖が全身の臓器に蓄積する疾患を**ムコ多糖**

▶表4-5　ムコ多糖症

疾患名	異常酵素名	遺伝形式	蓄積する糖
ムコ多糖ⅠH型（ハーラー症候群）	α-L-イズロニダーゼ	常染色体劣性	デルマタン硫酸，ヘパラン硫酸
ムコ多糖ⅠS型（シャイエ症候群）	α-L-イズロニダーゼ	常染色体劣性	デルマタン硫酸，ヘパラン硫酸
ムコ多糖Ⅱ型（ハンター症候群）	イズロン酸-2-スルファターゼ	X連鎖劣性	デルマタン硫酸，ヘパラン硫酸
ムコ多糖Ⅲ型（サンフィリッポ症候群）	ヘパラン-N-スルファターゼ，α-N-アセチルグルコサミニダーゼ，アセチルCoA-α-グルコサミニド-N-アセチルトランスフェラーゼ，N-アセチルグルコサミン-6-スルファターゼ	常染色体劣性	ヘパラン硫酸
ムコ多糖Ⅳ型（モルキオ症候群）	N-アセチルガラクトサミン-6-スルファターゼ，β-ガラクトシダーゼ	常染色体劣性	ケラタン硫酸
ムコ多糖Ⅵ型（マロトー-ラミー症候群）	N-アセチルガラクトサミン-4-スルファターゼ	常染色体劣性	デルマタン硫酸
ムコ多糖Ⅶ型（スライ症候群）	β-グルクロニダーゼ	常染色体劣性	デルマタン硫酸，ヘパラン硫酸，コンドロイチン硫酸
ムコ多糖Ⅸ型（ナトウィック症候群）	ヒアルロニダーゼ	常染色体劣性	ヒアルロン酸

症 mucopolysaccharidosis（MPS）という。さまざまなタイプの疾患が知られており，多くはリソソームに存在する糖代謝酵素の遺伝子異常によるもので，リソソーム蓄積症の一種である（▶表 4-5）。

　低身長，骨・関節の異常，特異的な顔貌，難聴，角膜混濁（視力障害），水頭症，知能障害，易感染性などの症状を示す。

　酵素補充療法が有効であり，**ハンター症候群**（ムコ多糖症 II 型，MPS II）の治療薬としてイズロン酸-2-スルファターゼが使用されている。ただし，この酵素は血液脳関門を通過しないため，中枢神経症状には有効性が少ないと推測されている。

ゼミナール
復習と課題

❶ 唾液に含まれるデンプンの分解酵素はどれか。
　1．α-アミラーゼ　　2．ペプシン　　3．トリプシン　　4．ヘキソキナーゼ

❷ インスリンを分泌する細胞はどれか。
　1．α細胞　　2．β細胞　　3．ランゲルハンス巨細胞　　4．δ細胞

❸ 解糖系で NADH の産生に関与する酵素はどれか。
　1．ヘキソキナーゼ
　2．ホスホフルクトキナーゼ
　3．グリセルアルデヒド-3-リン酸デヒドロゲナーゼ
　4．ピルビン酸キナーゼ

❹ ピルビン酸デヒドロゲナーゼの補酵素ではないものはどれか。
　1．チアミンピロリン酸（TPP）
　2．α-リポ酸
　3．フラビンアデニンジヌクレオチド（FAD）
　4．ピリドキサールリン酸（PLP）

❺ ヒトのクエン酸回路で直接は産生されないものはどれか。
　1．CO_2　　2．ATP　　3．NADH　　4．$FADH_2$

❻ ペントースリン酸経路の機能で正しくないものはどれか。
　1．さまざまな炭素数の単糖の産生
　2．リボース 5-リン酸の産生
　3．NADPH の産生
　4．$FADH_2$ の産生

生化学

第5章

脂質の構造と機能

A 脂質とは

脂質 lipid とは，生体を構成する物質のうち，水にとけにくく(疎水性)，有機溶媒[1]にとけるもの(脂溶性)と定義される。官能基などの化学構造式から脂質を定義することはできないが，多くの脂質は**脂肪酸**を構成成分として含む。脂質はエネルギーとして使われるほか，さまざまな役割をもつ(▶図5-1)。

エネルギー源▶ 食物の乾燥質量1gあたりのおよそのエネルギーは，糖質で4 kcal，タンパク質で4 kcal，脂肪で9 kcalであり，脂質は質量あたりのエネルギーが高い栄養素である。脂質は**中性脂肪**として体内に貯蔵されており，飢餓時にはこれがエネルギー源として使用される。一方，脂質はエネルギーが大きな物質であるため消費しにくく，肥満などのメタボリック症候群の原因にもなりうる。

細胞膜成分▶ リン脂質やコレステロールは，細胞膜の構成成分として機能する。

伝達物質・ホルモン▶ コレステロールは，ステロイドホルモンや胆汁酸の合成材料になる。ビタミン D_3 の前駆体である 7-デヒドロコレステロールは，コレステロール骨格をもつ。アラキドン酸は，局所ホルモン(局所メディエーター)であるエイコサノイド(プロスタグランジン，トロンボキサン，ロイコトリエン)の合成材料となる。また，ホスファチジルイノシトール 4,5-二リン酸(PIP_2)の代謝産物は，細胞内シグナル伝達物質(セカンドメッセンジャー，▶252ページ)としてはたらく(▶103，254ページ)。

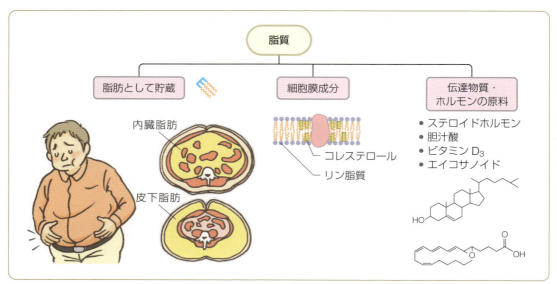

▶図 5-1 脂質の機能

---

[1] クロロホルムやベンゼン，エーテルなど，有機化合物でできている溶媒のことである。

B 脂質の種類

① 脂質の分類

脂質は，単純脂質，複合脂質，誘導脂質に分類される。

[1] 単純脂質 脂肪酸とアルコールがエステル結合したものである。中性脂肪は脂肪酸とグリセロール，ろうは高級脂肪酸と高級アルコールがエステル結合した単純脂質である。

[2] 複合脂質 リン脂質や糖脂質は，脂肪酸とアルコールのほかに，リン酸や糖などが結合した複合脂質である。

[3] 誘導脂質 コレステロール(▶105ページ)やエイコサノイド(▶106ページ)，脂溶性ビタミン(▶42ページ)などがこれに分類される。アルカリで加水分解されないものを不ケン化物ともいう。

② 脂肪酸

脂肪酸 fatty acid は，炭化水素鎖(R—)とカルボキシ基(—COOH)からなる化合物で，中性脂肪やリン脂質，糖脂質を構成する中心的な成分である。

1 炭素数による分類

脂肪酸に含まれる炭素数は通常，偶数であり，炭素数 12〜20 のものが多い(▶表 5-1，図 5-2)。定義は統一されていないが，炭素数が 2〜4 のものを**短鎖脂肪酸**，5〜10 のものを**中鎖脂肪酸**，11 以上のものを**長鎖脂肪酸**，24〜30 のものを**極長鎖脂肪酸**とよぶ。

2 飽和脂肪酸と不飽和脂肪酸

炭化水素鎖に二重結合($>C=C<$)をもたないものを**飽和脂肪酸** saturated fatty acid，二重結合をもつものを**不飽和脂肪酸** unsaturated fatty acid とよぶ(▶表 5-1)。不飽和脂肪酸のうち，二重結合を 1 つもつものを**一価不飽和脂肪酸**(モノエン脂肪酸)とよび，二重結合を複数有する不飽和脂肪酸を**多価不飽和脂肪酸**(ポリエン脂肪酸)とよぶ。多くの二重結合はシス型であり(▶図 5-2)，トランス型脂肪酸はマーガリンなどに含まれる。枝分かれや環状構造のものはほとんどない。

脂肪酸の命名▶ 脂肪酸の命名にはいくつかの方法がある。

標準命名法では，カルボキシ基(—COOH)の炭素を 1 として数え始める(▶図 5-3)。カルボキシ基と反対側のメチル基(—CH_3)の炭素原子を**ω(オメガ)炭素**とよび，ω 炭素原子を ω1 として，ω2，ω3……と数える方法もある。カル

▶表5-1 飽和脂肪酸と不飽和脂肪酸

分類	慣用名	系列	炭素数	二重結合の数と位置
飽和脂肪酸	ラウリン酸	–	12	0
	ミリスチン酸	–	14	0
	パルミチン酸	–	16	0
	ステアリン酸	–	18	0
	アラキジン酸	–	20	0
	ベヘン酸	–	22	0
	リグノセリン酸	–	24	0
不飽和脂肪酸	オレイン酸	n-9	18	1(Δ^9)
	リノール酸*	n-6	18	2(Δ^9, Δ^{12})
	α-リノレン酸*	n-3	18	3($\Delta^9, \Delta^{12}, \Delta^{15}$)
	アラキドン酸*	n-6	20	4($\Delta^5, \Delta^8, \Delta^{11}, \Delta^{14}$)
	エイコサペンタエン酸(EPA)*	n-3	20	5($\Delta^5, \Delta^8, \Delta^{11}, \Delta^{14}, \Delta^{17}$)
	ドコサヘキサエン酸(DHA)*	n-3	22	6($\Delta^4, \Delta^7, \Delta^{10}, \Delta^{13}, \Delta^{16}, \Delta^{19}$)

＊必須脂肪酸

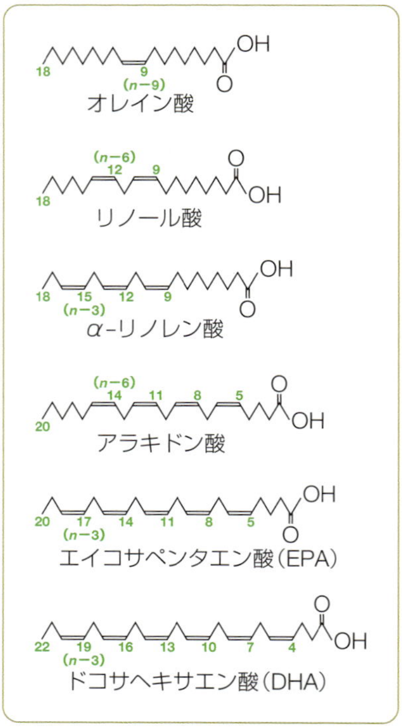

▶図5-2 おもな不飽和脂肪酸の構造

ボキシ基の炭素を1としたとき，2番目，3番目，4番目の炭素原子をそれぞれ，α炭素，β炭素，γ炭素とよぶこともある。

略号での表記▶ 脂肪酸は，炭素の数と二重結合の数をコロン(：)でつなげて表記することができる。たとえば，パルミチン酸は炭素数16の飽和脂肪酸なので，「16：0」とあらわすことができる。オレイン酸は，炭素数18で二重結合を1つもつため，「18：1」とあらわすことができる。

二重結合の位置は，カルボキシ基の炭素を1として数えて，Δ(デルタ)記号の右肩に二重結合のある炭素番号を記す。たとえば，リノール酸は，炭素数18で，9番目の炭素(C9位)と10番目の炭素(C10位)の間，C12位とC13位の間に二重結合をもつため，「18：2 $\Delta^{9,12}$」とあらわすことができる(▶図5-3)。

不飽和脂肪酸▶ 不飽和脂肪酸には，おもにω6系とω3系がある(▶表5-1)。

[1] ω6系脂肪酸(n-6系脂肪酸) メチル基側から数えて，最初に存在する二重結合が，6番目の炭素(ω6)の位置に存在する不飽和脂肪酸で，リノール酸，アラキドン酸などが含まれる。これらは植物に多く含まれる。

[2] ω3系脂肪酸(n-3系脂肪酸) メチル基側から数えて，最初の二重結合が，3番目の炭素(ω3)の位置に存在する不飽和脂肪酸で，α-リノレン酸，エイコサペンタエン酸(EPA)，ドコサヘキサエン酸(DHA)などを含む。これらは魚油に多く含まれる。

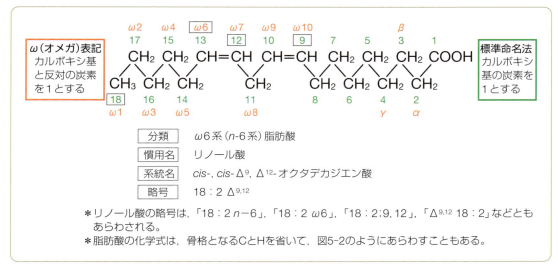

▶図 5-3　不飽和脂肪酸の表記法(例：リノール酸)

必須脂肪酸 ▶　ヒトは，二重結合が2個以上ある多価不飽和脂肪酸を体内で十分に合成することができないので，食事から補う必要がある。このような脂肪酸を**必須脂肪酸** essential fatty acid という(▶表 5-1)。

ヒトの必須脂肪酸は，リノール酸(n-6系)と$α$-リノレン酸(n-3系)とされるが，生合成量が少ないものとして，アラキドン酸やEPA，DHAも広義の必須脂肪酸に含まれる。

③ 中性脂肪

中性脂肪 neutral fat は，グリセロール(グリセリン)の3つのヒドロキシ基(―OH)に脂肪酸(アシル基)がエステル結合したものである(▶図 5-4)。脂肪酸が1つ結合したものをモノアシルグリセロール，2つのものをジアシルグリセロール，3つのものをトリアシルグリセロール triacylglycerol (トリグリセリド)とよぶ。一般的に中性脂肪という場合は，トリアシルグリセロールをさす。

トリアシルグリセロールをリパーゼ lipase で加水分解すると，最終的には3分子の脂肪酸と1分子のグリセロールが得られる。

④ ろう(ワックス)

ろう wax (ワックス)とは長鎖脂肪酸と長鎖アルコール(またはコレステロール)がエステル結合したものである。融点が高いため，常温では固体でかたさがあり，水をはじく。この性質により，エネルギー貯蔵以外の多様な役割がある。

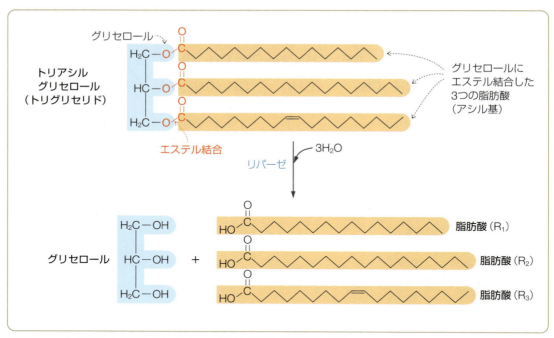

▶図 5-4　トリアシルグリセロール(トリグリセリド)の構造と分解

種類	主成分	構造式
蜜ろう	パルミチン酸ミリシル	$C_{15}H_{31}COOC_{30}H_{61}$
鯨ろう	パルミチン酸セリル	$C_{15}H_{31}COOC_{16}H_{33}$
羊毛ろう	オレイン酸コレステロール	$C_{17}H_{33}COOC_{27}H_{45}$

パルミチン酸ミリシルの構造

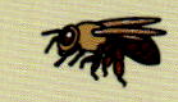

▶図 5-5　ろう(ワックス)の構造と種類

多くの生物において，ろうは，羽根(はね)や皮膚(ひふ)，毛皮，葉の表面といった部分に存在し，保護被膜(ひまく)や水からの防壁として利用される(▶図 5-5)。ミツバチのつくる蜜(みつ)ろうやクジラからとれる鯨(げい)ろう，羊毛(ようもう)に含まれる羊毛ろうは，ローションや軟膏(なんこう)，光沢(こうたく)材など，化粧品や医薬品，工業製品に使用されている。

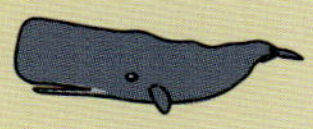

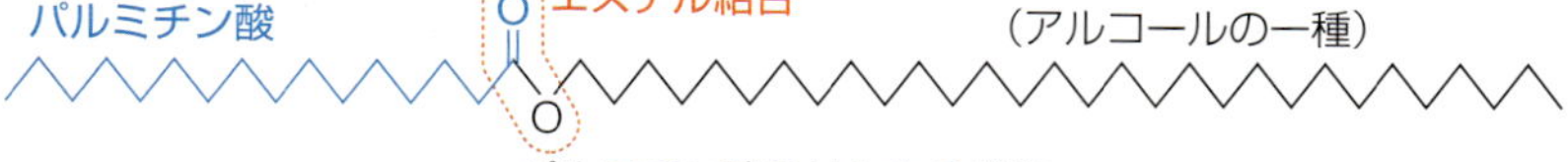

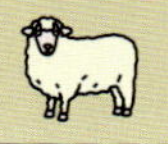

⑤ リン脂質

リン酸を含む脂質を**リン脂質** phospholipid という。

グリセロリン脂質 ▶ リン脂質のうち，グリセロールを含むものを**グリセロリン脂質** glycerophospholipid という（▶図5-6）。両親媒性であることから脂質二重層をつくり，細胞

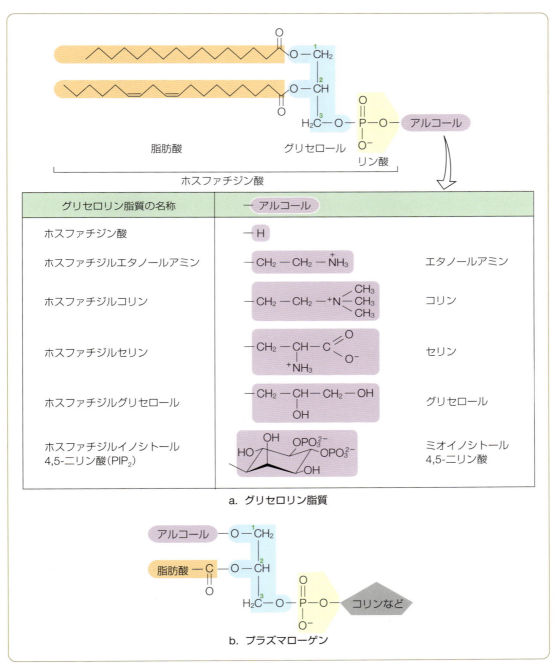

a. グリセロリン脂質

b. プラズマローゲン

▶図5-6　グリセロリン脂質

膜の構成に寄与する(▶9ページ, 図1-7)。

グリセロリン脂質の基本形は**ホスファチジン酸**である。ホスファチジン酸は, グリセロールの1位と2位のヒドロキシ基が脂肪酸とエステル結合し, 3位のヒドロキシ基はリン酸とエステル結合している(▶図5-6-a)。

ホスファチジン酸のリン酸基にコリンがエステル結合したものが**ホスファチジルコリン(レシチン lecithin)** であり, エタノールアミンが結合したものが**ホスファチジルエタノールアミン**, セリンが結合したものが**ホスファチジルセリン**, イノシトールが結合したものが**ホスファチジルイノシトール**である。

また生体には, グリセロール3分子とリン酸2分子でエステル結合を形成した**ジホスファチジルグリセロール(カルジオリピン)**[1)]も存在する。

プラズマローゲン▶ グリセロールの1位のヒドロキシ基が高級アルコールとエーテル結合を, 2位が脂肪酸とエステル結合を, 3位がリン酸とエステル結合を形成したエーテルリン脂質を, **プラズマローゲン plasmalogen** という(▶図5-6-b)。プラズマローゲンは, おもにペルオキシソーム(▶19ページ)で合成される。なかでも, リン酸基にコリンがエステル結合したものをコリンプラズマローゲン, エタノールアミンが結合したものをエタノールアミンプラズマローゲンという。コリンプラズマローゲンは, 血小板活性化因子として, 血小板凝集や血小板からのセロトニン放出を促進することが知られている。

⑥ スフィンゴ脂質

スフィンゴ脂質 sphingolipid は, すべての真核細胞の細胞膜にみられるが, とくに中枢神経の細胞に多く存在する。スフィンゴ脂質の骨格は, グリセロールではなく**スフィンゴシン sphingosine** である(▶図5-7)。

セラミド▶ セラミドは, スフィンゴシンと脂肪酸がアミド結合した化合物であり, すべてのスフィンゴ脂質の基本構造となる。

スフィンゴミエリン▶ 神経組織のミエリン鞘に多く分布する**スフィンゴミエリン**は, セラミド構造をもち, 親水性の頭部にホスホコリンを有する。スフィンゴミエリンなどのスフィンゴリン脂質は, 化学構造はグリセロリン脂質と異なるが, リン脂質として生体膜の構成成分として機能するなど, 類似点が多い。

セレブロシド▶ セレブロシドは, セラミドのC1位の炭素にグルコースもしくはガラクトースがグリコシド結合したもので, 糖脂質である。ガラクトースが結合した**ガラクトセレブロシド(ガラクトシルセラミド)** は, 脳神経組織の細胞膜に特徴的にみられる。グルコースが結合した**グルコセレブロシド(グルコシルセラミド)** は,

---

1) カルジオリピンは, 真核生物ではミトコンドリア内膜にのみ局在し, 酸化的リン酸化に関与する。また梅毒の診断検査の抗原としても利用される。カルジオリピンに対する抗体は, 抗リン脂質抗体症候群といった自己免疫疾患でも発現がみとめられる。

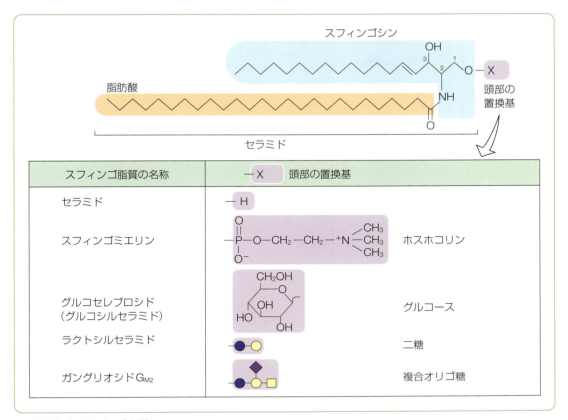

▶図 5-7 スフィンゴ脂質

脂質蓄積症であるゴーシェ病(▶127 ページ)患者より発見された。

ラクトシルセラミド・グロボシド ▶ 赤血球にみられるラクトシルセラミドやグロボシドのように、複数の糖が連なっているものもある。

スルファチド ▶ スルファチドは、ガラクトセレブロシドのスルホン酸エステルである。

ガングリオシド ▶ ガングリオシドは、セラミドに N-アセチルノイラミン酸(シアル酸, ▶58 ページ)を含むオリゴ糖鎖が結合したものである。細胞膜において、セラミド部分の 2 本の炭化水素鎖が細胞膜の疎水性部分に入り、糖鎖は細胞の外側に露出する。脳に多いガングリオシドは G_{M1}, G_{D1a}, G_{D1b}, G_{T1b} である[1]。

スフィンゴリピドーシス ▶ さまざまなスフィンゴ脂質が組織に蓄積する疾患として、スフィンゴリピドーシスが知られている(▶127 ページ, 表 6-1)。

⑦ コレステロール

コレステロール cholesterol は特徴的な構造をもつ脂質である(▶図 5-8-a)。

---

1) G はガングリオシド、下付きの M(モノ, 1), D(ジ, 2), T(トリ, 3), Q(クアトロ, 4)はシアル酸の数をあらわし、その次の数はセラミドに結合する糖の配列を意味する。

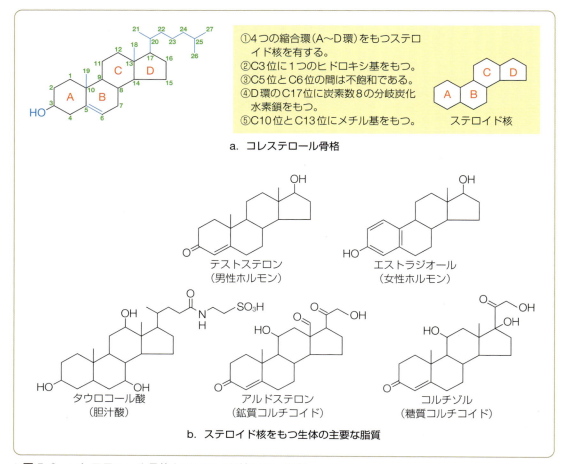

▶図 5-8　コレステロール骨格とステロイド核をもつ脂質

　コレステロールは，細胞膜成分や，後述する血清中のリポタンパク質の成分として分布する．すべての細胞に存在するが，とくに神経細胞に多く存在する．さらにコレステロールから，さまざまなステロイドホルモン（性ホルモンや副腎皮質ホルモン）や胆汁酸などが合成される（▶図 5-8-b）．また，ビタミン D_3 の前駆体となる 7-デヒドロコレステロールは，コレステロール骨格を有する（▶265 ページ，図 14-14）．

⑧ エイコサノイド

　エイコサノイド eicosanoid は，細胞が刺激に反応して合成を開始する脂質性の局所ホルモン（局所メディエーター）の総称で，**プロスタグランジン**，**トロンボキサン**，**ロイコトリエン**の 3 種がある（▶図 5-9）．すべてのエイコサノイドは炭素数 20 の不飽和脂肪酸である**アラキドン酸**から合成される（▶124 ページ）．エイコサノイドは多種多様な作用を示し，その生成・分解がきわめて速い．

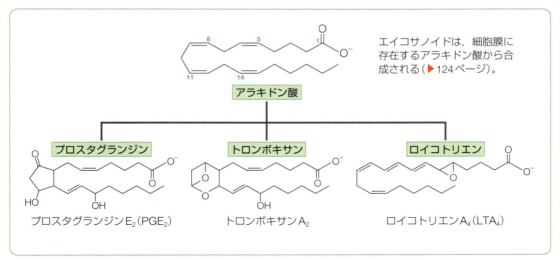

▶図5-9 アラキドン酸とエイコサノイドの構造

プロスタグランジン，トロンボキサン，ロイコトリエンは，それぞれ機能が異なるいくつかのメンバーを有する（▶125ページ）。

C リポタンパク質

① リポタンパク質の構成成分

水にとけない脂質が体内を移動するためには，**リポタンパク質** lipoproteins という複合体のかたちをとる必要がある。リポタンパク質は，**アポリポタンパク質** apolipoprotein という特殊な運搬タンパク質に，トリアシルグリセロール（トリグリセリド），コレステロール，リン脂質が結合したものである（▶図5-10）。

リポタンパク質は密度（比重）の違いにより，**キロミクロン** chylomicron（カイロミクロン），**超低密度リポタンパク質（VLDL）**，**中間密度リポタンパク質（IDL）**，**低密度リポタンパク質（LDL）**，**高密度リポタンパク質（HDL）**の5種類に分類される[1]（▶表5-2）。

② リポタンパク質の体内動態

小腸で取り込まれた脂質や，肝臓で合成された脂質はリポタンパク質に取り

---

[1] VLDL は very low-density lipoprotein，IDL は intermeadiate-density lipoprotein，LDL は low-density lipoprotein，HDL は high-density lipoprotein の略である。

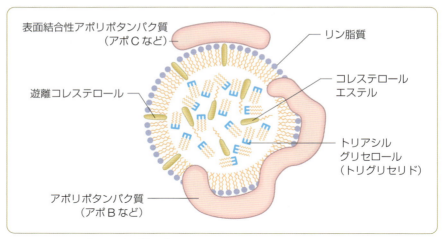

▶図5-10 リポタンパク質の模式図

▶表5-2 リポタンパク質の種類

リポタンパク質	直径(上段, nm) 密度(下段, g/mL)	主要な脂質	アポリポタンパク質	脂質輸送での役割
キロミクロン	75〜1200 <0.95	食事性中性脂肪	A, B-48, C, E	食物由来の脂質を血中へ運ぶ。LPLで加水分解される。
残存キロミクロン（キロミクロンレムナント）	—	食事性コレステロールエステル	B-48, E	肝臓に取り込まれる。
超低密度リポタンパク質(VLDL)	30〜80 0.95〜1.01	内在性中性脂肪	B-100, C, E	トリグリセリドを末梢に運ぶ。LPLで加水分解される。
中間密度リポタンパク質(IDL)	15〜35 1.01〜1.02	内在性コレステロールエステル	B-100, E	LDLへ変換される。
低密度リポタンパク質(LDL)	18〜25 1.02〜1.06	内在性コレステロールエステル	B-100	肝臓で合成されたコレステロールを末梢に運ぶ。
高密度リポタンパク質(HDL)	7.5〜20 1.06〜1.21	内在性コレステロールエステル	A, C, D, E	肝臓へコレステロールエステルを運搬する。

込まれることにより血液中に入り，組織間を移動する（▶図5-11）。

キロミクロンとVLDL ▶ 小腸粘膜の上皮細胞で吸収されたトリアシルグリセロールに，コレステロール・リン脂質・タンパク質が加わり，キロミクロンになる（▶112ページ，図6-1）。また，肝臓で合成された脂質は，VLDLとして血液中に放出される。

リポタンパク質リパーゼ(LPL) ▶ 血中に入ったキロミクロンやVLDLは，毛細血管壁に存在する**リポタンパク質リパーゼ** lipoprotein lipase（LPL）の作用により加水分解されて，トリアシルグリセロールから脂肪酸を遊離させる（▶112ページ，図6-1）。この脂肪酸は**遊離脂肪酸** free fatty acid（FFA）とよばれる。トリアシルグリセロールが減少してコレステロールに富んだキロミクロンは，**残存キロミクロン** chylomicron remnant（キロミクロンレムナント）とよばれ，肝臓に取り込まれる。また，

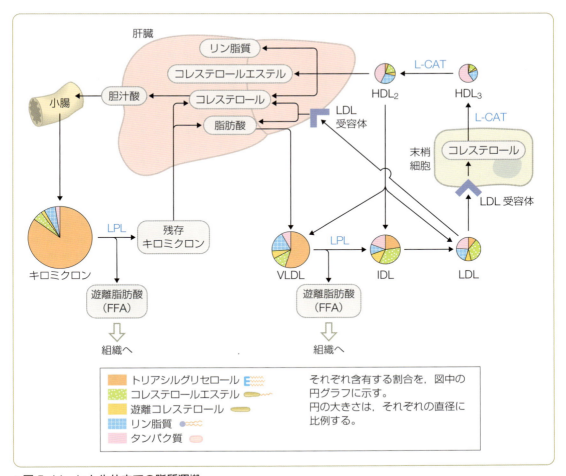

▶図5-11 ヒト生体内での脂質運搬

VLDLからトリアシルグリセロールが失われるとIDLになり，さらにトリアシルグリセロールが失われるとLDLになる。

LPLの活性は，リポタンパク質表面の**アポリポタンパク質C（アポC）**が制御する。

LDLと
LDL受容体
LDLはコレステロールとコレステロールエステルに富み，コレステロールの運搬に関与する。**LDL受容体**は，コレステロールを含むリポタンパク質を循環血液中から細胞内へ取り入れる受容体である。細胞内のコレステロールが減少すると，細胞表面にLDL受容体が増加する。LDL受容体は，LDLやVLDL，IDLの表面にある特定のアポリポタンパク質を認識する。

HDL
HDLは余剰となったコレステロールを細胞膜から除去し，肝臓へ戻す役割をもつ。遊離コレステロールは，HDL表面にある**レシチン-コレステロールアシルトランスフェラーゼ** lecitin–cholesterol acyltransferase（**L-CAT**）により，ホスファチジルコリン（レシチン）からの脂肪酸が転移され，**コレステロールエステル**となる（▶図5-12）。このコレステロールエステルは，HDL内に取り込ま

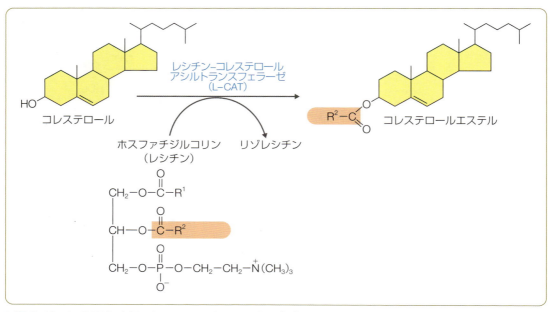

▶図 5-12　L-CAT によるコレステロールエステルの合成

れる（▶図5-11）。また，HDL はタンパク質に富むので，キロミクロンや VLDL との間でアポタンパク質をやり取りする役割も担う。

L-CAT 欠損症▶　L-CAT が欠損すると，遊離コレステロールが腎臓などの組織に沈着し，角膜混濁，溶血性貧血，腎障害，動脈硬化などが引きおこされる。

ゼミナール
復習と課題

❶ 脂質の機能として誤っているのはどれか。
　1．貯蔵エネルギー　　2．胆汁成分　　3．細胞骨格　　4．ホルモン

❷ 脂質の成分として含まれないのはどれか。
　1．グリセロール　　2．アスコルビン酸　　3．リン酸　　4．脂肪酸

❸ 広義の必須脂肪酸に含まれないものはどれか。
　1．リノール酸　　2．α-リノレン酸　　3．オレイン酸　　4．アラキドン酸

❹ トリアシルグリセロールを加水分解する酵素はどれか。
　1．α-アミラーゼ　　2．トリプシン　　3．コール酸　　4．リパーゼ

❺ スフィンゴ脂質に含まれないのはどれか。
　1．セラミド　　2．カルジオリピン　　3．スフィンゴミエリン
　4．セレブロシド

❻ ステロイド核をもたないのはどれか。
　1．コレステロール　　2．テストステロン　　3．アルドステロン
　4．ビタミン K

生化学

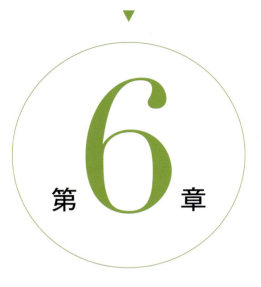

第6章

脂質代謝

A 脂質の消化と吸収

　食事から取り込まれた脂質は，まず十二指腸で胆汁酸の作用により乳化される。そののち，中性脂肪は脂肪酸とモノアシルグリセロール（モノグリセリド）に分解され，小腸で吸収されたのち，キロミクロンとしてリンパ管を介して全身もしくは肝臓に運ばれる（▶図6-1）。

胆汁酸 ▶　胆汁の主成分である**胆汁酸** bile acid は，肝臓でコレステロールを原料として合成される。合成された胆汁酸は胆嚢に集められ，十二指腸内に分泌される。胆汁酸の主成分はコール酸（▶106ページ，図5-8-b）である。コール酸は親水基と疎水基の両方をもつため界面活性作用をもち，脂質の大きなかたまりを小さくする（乳化）ことにより消化をたすける（▶図6-1）。

膵リパーゼ ▶　**膵リパーゼ** pancreatic lipase は，膵臓から十二指腸に分泌され，至適pHは

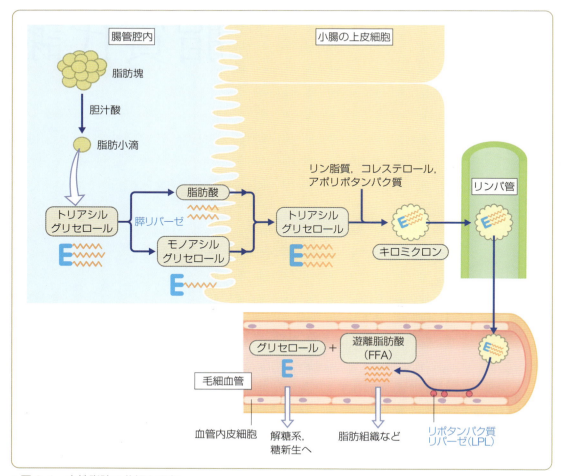

▶図6-1　中性脂肪の分解と吸収

8.0である。膵リパーゼは，**コリパーゼ**colipaseやカルシウム，胆汁酸のもとで活性化される。膵リパーゼは，中性脂肪であるトリアシルグリセロール（トリグリセリド）のエステル結合を加水分解し，モノアシルグリセロール（モノグリセリド）を産生する。モノアシルグリセロールは，胆汁酸塩とミセル（▶8ページ）を形成して，小腸粘膜上皮細胞に吸収される（▶図6-1）。

キロミクロン▶　モノアシルグリセロールは，細胞内で脂肪酸と結合して再びトリアシルグリセロールに再合成され，これにリン脂質，コレステロール，アポリポタンパク質が合わさり，**キロミクロン**（カイロミクロン）になる（▶図6-1）。キロミクロンは，リンパ管を経由して静脈内に入るため，食後の血中で一過性に増加する。血管内皮細胞にあるリポタンパク質リパーゼ（LPL）の作用でキロミクロンに含まれるトリアシルグリセロールが分解されて遊離脂肪酸（FFA）となり，FFAは組織の細胞に供給される（▶109ページ，図5-11）。

腸肝循環▶　胆汁酸は，おもに小腸の回腸末端から吸収され，門脈を経て肝臓に輸送され再利用される。これを**腸肝循環**とよぶ（▶160ページ）。回収率は，95〜98％である。

B 脂肪酸の分解

① 中性脂肪の分解

脂肪組織に貯蔵されている中性脂肪であるトリアシルグリセロール（トリグリセリド）は，**ホルモン感受性リパーゼ**により加水分解されて，グリセロールと脂肪酸になる（▶図6-2）。

グリセロール▶　グリセロールは，グリセロキナーゼとグリセロール-3-リン酸デヒドロゲナーゼの作用でジヒドロキシアセトンリン酸になり，解糖系もしくは糖新生の経路に入ることができる（▶図6-2，91ページ図4-18）。

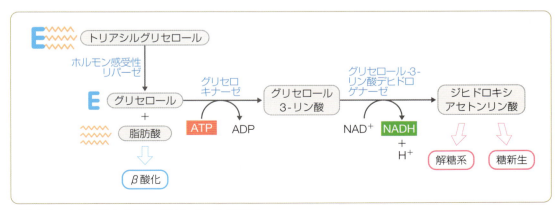

▶図6-2　中性脂肪の分解とグリセロールの利用

脂肪酸▶ 遊離脂肪酸(非エステル化脂肪酸，FFA)のうち，長鎖脂肪酸は，血中ではアルブミンと結合し，細胞内では脂肪酸結合タンパク質と結合している。

長鎖脂肪酸は細胞質基質でアシル CoA になる(▶図6-3-a)。しかし，アシル CoA は，そのままではミトコンドリア内膜を通過できないため，**カルニチン**

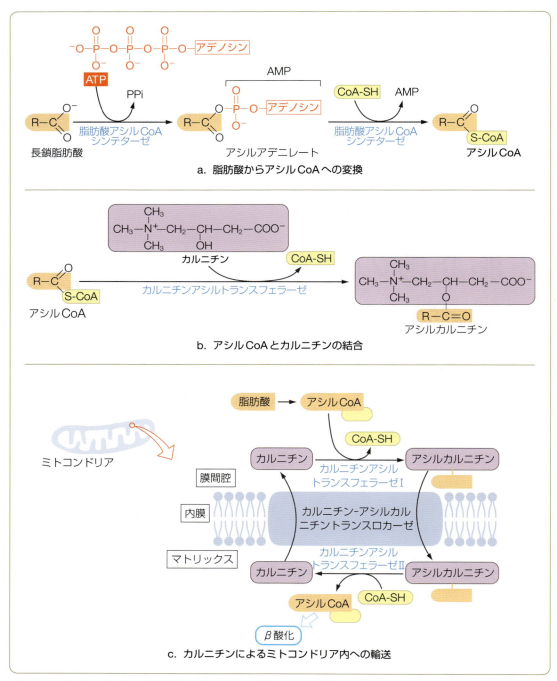

▶図 6-3　カルニチンによる脂肪酸のミトコンドリア内への輸送

carnitineと結合してアシルカルニチンとなる(▶図6-3-b)。アシルカルニチンはミトコンドリアのマトリックス内に取り込まれ，再びアシルCoAに変換され，後述するβ酸化の最初の原料となり，アセチルCoAにまで分解される(▶図6-3-c)。

中鎖脂肪酸や短鎖脂肪酸は，カルニチンと結合しないでミトコンドリア内に入ることができる。

② β酸化

1 β酸化の反応機構

β酸化 β–oxidation は，アシルCoAのα位(C2位)とβ位(C3位)の炭素の間を切断し，**アセチルCoA**を産生する反応である。ミトコンドリアのマトリックスで行われる。切断されて炭素が2つ減少した脂肪酸は，再びβ酸化を受ける(▶図6-4-a)。

1回のβ酸化は，以下の4段階の酵素反応からなる(▶図6-4-b)。

[1] **脱水素(酸化)**　FADを補酵素として，脱水素反応(酸化)が行われる。還元型の$FADH_2$が産生される。

[2] **水和**　水が付加される。

[3] **脱水素(酸化)**　NAD^+を補酵素とする脱水素反応である。還元型のNADHが産生される。

[4] **チオール開裂**　β酸化の最終段階では，アセチルCoAが切り出される。この反応は，CoAのチオール基(—SH)と反応することにより切り出されるため，チオール開裂(チオリシス)とよばれる。産生されたアセチルCoAはクエン酸回路に入り，エネルギーとして利用される。

▶ **不飽和脂肪酸のβ酸化**　不飽和脂肪酸のβ酸化においては，すでに二重結合が存在するので，さらに複雑な酵素反応が関与する。

2 その他の脂肪酸の酸化反応

▶ **ペルオキシソームでのβ酸化**　ヒトでは，ほとんどの脂肪酸の酸化はミトコンドリアで行われるが，炭素数の多い極長鎖脂肪酸[1]のβ酸化はペルオキシソーム(▶19ページ)で行われる。

ペルオキシソームでのβ酸化の第1段階はアシルCoAオキシダーゼによって進められる(▶図6-5)。その際に**過酸化水素**(H_2O_2)が産生される。過酸化水素は強い酸化作用をもち，細胞を傷害するため，**カタラーゼ** catalase によってすぐに水(H_2O)と酸素(O_2)に分解される。

---

1) 極長鎖脂肪酸には，炭素数26のヘキサコサン酸などがある。これらは乳製品や牛脂肪，魚などに多く含まれる。

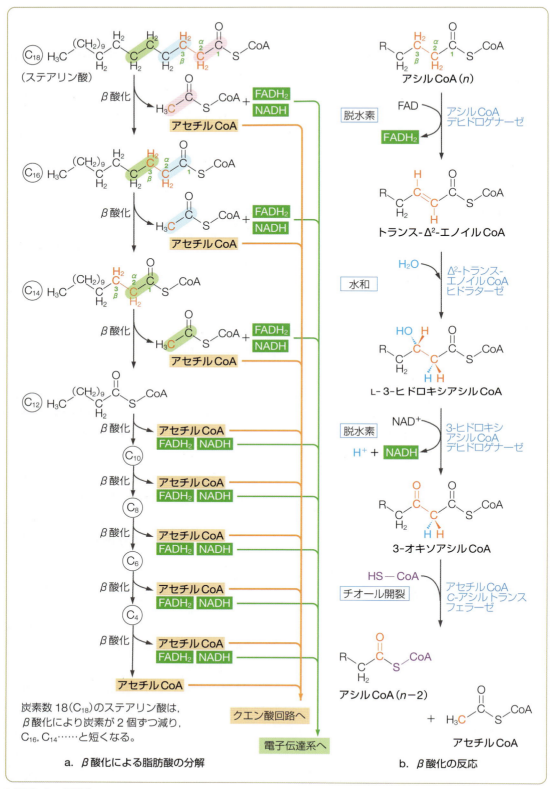

▶図6-4　β酸化

ペルオキシソーム病 ▶ ペルオキシソーム病の1つである**副腎白質ジストロフィー**は，ペルオキシソームの膜に存在する脂肪酸輸送タンパク質である**ALDP**の遺伝子異常でおきるX連鎖劣性遺伝病である。極長鎖飽和脂肪酸の分解が阻害され，全身の組織においてこの脂肪酸が増加し，精神遅滞，歩行障害，痙攣発作，斜視，末梢神経障害，副腎不全などを呈する。

ツェルウェーガー症候群は，ペルオキシソーム形成異常をおこす疾患であり，神経障害，顔貌や眼の異常，肝腫大，点状軟骨異形成などの異常を示す。

α酸化 ▶ とくに脳組織では，メチル基分枝をもつ脂肪酸に対しては，脂肪酸のカルボ

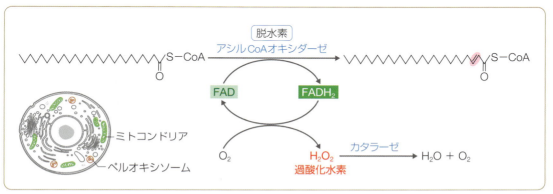

▶図6-5 ペルオキシソームにおける極長鎖脂肪酸のβ酸化

> **Column　糖質と脂質のエネルギー効率の比較**
>
> 炭素数18のステアリン酸1molからは，β酸化が8回繰り返されることにより，アセチルCoAが9mol産生されるとともに，FADH₂が8molとNADHが8mol産生される。アセチルCoAはクエン酸回路に入り，FADH₂とNADHは電子伝達系において，それぞれATP合成に寄与する。グルコース1molからはアセチルCoAは2molしか産生されない。このことからも，脂質が大量の化学エネルギーを有していることがわかる。

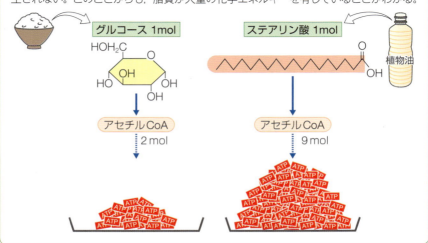

キシ末端から 1 個ずつ炭素が離脱される**α 酸化**が行われる。この反応もペルオキシソームで行われる。

レフサム病は、α 酸化に関与する遺伝子が欠損する常染色体劣性遺伝病であり、分枝鎖脂肪酸であるフィタン酸が蓄積することにより、失明や難聴などの重篤な神経障害がもたらされる。

ω 酸化 ▶ カルボキシ基の反対側のメチル基の炭素（ω1）が水酸化される**ω（オメガ）酸化**は、腎臓や肝臓の小胞体で行われる。β 酸化に欠損がある場合には重要になる。

③ ケトン体の産生

肝細胞のミトコンドリアにおける脂肪酸の代謝が亢進すると、生じたアセチル CoA の一部は**ケトン体** ketone body となる（▶図 6-6）。ケトン体とは、**アセト酢酸** acetoacetate、**3-ヒドロキシ酪酸** 3-hydroxybutyric acid、**アセトン** acetone の総称である。アセトアセチル CoA とアセチル CoA から、3-ヒドロキシ-3-メチルグルタリル CoA（HMG-CoA）が合成される。

アセトン以外のケトン体は血流によって運ばれて、肝臓以外[1]の臓器、とくに心臓や筋肉において重要なエネルギー源となる（▶図 6-7）。また、脳は通常、脂肪酸をエネルギー源として利用できないが、飢餓時にはケトン体が代替エネルギー源として用いられる。

ケトン症 ▶ ケトン体の産生が亢進して血液中のケトン体濃度が増加した状態を**ケトン症** ketosis（ケトーシス、ケトン血症、ケトン尿症）という。ケトン体は酸性なので体液の pH が酸性に傾き、**ケトアシドーシス** ketoacidosis となる。ケトン症では、腹痛、吐きけ、深くて速い呼吸、意識障害、昏睡が引きおこされる。

1 型糖尿病では、インスリンの欠乏により血液中のグルコースを細胞に取り込めなくなるため、細胞内の脂質が強制的に酸化され、ケトアシドーシスをおこすことがある。大量のアセト酢酸が産生されることにともない、アセトンも生成される。アセトンは揮発性であるため、呼気が特有のにおいとなる。

④ プロピオニル CoA からのグルコース合成

奇数の炭素数の長鎖脂肪酸の β 酸化が進行すると、複数のアセチル CoA と 1 つのプロピオニル CoA が得られる（▶図 6-8）。このプロピオニル CoA は炭素数が 3 つ（奇数）であるため**スクシニル CoA** に変換され、クエン酸回路、さらには糖新生に入る（▶91 ページ、図 4-18）。

---

[1] 肝臓には、アセト酢酸をアセトアセチル CoA にする酵素（チオトランスフェラーゼ）がないので、肝細胞はケトン体をエネルギー源として使うことができない。

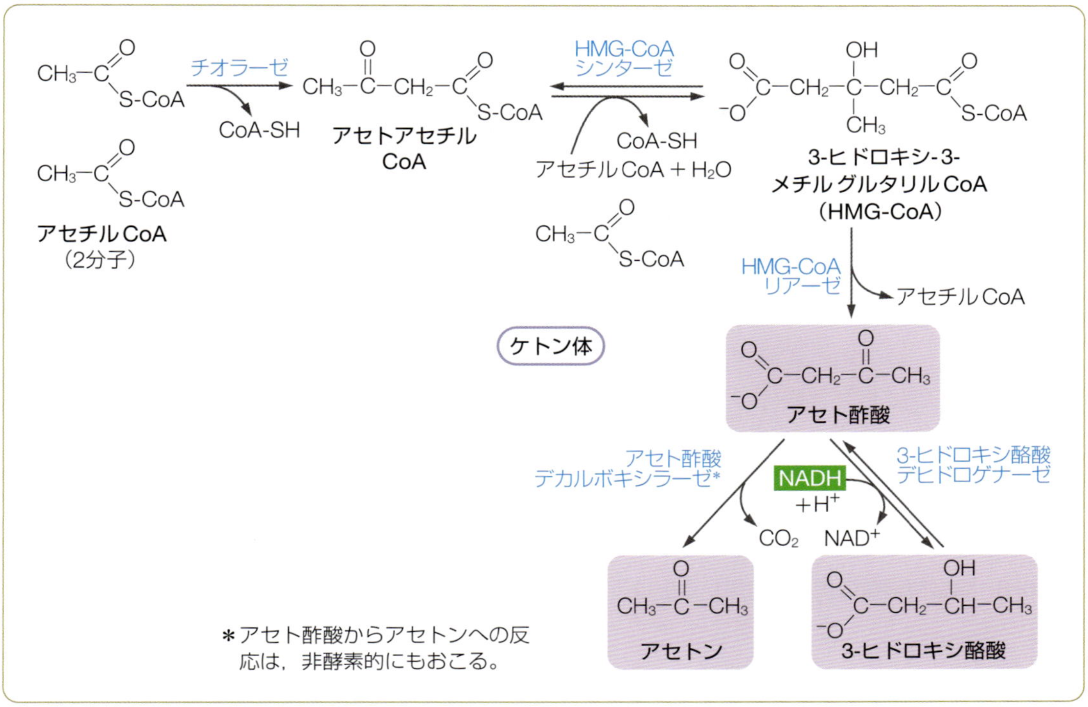

▶図 6-6 ケトン体の生成

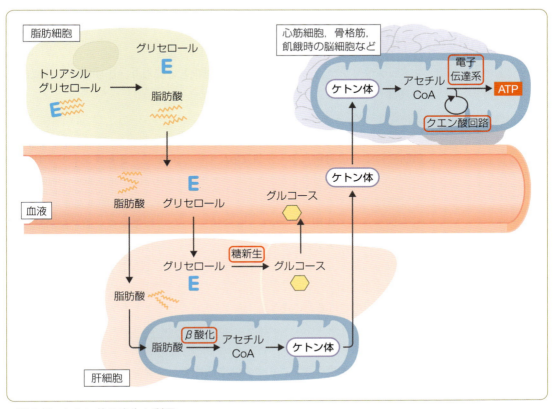

▶図 6-7 ケトン体の産生と利用

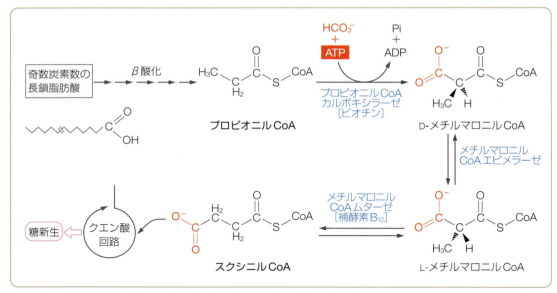

▶図6-8 奇数炭素数の長鎖脂肪酸から生じるプロピオニルCoAによる糖新生

C 脂質の合成

① 脂肪酸の合成

ミトコンドリアで行われる脂肪酸のβ酸化とは異なり，脂肪酸の生合成は細胞質基質で行われる。

1 NADPHの供給

脂肪酸の生合成材料は**アセチルCoA**である。まず，ミトコンドリアに存在するクエン酸が細胞質基質に運ばれ，アセチルCoAにかえられる（▶図6-9）。細胞質基質でアセチルCoAを直接利用するのではなく，まずアセチルCoAカルボキシラーゼの作用で，マロニルCoAがつくられてから，脂肪酸合成酵素複合体により脂肪酸が合成される。

脂肪酸の合成反応には，β酸化の補酵素（FAD，NAD^+）とは異なり，ペントースリン酸経路とリンゴ酸デヒドロゲナーゼによる反応から供給されるNADPHが利用される（▶図6-9）。

2 脂肪酸合成酵素複合体

脂肪酸合成酵素複合体は，6つの酵素活性をもつタンパク質が2つ合わさった二量体である（▶図6-10）。合成反応を受ける脂肪酸は，脂肪酸合成酵素複合体内の**アシルキャリアタンパク質** acyl-carrier protein（**ACP**）のチオール基（—

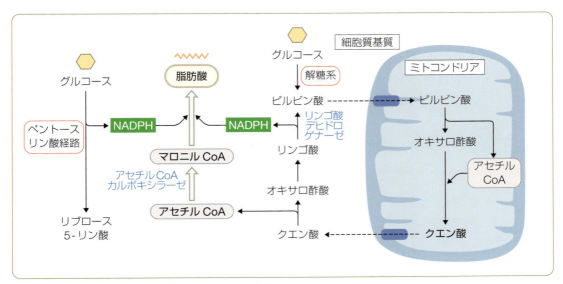

▶図6-9 アセチルCoAの移動とNADPHの供給

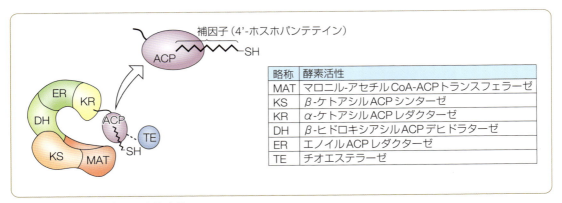

▶図6-10 脂肪酸合成酵素複合体

SH)にチオエステル結合した状態で伸長される[1]。

合成反応はまず，アセチルCoAとマロニルCoAが，脂肪酸合成酵素複合体に結合するところから始まる。ACPに結合した状態のまま，複合体内の酵素による段階的な反応（▶図6-11-①〜⑥）を受け，炭素数は2つ伸長される。この一連の反応が繰り返されて炭素鎖が伸長されていく。

動物の場合，脂肪酸は炭素数16のパルミチン酸まで伸長可能である。炭素数18のステアリン酸や，さらに炭素数の多い脂肪酸は，パルミチン酸をもとにして，β酸化の逆反応を利用して，小胞体やミトコンドリアで合成される。

---

1) アシルキャリアタンパク質（ACP）は，4'-ホスホパンテテインを補因子とする。4'-ホスホパンテテインは，ビタミンであるパントテン酸（▶42ページ）を材料とする。

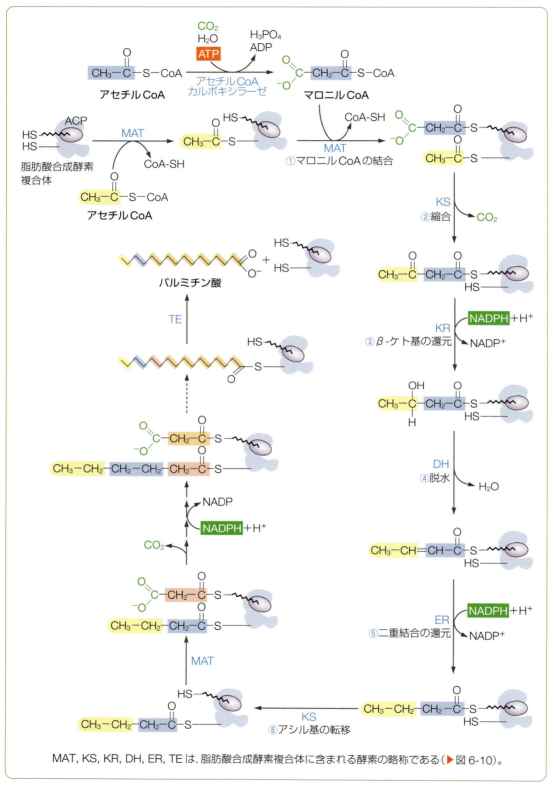

▶図 6-11 脂肪酸の合成（例：パルミチン酸）

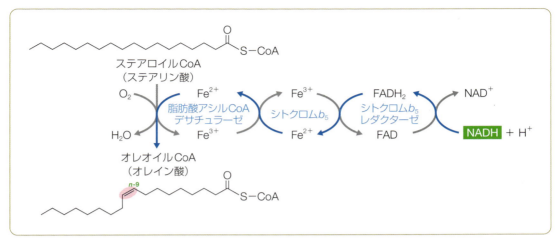

▶図6-12　脂肪酸の不飽和化（例：ステアリン酸→オレイン酸の反応）

3　二重結合の形成

脂肪酸の不飽和化，つまり二重結合をつくる酵素を**不飽和化酵素 desaturase（デサチュラーゼ）**という（▶図6-12）。ヒトは，n-9（ω9）系脂肪酸の不飽和化酵素のほかに，いくつかの不飽和化酵素をもつ[1]。不飽和化酵素の反応は滑面小胞体で行われる。デサチュラーゼはオキシダーゼ（酸化酵素）の一種であり，この酵素によって，脂肪酸とNADH（あるいはNADPH）は同時に酸化を受ける。

▶ **必須脂肪酸とデサチュラーゼ**
　ヒトを含めた動物は，Δ^{12}-脂肪酸デサチュラーゼとΔ^{15}-脂肪酸デサチュラーゼをもたないため，C12位とC13位の間（Δ^{12}）に二重結合をもつリノール酸や，C15位とC16位の間（Δ^{15}）に二重結合をもつα-リノレン酸は，必須脂肪酸として摂取する必要がある。

　アラキドン酸は，摂取したリノール酸を材料にして伸長し，さらに2か所に二重結合を入れて合成できるが，生体での合成量では足りないので，摂取する必要がある。よって，アラキドン酸も広義の意味では必須脂肪酸である。

② 中性脂肪の合成

　グリセロールの3つのOH基に長鎖脂肪酸がエステル結合することにより，トリアシルグリセロール（トリグリセリド）が産生される（▶図6-13）。

　中性脂肪の合成は，脂肪組織や肝臓，筋組織において行われる。とくに，長期のエネルギー貯蔵の主たる組織である脂肪組織は，中性脂肪の合成に特化している。

---

[1] ヒトのもつ不飽和化酵素には，Δ^4-デサチュラーゼ，Δ^5-デサチュラーゼ，Δ^6-デサチュラーゼ，Δ^9-デサチュラーゼがある。

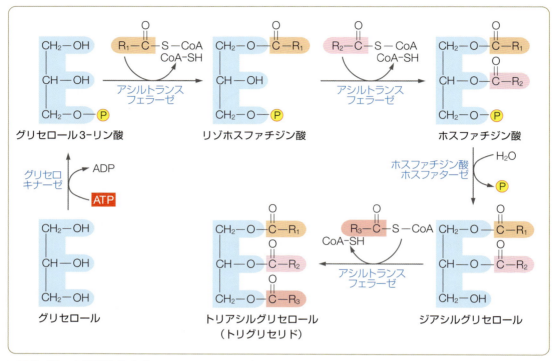

▶図6-13 中性脂肪の合成

③ コレステロールの合成

ステロイドホルモンや胆汁酸の原料となるコレステロールは，ケトン体合成（▶119ページ，図6-6）の中間体である **3-ヒドロキシ-3-メチルグルタリルCoA（HMG-CoA）** を最初の原料として合成される（▶図6-14-a）。コレステロールはおもに肝細胞の小胞体や細胞質基質でつくられる。

合成反応の制御▶ コレステロール合成は，HMG-CoAレダクターゼの活性で調節され，この酵素の活性はコレステロールによるネガティブフィードバックにより抑制される（▶図6-14-b）。

スタチン▶ 高コレステロール血症の治療で使用される**スタチン** statin は，HMG-CoAレダクターゼの競合阻害薬である。コレステロールはすべての細胞で合成が可能であるため，食事から摂取する必要はない。

④ エイコサノイドの合成

プロスタグランジン（PG），ロイコトリエン（LT），トロンボキサン（TXA）といった**エイコサノイド**（▶106ページ）は，細胞膜にある**アラキドン酸**から合成される。アラキドン酸は，細胞膜のリン脂質にエステル結合している。

アラキドン酸は，**ホスホリパーゼ A_2（PLA_2）** により細胞内に遊離される（▶図

6-15)。遊離アラキドン酸は，**シクロオキシゲナーゼ** cyclooxygenase（COX）により加水分解され，プロスタグランジン G_2（PGG_2）を経て，PGH_2 となり，ほかのプロスタグランジンやトロンボキサンなどが合成される。

また，アラキドン酸は，リポキシゲナーゼの作用でヒドロペルオキシエイコサテトラエン酸（HPETE）となり，HPETE からさまざまなロイコトリエンが合成される。

[1] プロスタグランジン prostaglandin（**PG**） 1930年代初頭に，精液中に含まれる子宮収縮物質として発見され，前立腺由来と考えられていた[1]。のちに前立腺だけではなく，さまざまな細胞の細胞膜から産生されることがわかった。プロスタグランジン E_2（PGE_2）は，血管拡張や発熱，子宮収縮，胃粘液分泌増加などの作用がある。プロスタグランジン D_2（PGD_2）には血小板凝集抑制作用などがある。プロスタグランジン I_2（PGI_2，プロスタサイクリン）には，血管拡

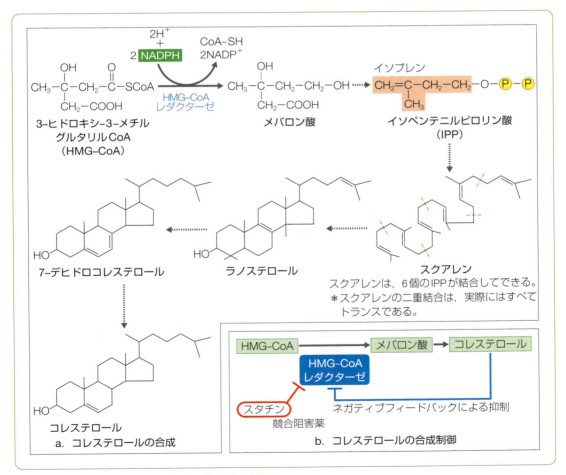

▶図6-14 コレステロールの合成反応とその制御

1) プロスタグランジンは，前立腺（prostate gland）から命名された。

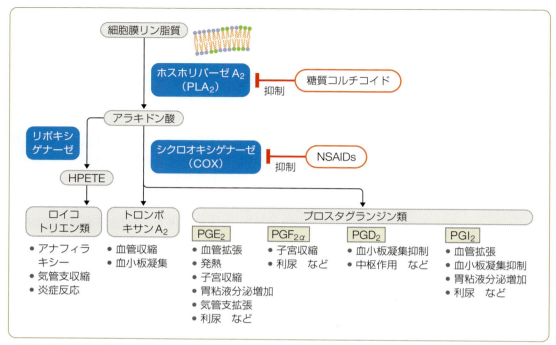

▶図6-15 エイコサノイドの合成

張，血小板凝集抑制，胃粘液分泌増加作用などがある。

　[2] **トロンボキサン** thromboxane（**TXA**）　血小板で産生される酸素含有の六員環化合物である[1]。血管収縮や血小板凝集作用がある。

　[3] **ロイコトリエン** leukotriene（**LT**）　白血球で最初に発見され，その分子内に3個の二重結合をもつ構造をしている[2]。アナフィラキシーの原因となり，気管支収縮や炎症反応を引きおこす。

▶副腎皮質ステロイド薬　副腎皮質ステロイドホルモンである糖質コルチコイド glucocorticoid（グルココルチコイド）は PLA_2 を阻害し，すべてのエイコサノイドの生成を抑制することにより，炎症抑制作用をもたらす（▶図6-15）。よって，副腎皮質ステロイド薬は，強力な抗炎症薬として，経口薬・吸入薬・注射薬・軟膏など，さまざまな医療の場面で用いられている。

▶アスピリン　アスピリンなどの**非ステロイド性抗炎症薬** nonsteroidal anti-inflammatory drugs（**NSAIDs**）は，シクロオキシゲナーゼ（COX）を阻害することにより，プロスタグランジンとトロンボキサンの生成を抑制する。プロスタグランジンの抑制により，鎮痛・抗炎症・解熱作用がもたらされる。また，血液凝固因子であるトロンボキサンの抑制により，抗凝固作用がもたらされる。

---

1) トロンボキサンは，血小板（thrombocyte）と六員環（oxan）から命名された。
2) ロイコトリエンの名称は，白血球（leukocyte）と3個の二重結合（triene）に由来する。実際には，二重結合を4個もつもの（▶107ページ，図5-9）や，5個もつものも存在する。

▶表 6-1　スフィンゴリピドーシス

疾患名		欠損酵素	蓄積物質
G_{M1} ガングリオシドーシス		β-ガラクトシダーゼ	G_{M1} ガングリオシド
G_{M2} ガングリオシドーシス	テイ-サックス病	β-ヘキソサミニターゼ A	G_{M2} ガングリオシド
	サンドホフ病	β-ヘキソサミニターゼ A, B	G_{M2} ガングリオシド
異染性白質ジストロフィー		アリルスルファターゼ A	スルファチド
ファブリ病		α-ガラクトシダーゼ	セラミドトリヘキソシド
ファーバー病		セラミダーゼ	セラミド
ゴーシェ病		β-グルコシダーゼ	グルコセレブロシド
ニーマン-ピック病	A・B 型	酸性スフィンゴミエリナーゼ	スフィンゴミエリン, コレステロール
	C 型	コレステロール輸送タンパク質	スフィンゴミエリン, コレステロール
クラッベ病		ガラクトセレブロシダーゼ	ガラクトセレブロシド

D 脂質代謝に関する遺伝性疾患

● スフィンゴリピドーシス

　スフィンゴ脂質（▶104 ページ）の分解酵素の欠損によって，リソソーム内にスフィンゴ脂質が蓄積することにより，神経細胞や骨，そのほかの組織に異常をもたらす疾患を**スフィンゴリピドーシス** sphingolipidosis という（▶表 6-1）。ムコ多糖症（▶95 ページ）と同様に，リソソーム蓄積症に分類される遺伝病である。
　スフィンゴリピドーシスに対して，酵素補充療法などが試されていて効果をあげているものもあるが，ほとんどの疾患では治療法がない。

ゼミナール
復習と課題

❶ 膵臓から分泌される中性脂肪の分解酵素はどれか。
　1．胆汁酸　　2．膵リパーゼ　　3．トリプシン　　4．α-アミラーゼ

❷ 消化された中性脂肪はどのような形でキロミクロンの構成成分になるか。
　1．モノアシルグリセロール　　2．ジアシルグリセロール
　3．トリアシルグリセロール　　4．グリセロール

❸ 長鎖脂肪酸をミトコンドリア内に輸送するのに使われる分子はどれか。
　1．ビタミンD　　2．ビタミンC　　3．α-リポ酸　　4．カルニチン

❹ β酸化で切断される脂肪酸（アシル）の部位はどれか。
　1．C1位とC2位の間　　2．C2位とC3位の間
　3．C3位とC4位の間　　4．メチル末端の炭素結合

❺ β酸化で産生される物質はどれか。
　1．ピルビン酸　　2．ATP　　3．アセチルCoA　　4．グルコース

❻ 脂肪酸の代謝亢進によって産生されるケトン体ではないものはどれか。
　1．アセト酢酸　　2．3-ヒドロキシ酪酸　　3．ジヒドロキシアセトンリン酸
　4．アセトン

生化学

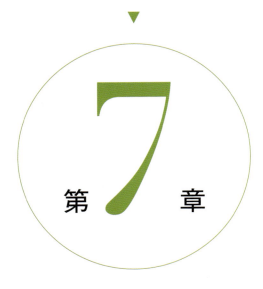

第 7 章

タンパク質の構造と機能

A タンパク質とは

生命は、約38億年前に地球上に発生したといわれている。そして、中立進化説[1]を唱えた木村資生はその著書のなかで、「知的生命が誕生する確率は10の100乗分の1であってもおかしくない」と述べている。

化学進化▶ 生命体をかたちづくるためには、糖質や核酸、無機物質などとともにタンパク質がつくられ、機能する必要がある。原始の地球には、窒素(N_2)や水素(H_2)、メタン(CH_4)やアンモニア(NH_3)、一酸化炭素(CO)や二酸化炭素(CO_2)、水(H_2O)といった単純な構造の物質がほとんどを占めており、アミノ酸や糖質のような生体に必要な有機化合物は、ほとんど存在していなかった。では、地球上にあらわれた最初の生物は、アミノ酸や糖質などの有機化合物をどのようにして獲得したのであろうか。

アメリカの化学者であるミラー Miller, S. L. は、原始地球に存在していた水(H_2O)、メタン(CH_4)、アンモニア(NH_3)、水素(H_2)があれば、雷などのエネルギーを受けて、タンパク質の材料であるアミノ酸が合成できることを、実験的に証明した(▶図7-1)。この実験の生成物には、アミノ酸以外にも、乳酸やコハク酸、プロピオン酸など、生体に重要な分子も検出されている。その後の研究により、アミノ酸が連なったポリペプチド(▶134ページ)やRNA(▶186

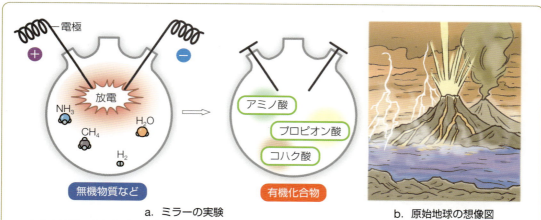

a. ミラーの実験　　b. 原始地球の想像図

太古の地球の大気(原始大気)は、現在の組成とは大きく異なっていたと考えられている。ミラーは当事考えられていた原始大気(CH_4, NH_3, H_2)に電極を用いて放電することにより、アミノ酸の合成に成功した。放電による火花は、原始地球の雷を想定している。

▶図7-1　ミラーの実験による化学進化の証明

---

[1] 中立進化説：遺伝子の変化の多くは自然淘汰における有利性によっておきるのではなく(中立的)、突然変異と無作為的な偶然(遺伝的浮動)がおもな原因であるという説。

▶表7-1 タンパク質の機能による分類

分類	機能	例
酵素	触媒作用	トリプシン，乳酸デヒドロゲナーゼ
酵素阻害剤	酵素活性を阻害	マクログロブリン，トリプシンインヒビター
シグナル伝達物質	細胞内の情報伝達	チロシンキナーゼ，核内受容体
ホルモン・サイトカイン	細胞間の情報伝達	インスリン，成長ホルモン，インターフェロン
輸送タンパク質	物質輸送	ヘモグロビン，アポリポタンパク質
防御タンパク質	生体防御	免疫グロブリン，フィブリノゲン
運動タンパク質	細胞の運動性	アクチン，ミオシン
毒タンパク質	細胞毒	ヘビ毒タンパク質
貯蔵タンパク質	貯蔵栄養	フェリチン，カゼイン
構造タンパク質	細胞骨格や細胞外マトリックス	チューブリン，コラーゲン

ページ）に似た分子など，多くの生体成分が，同様の無機的な条件下で生成可能であることがわかった。

栄養素としてのタンパク質▶ タンパク質は，糖質，脂質とともに**三大栄養素**の1つである。タンパク質は生体内のあらゆる場所に存在し，生体の構成成分として重要であるとともに，糖質や脂質と同様にエネルギー源としての役割も担う。タンパク質は日々代謝されて排泄されており，その消失分を補うために，成人においては，通常，1日に体重1kgあたり約1gのタンパク質を摂取する必要がある。

タンパク質分子▶ 化学的には，タンパク質は20種のL-α-アミノ酸が多数つながった高分子化合物である。しかしながら，タンパク質は単なるアミノ酸の結合物ではなく，「固有の立体構造と固有の機能」をもつ分子である（▶表7-1）。基本的にタンパク質は一定の条件においては一定の構造を呈する。生体内では，タンパク質は種々の物質と結合し，複合タンパク質として存在する場合が多い。

B アミノ酸

① アミノ酸の特徴

タンパク質は，アミノ酸を基本単位とする高分子化合物である。タンパク質は20種のアミノ酸が複数つながった構造をしている。

基本骨格▶ アミノ酸は，炭素を中心にして，水素，**側鎖 side chain（—R），アミノ基（—NH$_2$）およびカルボキシ基（—COOH）**が共有結合している（▶図7-2-a）。ただしプロリンは分子内で環状構造をとるため，唯一，アミノ基をもたない（▶図7-3）。

α-アミノ酸▶ 同じ炭素原子にアミノ基とカルボキシ基が結合したものを**α-アミノ酸**とい

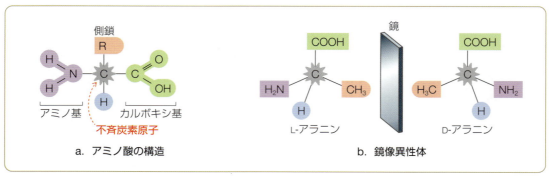

▶図 7-2 アミノ酸の化学構造の特徴

う。生体のタンパク質を構成するアミノ酸は α-アミノ酸である。

鏡像異性体 ▶ アミノ酸の中心となる炭素には，異なった 4 つの原子もしくは原子団が共有結合しうるので，D 型と L 型の鏡像異性体が存在する(▶図7-2-b)。このように，4 種類の異なる原子や原子団が結合している炭素原子を，不斉炭素原子とよぶ(▶52 ページ)。ただし，側鎖が水素であるグリシンは不斉炭素原子がないので，鏡像異性体が存在しない。

ヒトなどの高等生物のタンパク質は L 型のアミノ酸で構成されているが，タンパク質の老化により D 型に変化することもある。

等電点 ▶ アミノ酸は水溶性の有機化合物であり，分子内に塩基性のアミノ基と酸性のカルボキシ基をもつ**両性電解質**である。そのため，pH により 2 つの原子団の電離状態が変化する。電荷が 0 となる溶液の pH を，**等電点** isoelectric point（pI）という。

② アミノ酸の分類

略号 ▶ 生体のタンパク質は 20 種のアミノ酸から構成されている。アミノ酸は 3 文字もしくは 1 文字のアルファベットの略号で記載することができる(▶図7-3)。

化学的性質による分類 ▶ 各アミノ酸は側鎖の化学的性質により，**中性アミノ酸，酸性アミノ酸，塩基性アミノ酸**に分類される。また側鎖の極性により，**疎水性アミノ酸**と**親水性アミノ酸**に分類される。

構造による分類 ▶ バリン，ロイシン，イソロイシンを含む**分岐鎖アミノ酸** branched chain amino acid（BCAA）は，筋肉を構成している必須アミノ酸の約 30〜40％を占めており，運動時に筋肉でエネルギー源としての役割を果たす。側鎖にベンゼン環などの芳香環をもつものは**芳香族アミノ酸** aromatic amino acid（AAA）とよばれ，チロシン，トリプトファン，フェニルアラニンなどがある。

セリン，トレオニン，チロシンは，側鎖にヒドロキシ基（—OH）をもつ**ヒドロキシアミノ酸**であり，リン酸化されることがある。システインとメチオニンは側鎖に硫黄（S）原子を有する**含硫アミノ酸**である。アミノ基側鎖をもつリ

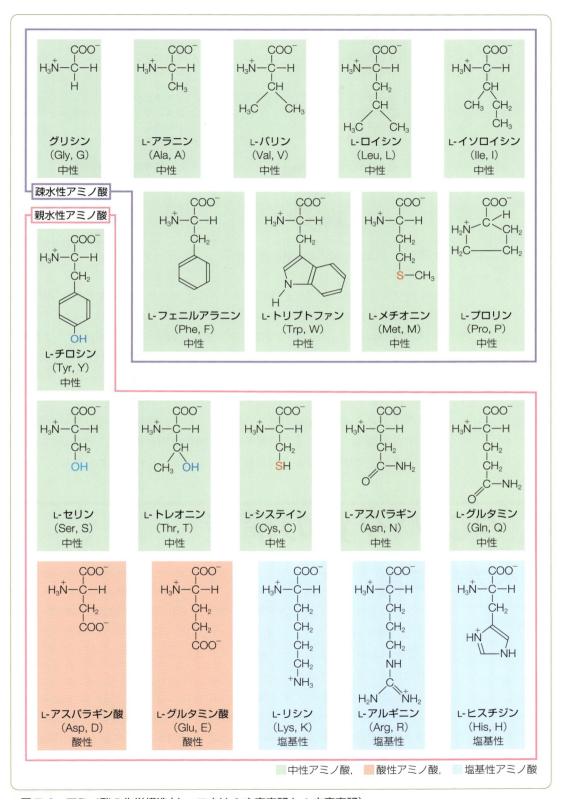

▶図7-3 アミノ酸の化学構造（カッコ内は3文字表記と1文字表記）

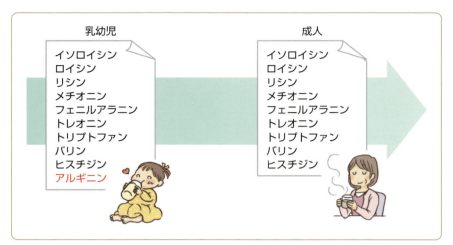

▶図7-4　乳幼児と成人の必須アミノ酸

シンやアルギニンは，アセチル化，メチル化，ユビキチン化などの化学修飾を受けることがある（▶239ページ）。

必須アミノ酸 ▶　栄養学的には，ヒトの体内でほかの分子から合成できない**必須アミノ酸**（不可欠アミノ酸）と，合成できる**非必須アミノ酸**（可欠アミノ酸）に分類される（▶図7-4）。厚生労働省の『食事摂取基準2020年版』では，ヒスチジン，イソロイシン，ロイシン，リシン，メチオニン，フェニルアラニン，トレオニン，トリプトファン，バリンを必須アミノ酸としている。生体内での合成量の違いから，ヒトの場合，年齢により必要なアミノ酸の種類が異なる。アルギニンのように，乳幼児では十分量が合成されていないと考えられるものもある。

C タンパク質の構造

① ペプチド結合

タンパク質は，アミノ酸が**ペプチド結合** peptide bond で鎖状につながった高分子化合物である。ペプチド結合（—CO—NH—）は，あるアミノ酸のカルボキシ基（—COOH）と別のアミノ酸のアミノ基（—NH$_2$）が，脱水縮合して生じる共有結合である（▶図7-5-a）。

通常，2～50個程度のアミノ酸がつながった化合物を**ペプチド** peptide という。アミノ酸が2個つながったものはジペプチド，3個つながったものはトリペプチド，10個程度がつながったものをオリゴペプチドとよぶ。多数つながったものはポリペプチド polypeptide とよばれる。

N末端とC末端 ▶　タンパク質の骨格であるポリペプチド鎖には方向があり，ペプチド結合に関与していないアミノ基がある側を**アミノ末端** amino-terminus（**N末端**）といい，

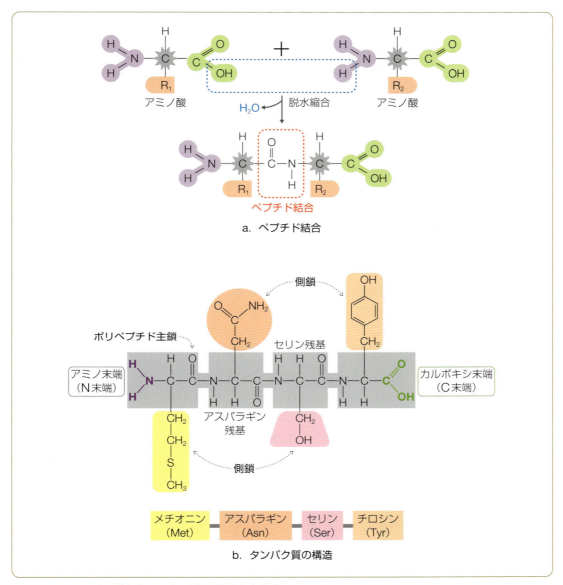

▶図7-5 タンパク質（ポリペプチド）の構成と各名称

　　　　　ペプチド結合に関与していないカルボキシ基がある側を**カルボキシ末端** carboxyl-terminus（**C末端**）という（▶図7-5-b）。
　　　　　ポリペプチド鎖のうち，各アミノ酸に固有の原子団の部分を**側鎖** side chain といい，それ以外のペプチド結合が連なる骨格部分を，**主鎖** main chain という。
アミノ酸残基▶　タンパク質に含まれる各アミノ酸を**アミノ酸残基** amino acid residue とよぶ。タンパク質の立体構造は，各アミノ酸残基のもつ側鎖の性質によりある程度決められる（▶138ページ，図7-9）。また，糖鎖は，タンパク質中のアスパラギン残基やセリン残基にグリコシド結合する（▶64ページ，図3-15）。

② タンパク質の高次構造

タンパク質が生体で機能性分子としてはたらくには，適切な立体構造をとる必要がある。タンパク質の立体構造には，共有結合である**ペプチド結合**，**ジスルフィド結合（S-S 結合）**のほか，**イオン結合**，**水素結合**，**ファンデルワールス力**，**疎水性相互作用**[1]などが関与している。生体のタンパク質は，一次から四次の4つの階層構造に分けて，理解することができる（▶図7-6）。

1 一次構造

タンパク質の**一次構造** primary structure とは，タンパク質を構成するアミノ酸がペプチド結合でつながってできた配列の順序のことである（▶図7-7）。タンパク質の一次構造は，その生物の遺伝情報（おもに DNA のヌクレオチド配列）によって決まる。タンパク質には，構成するアミノ酸の種類から規定される固有の等電点（pI，▶132 ページ）がある。

哺乳類では，ヒトとマウスのように生物種が違ったとしても，どちらにも類似した機能をもつタンパク質が存在する。しかし，それらのタンパク質の一次構造を比較すると，一部のアミノ酸配列が異なっていることが多い（▶図7-7）。異種生物の組織を移植した際に拒絶反応がおこるのは，このためである。

2 二次構造

タンパク質の部分的かつ特徴的な立体構造を，**二次構造** secondary structure という（▶図7-8）。とくに水素結合は，タンパク質の折りたたみ構造を形成す

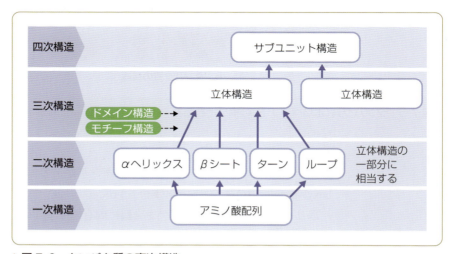

▶図 7-6　タンパク質の高次構造

---

1) 疎水性相互作用は，疎水結合ともよばれるが，結合ではない。水などの極性溶媒の中で，炭化水素のような疎水性物質（非極性物質）が追いやられて集合する現象をさす。

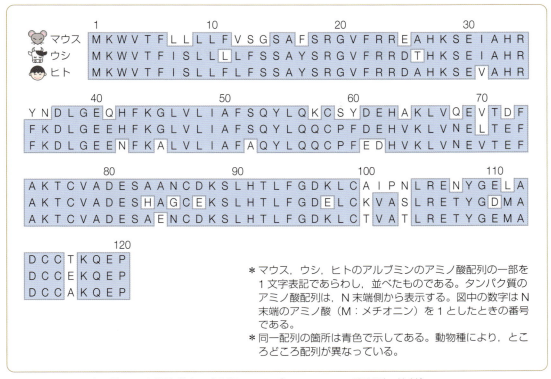

▶図7-7　タンパク質の一次構造（例：哺乳類のアルブミンのアミノ酸配列の比較）

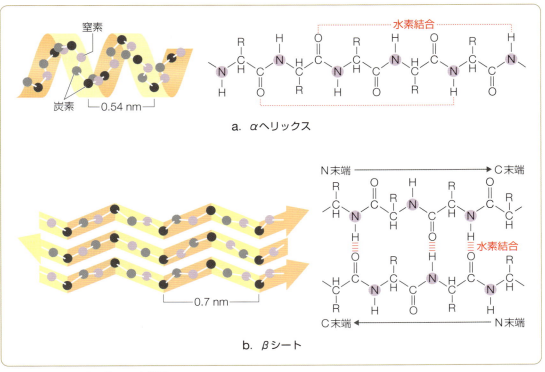

▶図7-8　タンパク質の二次構造

る重要な結合である。

　ペプチドの主鎖が化学結合を利用しながら規則的にらせんを描いたり折れ曲がったりすることにより，二次構造が形成される。二次構造の代表的なものとして，**αヘリックス** α-helix と **βシート** β-sheet がある。

αヘリックス▶　αヘリックスは，らせんを描いて柱状となった二次構造であり，およそ3.6アミノ酸(0.54 nm)ごとに1回転している。C＝OとN—H間の水素結合が重要となる(▶図7-8-a)。細胞膜を貫通する膜タンパク質の貫通部分はαヘリックスとなっていることが多い。この場合，αヘリックスを構成するアミノ酸残基のほとんどは，疎水性アミノ酸である。

βシート▶　βシートは，2本のポリペプチド鎖の間で水素結合が形成されて生じる平面様の構造である(▶図7-8-b)。実際は完全な平面構造ではなく，ジグザグになった波状(しわ状)の構造になる。波状構造の周期はおよそ0.7 nmである。

3 三次構造

　タンパク質全体の三次元的な立体構造を，**三次構造** tertiary structure という。三次構造は，ジスルフィド結合(S-S結合)や疎水性相互作用など，さまざまな相互作用が関与して形成される。短いペプチドでは水溶液中では一定の立体構造を保てないことが多く，およそ50個以上のアミノ酸がつながったポリペプチドであれば一定の立体構造をとることが可能となり，タンパク質として固有の機能を発揮することができる。

　水溶液中のペプチド鎖の折りたたみは，「油は内側，水は外側」の原理に従う(▶図7-9)。つまり，極性をもつ親水性の側鎖はタンパク質の外側に集まりやすく，そこで水と接触する。非極性の疎水性側鎖は水と直接接触しないように内部に密に埋め込まれる(疎水性相互作用)。

ドメインとモチーフ▶　αヘリックスやβシートといった二次構造は，分子内ではある程度のまとまりをもって特定の形に折りたたまれている。このように，1つのタンパク質分子の中で，構造的あるいは機能的にまとまりをもつ領域を**ドメイン** domain とよぶ。一般的に1つのドメインは30〜300個程度のアミノ酸からなる。ドメ

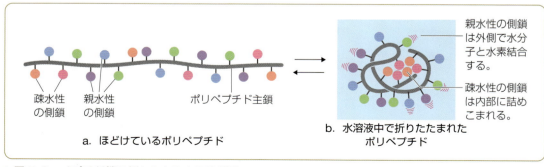

▶図7-9　ペプチド鎖の折りたたみと三次構造

インより短く，特有の機能をもつ配列を，**構造モチーフ**という。

4 四次構造

三次構造をとったタンパク質分子が複数個集合して，複合体を形成することがあり，その複合体構造を**四次構造** quaternary structure という（▶図7-10）。四

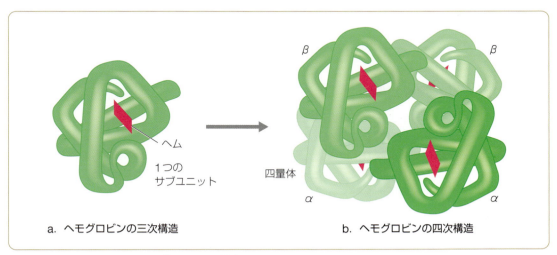

▶図7-10 タンパク質の三次構造と四次構造

Column 酸素解離曲線

ヘモグロビンやミオグロビンが酸素と結合している割合は，酸素飽和度であらわされる。また，酸素飽和度と酸素分圧（PO_2）の関係を示す曲線を，**酸素解離曲線**とよぶ。

ミオグロビンとヘモグロビンの酸素解離曲線をみてみよう。ヘモグロビンでは，酸素濃度の低い環境では酸素への親和性が低く，酸素濃度の高い環境では酸素への親和性が高い性質を示し，グラフは**S字状曲線（シグモイド曲線）**になる（▶図）。これは，ヘモグロビンが四量体であることに基づくアロステリック効果（▶31ページ）で説明することができる。すなわち，ヘモグロビンのサブユニットの1つに酸素分子が結合することにより，隣接するサブユニットの構造が安定し，より酸素が結合しやすくなるのである。

これにより，ヘモグロビンは，酸素濃度の低い末梢組織においては酸素を遊離しやすく，酸素濃度の高い肺胞においては酸素と迅速に結合できる。

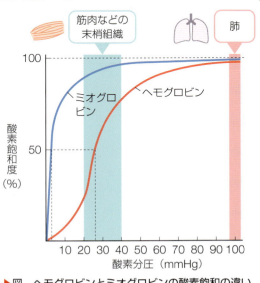

▶図 ヘモグロビンとミオグロビンの酸素飽和の違い

次構造を形成するそれぞれのタンパク質成分を，**サブユニット** subunit とよぶ。

たとえば，赤血球中で酸素の運搬に関与する**ヘモグロビン**は，4つのサブユニットからなり，その構成はα型2個とβ型2個（α2β2）からなる四量体である（▶図7-10）。一方，筋肉で酸素を貯蔵するミオグロビンは単量体である。単量体1個は鉄1個を含むヘム（▶156ページ，図9-1）を有し，ここに酸素分子が結合することにより，酸素運搬が行われる。つまり，ミオグロビンは1個，ヘモグロビンは4個の酸素分子と結合することができる。

ゼミナール
復習と課題

❶ ヒトの三大栄養素に含まれないものはどれか。
　1．糖質　　2．タンパク質　　3．脂質　　4．ビタミン
❷ アミノ酸の化学構造で原子もしくは原子団として含まれないものはどれか。
　1．水素　　2．アセチル基　　3．アミノ基　　4．カルボキシ基
❸ 硫黄原子を有するアミノ酸（含硫アミノ酸）はどれか。
　1．トレオニン　　2．アスパラギン　　3．プロリン　　4．システイン
❹ タンパク質の構造に関する次の記述について，正しいものはどれか。
　1．αヘリックスやβシートは，アミノ酸の側鎖どうしの水素結合により形成される。
　2．高次構造は，基本的には一次構造に依存している。
　3．タンパク質の三次構造の形成にはたらく力は，すべて非共有結合である。
　4．一次構造を構成している結合は水素結合である。
❺ ヒドロキシ基をもつアミノ酸はどれか。
　1．トレオニン　　2．アスパラギン　　3．プロリン　　4．システイン
❻ カルボキシ基とともにペプチド結合に必要な基（原子団）はどれか。
　1．アミド基　　2．アミノ基　　3．アセチル基　　4．ヒドロキシ基

生化学

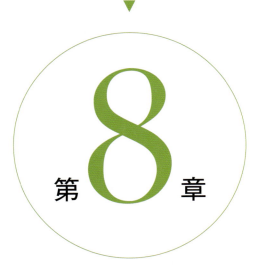

第8章

タンパク質代謝

A タンパク質の消化と吸収

① タンパク質の消化

ヒトの生体に必要なタンパク質は，食物を食べることにより体内に取り込まれる。食物に含まれるタンパク質は，胃・十二指腸・小腸で段階的に消化を受け，最終的にアミノ酸となって小腸上皮から吸収される。

1 プロテアーゼ(ペプチダーゼ)

タンパク質のペプチド結合を加水分解により切断する酵素は，**プロテアーゼ** protease，もしくは**ペプチダーゼ** peptidase と総称され，さまざまなものが知られている。ペプシンやトリプシンといった多くのタンパク質の消化酵素は，プロテアーゼの一種である。

プロテアーゼは，タンパク質のペプチド鎖の末端から1つずつアミノ酸を切断していく**エキソペプチダーゼ**と，ペプチド鎖の内部を切断する**エンドペプチダーゼ**に大別される(▶図8-1)。エンドペプチダーゼはさらに，活性中心にアスパラギン酸(Asp)をもつアスパラギン酸プロテアーゼ，セリン(Ser)をもつセリンプロテアーゼ，システイン(Cys)をもつシステインプロテアーゼ，亜鉛イオン(Zn^{2+})などの金属を含むメタロプロテアーゼなどに分類される。

2 胃液による分解

タンパク質が最初に消化を受けるのは，胃である。**胃液** gastric juice は透明

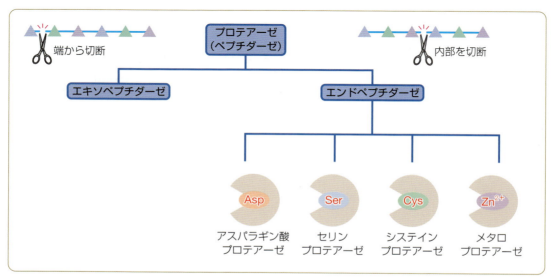

▶図8-1 プロテアーゼ(ペプチダーゼ)の分類

A. タンパク質の消化と吸収　143

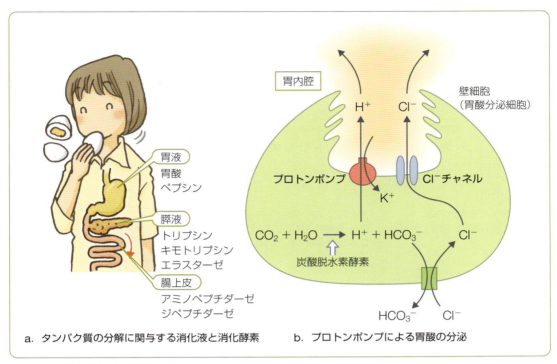

▶図 8-2　壁細胞による胃酸の産生

で青みがかった黄色の液体で，水（97〜99％），胃酸（塩酸，HCl），多糖の一種であるムチン，塩類のほか，タンパク質の消化酵素である**ペプシン** pepsin や，ビタミン B_{12} の吸収に関与する**内因子** intrinsic factor を含む。

水素イオン ▶　胃粘膜の壁細胞（胃酸分泌細胞）から，**炭酸脱水素酵素** carbonic anhydrase と H^+-K^+ ATP アーゼ（H^+ポンプ，プロトンポンプ）のはたらきにより，水素イオン（H^+，プロトン）が分泌される（▶図 8-2）。これは胃酸とよばれる。胃酸のはたらきによりタンパク質は変性し，ペプシンなどのプロテアーゼが作用しやすくなる。また，H^+ により胃内が強酸性に保たれ，食物などを通じて胃・腸管に侵入する微生物の多くが死滅する[1]。

ペプシン ▶　胃粘膜の**主細胞** chief cell からは，ペプシンの前駆体である**ペプシノゲン** pepsinogen が分泌される。ペプシノゲンは胃酸の作用で N 末端の 44 残基のアミノ酸が脱離され，活性型であるペプシンになる（▶図 8-3-a）。ペプシンは，至適 pH が 2.0 付近のアスパラギン酸プロテアーゼであり，芳香族アミノ酸と酸性アミノ酸の C 末端側を切断する。

---

[1] ヘリコバクター–ピロリ（ピロリ菌）は，アンモニアを産生することにより周囲の胃酸を中和し，胃内で生息することができる。

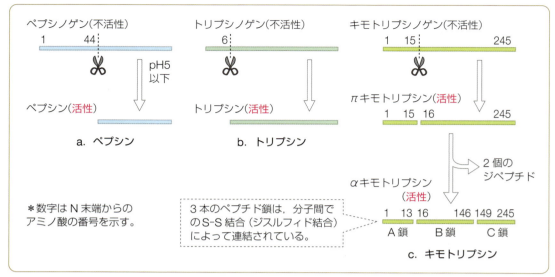

▶図8-3 ペプシン・トリプシン・キモトリプシンの活性化

3 膵液による分解

十二指腸内に分泌される膵液 pancreatic juice には，食物成分のほとんどすべてを分解するさまざまな消化酵素が含まれている。タンパク質の消化酵素としては，トリプシン trypsin，キモトリプシン chymotrypsin，エラスターゼ elastase などが存在する。

トリプシン ▶ 前駆体であるトリプシノゲンの末端から，6個のアミノ酸残基が離脱することにより，活性型のトリプシンとなる（▶図8-3-b）。トリプシンはセリンプロテアーゼに属し，至適pHはpH8〜9程度の弱塩基性である。塩基性アミノ酸（リシン，アルギニン）のC末端側のペプチド結合を加水分解する。

キモトリプシン ▶ 前駆体であるキモトリプシノゲンの一部が，トリプシンなどのはたらきにより切断されて，活性型のキモトリプシンとなる（▶図8-3-c）。キモトリプシンはセリンプロテアーゼに属し，至適pHはpH8〜9程度の弱塩基性である。芳香族アミノ酸（フェニルアラニン，チロシン，トリプトファン）のC末端側のペプチド結合を加水分解する。

エラスターゼ ▶ エラスターゼは，至適pHがpH8.8程度のセリンプロテアーゼである。トリプシンにより活性化され，分子量が小さいアミノ酸（グリシン，アラニン，セリン）のC末端側のペプチド結合を加水分解する。

これらの消化酵素のはたらきにより，摂取したタンパク質のうち約30％が遊離アミノ酸となり，残りの約70％はアミノ酸の数が2〜6のペプチドになる。

4 腸上皮の消化酵素による分解

小腸の上皮細胞の膜表面には，**アミノペプチダーゼ** aminopeptidase や**ジペプチダーゼ** dipeptidase が存在し，ペプチドを遊離アミノ酸もしくはさらに小さなペプチドにまで分解する（▶図 8-4）。

② アミノ酸の吸収

タンパク質は，小腸粘膜からアミノ酸やジペプチド，トリペプチドとして吸収され，門脈を介して肝臓に運ばれる（▶図 8-4）。腸管→小腸上皮細胞→門脈への輸送は，**アミノ酸トランスポータ**や**ペプチドトランスポータ**が行う。

アミノ酸トランスポーターは，アミノ酸のアミノ基とカルボキシ基，および側鎖を認識して，細胞内に取り込む。**プロトン共役型ペプチドトランスポータ**は，小腸上皮細胞の刷子縁膜[1]にきわめて多く見られる。

小腸上皮細胞内にはペプチダーゼが存在し，細胞内に運ばれたペプチドはこれにより遊離アミノ酸に分解される。

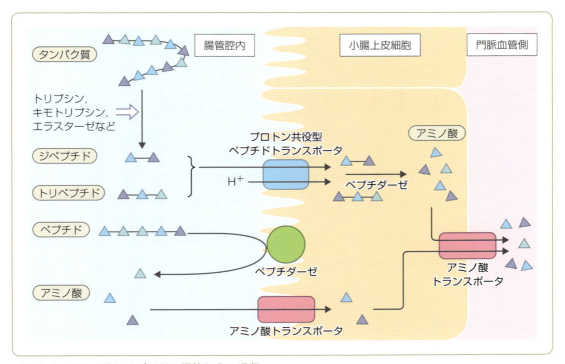

▶図 8-4　アミノ酸とペプチドの腸管からの吸収

---

1) 刷子縁膜とは，上皮細胞の腸管腔側の面に刷毛（ハケ）のように見える部分をさす。微絨毛が密集しており，さまざまな輸送体（トランスポータ）やチャネルなどのタンパク質が存在する。

B アミノ酸の分解

アミノ酸の分解(異化)によって得られる物質は，①エネルギー源，②生体物質の窒素源，③生理活性アミンの原料として利用される。

① 糖原性アミノ酸とケト原性アミノ酸

α-ケト酸▶ アミノ酸の分解反応には，アミノ基(—NH$_2$)が除去される**脱アミノ反応** deamination と(▶図8-5)，カルボキシ基(—COOH)が除去される**脱炭酸反応** decarboxylation がある(▶149ページ，図8-9)。アミノ酸からアミノ基が除去されたものを**α-ケト酸** α-keto acid(2-オキソ酸)という。

糖原性アミノ酸▶ α-ケト酸のいくつかは，解糖系やクエン酸回路に入り，糖の合成に利用される。糖の合成に利用されるアミノ酸を**糖原性アミノ酸**という(▶図8-6)。

ケト原性アミノ酸▶ ある種のアミノ酸の脱アミノ化で生じるα-ケト酸はアセチル CoA になり，ケトン体や脂肪酸の合成に利用される。脂肪酸の合成に利用されるアミノ酸を**ケト原性アミノ酸**という(▶図8-6)。

アミノ酸のなかには，糖原性アミノ酸とケト原性アミノ酸の両方の性質を有するものもある。

② アミノ基転移と酸化的脱アミノ反応

アミノ酸のアミノ基は，ヘムやヌクレオチド，補酵素などに使われる窒素原子の原料(**窒素源**)となる。

アミノ基転移▶ アミノ酸分解の最初の段階は，脱アミノ反応によるアミノ基(—NH$_2$)の除去である。**アミノトランスフェラーゼ** aminotransferase(アミノ基転移酵素)の作用で，アミノ酸のアミノ基をα-ケトグルタル酸(2-オキソグルタル酸)などのアミノ基受容体に転移し，α-ケト酸を生じる(▶図8-7)。この反応を，**アミノ基転移** transamination とよぶ。α-ケトグルタル酸は，アミノ基を受け取って

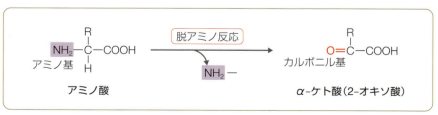

▶図8-5 アミノ酸の脱アミノ反応によるα-ケト酸の産生

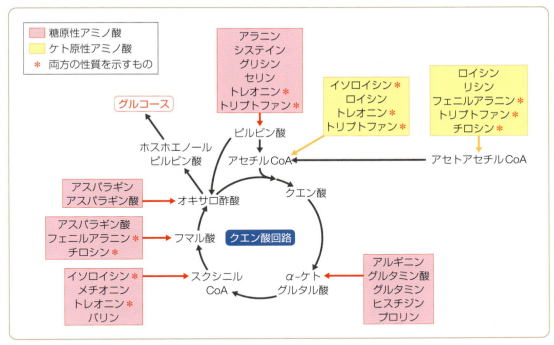

▶図 8-6　アミノ酸の分解（異化）

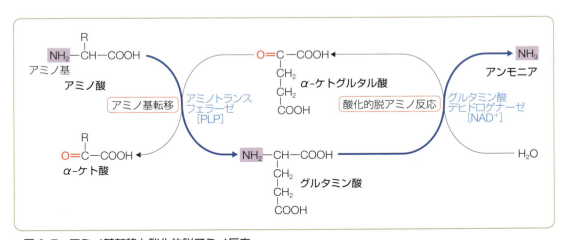

▶図 8-7　アミノ基転移と酸化的脱アミノ反応

グルタミン酸になる（▶図 8-7）。

酸化的脱アミノ反応　次にミトコンドリアにおいて，グルタミン酸は**グルタミン酸デヒドロゲナーゼ** glutamate dehydrogenase（グルタミン酸脱水素酵素）の作用により酸化されて脱アミノ化され，α-ケトグルタル酸とともにアンモニアが産生される（▶図 8-7）。この反応を，**酸化的脱アミノ反応** oxidative deamination とよぶ。ここで産生されたα-ケトグルタル酸は，クエン酸回路の要素としてはたらく。

アミノ基受容体としては，α-ケトグルタル酸のほかに，グリオキシル酸，

オキサロ酢酸，ピルビン酸などが用いられる。

代表的なアミノトランスフェラーゼには，**アスパラギン酸アミノトランスフェラーゼ(AST)**[1]や**アラニンアミノトランスフェラーゼ(ALT)**[2]がある。ASTやALTは，肝炎や肝硬変といった肝障害により血中に逸脱するバイオマーカーとしても利用されている。アミノトランスフェラーゼは補酵素としてピリドキサールリン酸(PLP，▶37ページ)を使用する。

各アミノ酸から生じるα-ケト酸はそれぞれ，さまざまな反応ののちに解糖系やクエン酸回路の関連物質として入っていく(▶図8-6)。

● グルコース-アラニン回路

筋肉のタンパク質が分解されてできたアミノ酸のアミノ基は，ピルビン酸に転移され，アラニンとなる(▶図8-8)。アラニンは，肝臓に運ばれて再びピルビン酸に変換されたあと，糖新生の過程でグルコースにかえられる(▶92ページ)。

逆に，血中のグルコースは筋肉に運ばれ，ピルビン酸を経由し，アラニンにかえられる。

このように，肝臓と末梢組織(おもに筋肉)の間で行われるグルコースとアラニンのサイクルを，**グルコース-アラニン回路** glucose–alanine cycle という。これにより，筋肉にたえまなくグルコースを供給することが可能となる。

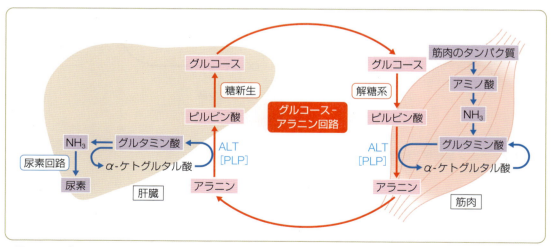

▶図8-8　グルコース-アラニン回路

---

1) AST：aspartate aminotransferase の略。グルタミン酸オキサロ酢酸トランスアミナーゼ glutamic oxaloacetic transaminase(GOT)とよばれることもある。
2) ALT：alanine aminotransferase の略。グルタミン酸ピルビン酸トランスアミナーゼ glutamic-pyruvic transaminase(GPT)とよばれることもある。

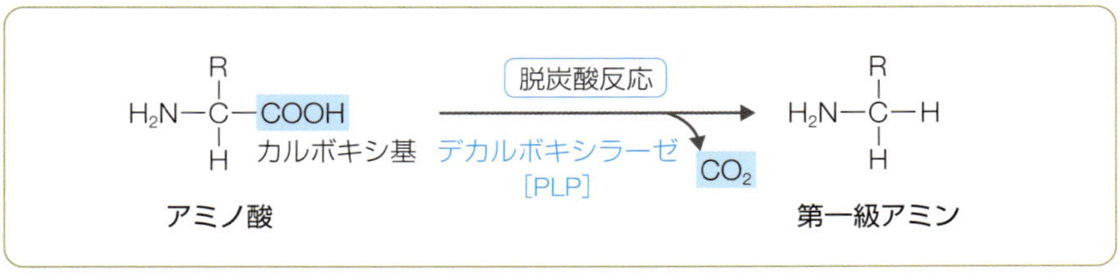

▶図8-9 アミノ酸の脱炭酸反応

③ アミノ酸の脱炭酸反応

　　アミノ酸は，**脱炭酸反応**により，**第一級アミン**[1]になる場合がある（▶図8-9）。この反応ではたらく**脱炭酸酵素** decarboxylase（デカルボキシラーゼ）は，補酵素としてPLPを使う。

生理活性アミン▶　生成されるアミンは強い生理活性をもつものが多く，**生理活性アミン** biogenic amine（生体アミン）とよばれる。

　　副腎髄質ホルモンであるアドレナリン adrenalin とノルアドレナリン noradrenaline は，チロシンから合成される（▶図8-10-a）。ドパミン，ノルアドレナリン，アドレナリンは，ベンゼン環に2つのヒドロキシ基が隣り合って結合したカテコール核をもつため，**カテコールアミン**とよばれる。

　　神経伝達物質であるγ-アミノ酪酸（GABA）はグルタミン酸から，セロトニンはトリプトファンから合成される（▶図8-10-b,c）。局所メディエーターであるヒスタミンはヒスチジンから合成される（▶図8-10-d）。

④ アミノ酸代謝酵素欠損症

　　アミノ酸分解反応に関与する酵素の欠損でおこる先天性疾患として，**アミノ酸代謝酵素欠損症**がある（▶表8-1）。

フェニルケトン▶
尿症　　代表的な疾患であるフェニルケトン尿症 phenylketonuria では，**フェニルアラニンヒドロキシラーゼ**（▶図8-10-a）が先天的に欠損しているため，フェニルアラニンからチロシンへの変換ができず，フェニルピルビン酸やフェニル酢酸，フェニル乳酸，フェニルアセチルグルタミンなどが産生される。これらが脳に蓄積することにより，神経症状や精神遅滞などが引きおこされる。発症予防のためには，発達期に低フェニルアラニン食を摂取させることが必要となる。

---

1) アンモニア（NH_3）の水素原子が炭化水素基（R—）で置換された化合物を**アミン**という。アミノ基（—NH_2）をもつものは第一級アミン（R—NH_2）といい，アミノ基の水素原子1個がR—で置換されたものを第二級アミン（RR^1—NH），水素原子2個が置換されたものを第三級アミン（RR^1R^2—N）という。

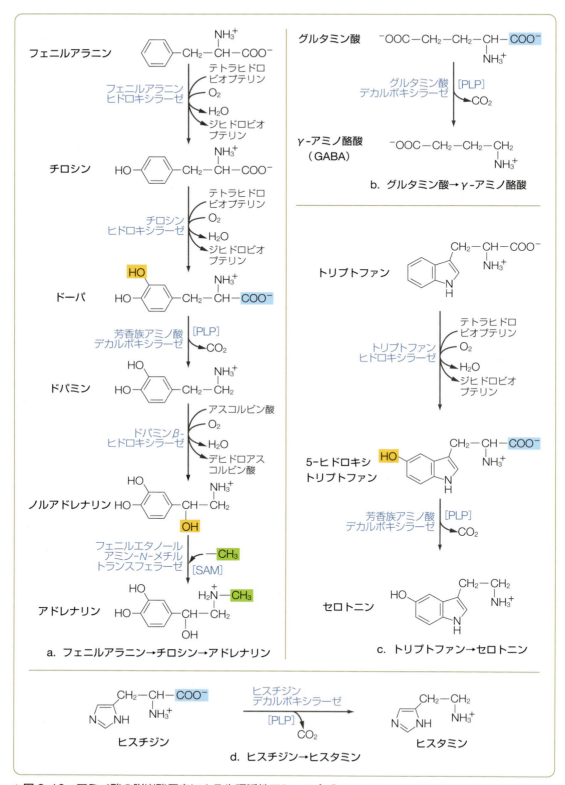

▶図 8-10　アミノ酸の脱炭酸反応による生理活性アミンの合成

▶表 8-1　代表的なアミノ酸代謝酵素欠損症

疾患名	酵素異常（欠損）	徴候
シトルリン血症	アルギノコハク酸シンターゼ	高アンモニア血症，成長障害，痙攣，精神症状
高チロシン血症	チロシントランスアミナーゼ，4-ヒドロキシフェニルピルビン酸ジオキシゲナーゼ，フマリルアセト酢酸分解酵素	精神遅滞，肝不全
白皮症	チロシナーゼ	白皮
ホモシスチン尿症	シスタチオニンβ-シンターゼ	知能障害，骨格異常による高身長・四肢指伸長，骨粗鬆症，視力低下，緑内障
アルカプトン尿症	ホモゲンチジン酸オキシダーゼ	関節炎，ホモゲンチジン酸尿（酸化されると黒色に変化），黒色色素沈着
メープルシロップ尿症	α-ケト酸デヒドロゲナーゼ	発育障害，知的障害，神経麻痺
フェニルケトン尿症	フェニルアラニンヒドロキシラーゼ	精神遅滞

⑤ 尿素回路

　アミノ酸のアミノ基は，アミノ基転移によってグルタミン酸に移り，さらに酸化的脱アミノ反応を受けてアンモニアとして遊離する（▶147 ページ，図 8-7）。このアンモニアを尿素に変換し無毒化する経路が**尿素回路** urea cycle または**オルニチン回路** ornithine cycle ともよばれる代謝経路である（▶図 8-11）。

　尿素回路の反応は以下の通りである。

(1) ミトコンドリア内のカルバモイルリン酸シンテターゼⅠ[1]により，アンモニア（NH_3）は ATP を利用して CO_2 と反応し，カルバモイルリン酸になる（▶図 8-11-①）。

(2) オルニチントランスカルバモイラーゼにより，カルバモイルリン酸はオルニチンと縮合し，シトルリンになる。そのあとシトルリンはミトコンドリア内膜を通過し，細胞質基質に運ばれる（▶図 8-11-②）。

(3) アルギノコハク酸シンターゼにより，シトルリンはアスパラギン酸と結合し，アルギノコハク酸にかえられる。このとき ATP が消費される（▶図 8-11-③）。

(4) アルギノスクシナーゼによって，アルギノコハク酸が切断され，アルギニンとフマル酸になる（▶図 8-11-④）。

(5) アルギニンはアルギナーゼによって加水分解され，**尿素** urea を生成すると同時にオルニチンに戻る（▶図 8-11-⑤）。オルニチンは再度ミトコンドリアへ入る。

---

[1] カルバモイルリン酸シンテターゼⅠは，ミトコンドリア内ではたらく。カルバモイルリン酸シンターゼⅠとも記される。また，核酸代謝において，細胞質内でグルタミンを加水分解するカルバモイルリン酸シンテターゼⅡ（▶189 ページ）とは別の酵素である。

152 第8章 タンパク質代謝

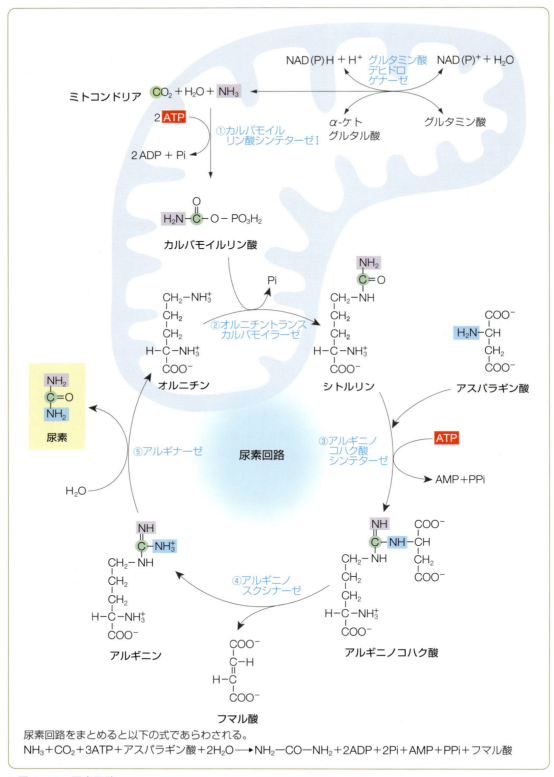

尿素回路をまとめると以下の式であらわされる。
$NH_3 + CO_2 + 3ATP + $ アスパラギン酸 $ + 2H_2O \longrightarrow NH_2-CO-NH_2 + 2ADP + 2Pi + AMP + PPi + $ フマル酸

▶図8-11　尿素回路

1 mol のアンモニアと，アスパラギン酸由来の 1 mol のアミノ基から，1 mol の尿素が生成する。この反応には 3 mol の ATP を必要とする。すなわち，ミトコンドリアでつくられる ATP の十数％が尿素回路で消費されていることになる。

酵素活性の上昇 ▶ 尿素回路の酵素群の活性は，高タンパク質食を摂取したときに上昇するほか，飢餓時においても，筋肉などのタンパク質の分解が亢進するため，上昇する。

● 高アンモニア血症と神経障害

血中のアンモニア濃度が高まると，グルタミン酸からアンモニアを切り離すグルタミン酸デヒドロゲナーゼの反応（▶147 ページ，図 8-7）が逆方向へ進行し，アンモニアと α-ケトグルタル酸からグルタミン酸が合成されるため，結果として，α-ケトグルタル酸の濃度が低下する。これにより，とくに脳の神経系においては，α-ケトグルタル酸を必要とするクエン酸回路の活性が低下し，ATP の産生量が低下する。このため，意識障害や痙攣などの神経症状があらわれる。

C 非必須アミノ酸の合成

必須アミノ酸（▶134 ページ）以外のアミノ酸（非必須アミノ酸）は，ヒトでは生体内のほかの分子から合成することが可能である（▶図 8-12）。

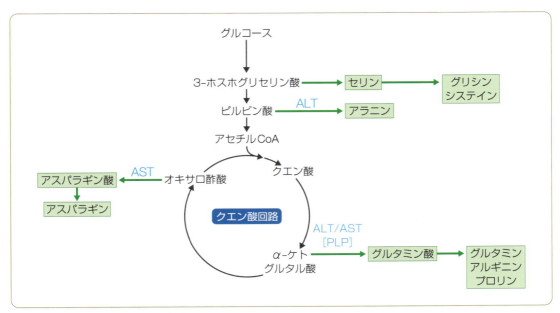

▶図 8-12　非必須アミノ酸の合成

グルタミン酸は，グルタミン酸デヒドロゲナーゼの作用によりα-ケトグルタル酸から合成される。さらにグルタミンは，グルタミン合成酵素（グルタミンシンテターゼ）の作用によりグルタミン酸から合成される。不明な点も多いが，グルタミン酸からプロリンが合成される。尿素回路により，間接的にグルタミン酸からアルギニンが合成される。

　アラニンは，アラニンアミノトランスフェラーゼ（ALT）の作用により，ピルビン酸から合成される。

　アスパラギン酸は，アスパラギン酸アミノトランスフェラーゼ（AST）の作用によりオキサロ酢酸から合成される。さらにアスパラギンは，アスパラギン合成酵素（アスパラギンシンテターゼ）の作用によりアスパラギン酸から合成される。

　セリンは，3-ホスホグリセリン酸から数段階の反応で合成される。さらにさまざまな酵素反応により，セリンからグリシンとシステインが合成される。

　フェニルアラニンからはチロシンが合成される。

　ヒスチジンの合成に関しては，ヒトでは不明な点が多い。

ゼミナール
復習と課題

❶ 胃においてペプシノゲンを分泌する細胞はどれか。
　1．主細胞　　2．副細胞　　3．壁細胞　　4．G細胞

❷ アミノ酸は小腸粘膜で吸収されたあと，どの脈管系に入るか。
　1．リンパ管　　2．門脈　　3．上腸間膜静脈　　4．下腸間膜静脈

❸ アミノ酸がアミノ基転移の際に使うアミノ基受容体として不適切なものはどれか。
　1．α-ケトグルタル酸　　2．オキサロ酢酸　　3．ピルビン酸
　4．プロピオン酸

❹ グルコース-アラニン回路において，グルコースとアラニンの変換過程の中間体である分子はどれか
　1．アセチルCoA　　2．ピルビン酸　　3．オキサロ酢酸
　4．グルタミン酸

❺ アミノ酸のアミノ基転移および脱炭酸反応に必要な補酵素の合成に必要なビタミンはどれか。
　1．ビタミンB_1　　2．ビタミンB_2　　3．ビタミンB_6　　4．ビタミンB_{12}

❻ 尿素回路において，尿素を遊離するアミノ酸はどれか。
　1．オルニチン　　2．アルギニン　　3．シトルリン　　4．グルタミン酸

生化学

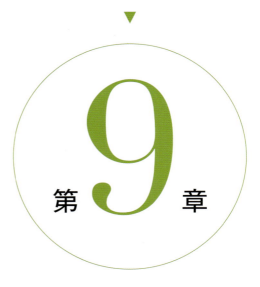

第9章

ポルフィリン代謝と異物代謝

A ポルフィリン

① ポルフィリンの構造

ヘム ▶ 血液中で酸素の運搬に関与する赤血球には，**ヘモグロビン** hemoglobin という色素タンパク質が含まれている（▶図9-1）。ヘモグロビンは，4つのサブユニットからなり，それぞれのサブユニットには**ヘム** heme が存在する。ヘムは，**ポルフィリン** porphyrin の中央に，1個の鉄(II)イオン（Fe^{2+}）が結合したものである。この Fe^{2+} に酸素分子が結合することにより，酸素は全身に運ばれる。

4つのピロール環がメチン橋（=HC—）でつながった環状化合物を**ポルフィン** porphin という。ポルフィンにさらに側鎖が結合することでポルフィリンとなる。側鎖にはプロピオン酸基，メチル基，ビニル基などのさまざまなものが結合する。

② ヘムを含む生体分子

生体には，ヘムをもつさまざまな物質が存在する。

[1] ヘモグロビン 酸素を運搬するヘムとグロビンタンパク質からなる複合体である。酸素が結合しているヘモグロビンを**オキシヘモグロビン** oxyhemoglobin（酸素化ヘモグロビン）といい，鮮紅色を呈する。酸素が結合していないヘ

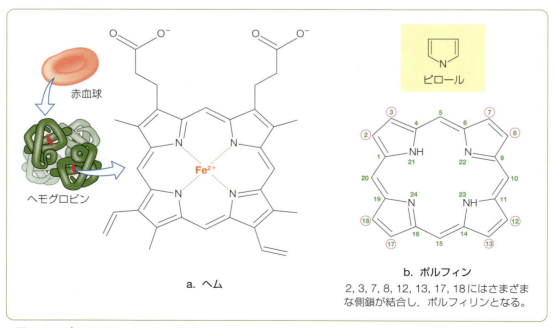

a. ヘム

b. ポルフィン
2, 3, 7, 8, 12, 13, 17, 18にはさまざまな側鎖が結合し，ポルフィリンとなる。

▶図9-1　ポルフィリンとヘムの構造

モグロビンを**デオキシヘモグロビン** deoxyhemoglobin（脱酸素化ヘモグロビン）といい，暗赤色を呈する．

[2] **ミオグロビン**　ヘムとグロビンタンパク質の複合体で，ヘモグロビンが四量体であるのに対してミオグロビンは単量体である（▶139ページ，図7-10）．筋肉に存在し，酸素を保持する．酸素に対する親和性がヘモグロビンより高いので，酸素を貯蔵することができる（▶139ページ，Column）．

[3] **カタラーゼ**　ペルオキシソーム内で，脂肪酸代謝により発生する過酸化水素（H_2O_2）の分解に関与する（▶115ページ）．

[4] **トリプトファン-2,3-ジオキシゲナーゼ**　トリプトファンピロラーゼともよばれ，トリプトファン分解に関与する．

[5] **シトクロムP450（CYP）**　シトクロム群は，細胞内の酸化還元反応の中間電子伝達体であり，ほとんどの生物に存在する．シトクロムP450は，肝臓における異物代謝やステロイドホルモン産生に関与する酵素群である（▶161ページ）．

[6] **ビタミンB_{12}**　コバルトイオン（Co^{2+}）を配位したポルフィリン環類似構造（コリン）をもつ（▶41ページ，図2-13-d）．

[7] **クロロフィル**　植物細胞の葉緑体に存在し，光エネルギーを吸収して化学エネルギーに変換する．ポルフィリン環類似構造（クロリン）にマグネシウムイオン（Mg^{2+}）が配位しており，側鎖には長鎖アルコールが結合している．

③ ヘムの合成

赤血球のもととなる**赤芽球** erythroblast や，シトクロムP450を多く必要とする肝細胞では，ヘムの合成が盛んに行われている．ヘムの生合成は8段階の酵素反応からなる（▶図9-2）．

ミトコンドリア内のクエン酸回路で合成されたスクシニルCoAとアミノ酸であるグリシンを原料として，**5-アミノレブリン酸合成酵素**（5-アミノレブリン酸シンターゼ，ALAS）により，**5-アミノレブリン酸** 5-aminolevulinic acid（ALA）が合成される．この反応では補酵素としてPLP（ピリドキサールリン酸）が使われ，律速段階となる．

5-アミノレブリン酸はミトコンドリアから細胞質基質へ移動し，各種酵素反応によりコプロポルフィリノーゲンIIIとなり，再びミトコンドリア内へと移動し，プロトポルフィリンとなる．プロトポルフィリンにフェロケラターゼの作用で鉄（II）イオン（Fe^{2+}）が導入されてヘムができる．

▶**ポルフィリンの合成調節**　ポルフィリンの合成調節は肝臓と骨髄では異なる（▶図9-2）．肝臓では，遊離ヘムにより*ALAS1*遺伝子の転写（▶214ページ）が抑制され，ネガティブフィードバック制御が行われる．骨髄では，遊離ヘムにより*ALAS2*遺伝子の転写が活性化され，ポジティブフィードバック制御が行われる．すなわち，骨

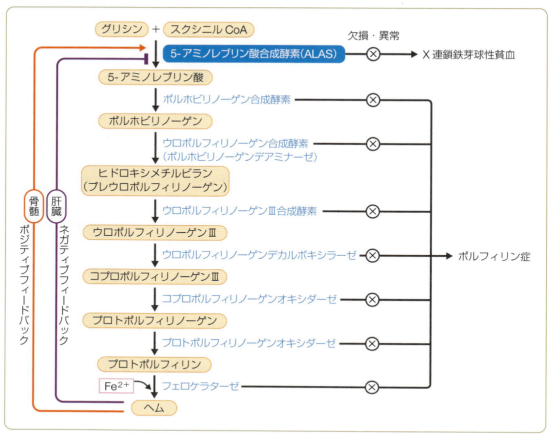

▶図 9-2　ヘムの合成反応と制御

髄で合成される赤芽球では，最大限までヘムが産生され，ヘモグロビン合成に利用される。

ポルフィリン症▶　ヘムの合成に関与する各酵素の遺伝子の欠損や異常により，**ポルフィリン症 porphyria** が発症する（▶図9-2）。ただし，5-アミノレブリン酸合成酵素の遺伝子異常により発症するX連鎖鉄芽球性貧血はポルフィリン症には入らない。ポルフィリン症は，おもに皮膚に障害（光線過敏症）をおこす皮膚型ポルフィリン症と，腹痛や便秘などの腹部症状や，手足のしびれ・麻痺といった神経症状をおこす急性ポルフィリン症がある。

鉛中毒▶　鉛中毒 lead poisoning では，ポルホビリノーゲン合成酵素とフェロケラターゼの酵素活性が阻害される。食欲不振，無気力，腸または腹部の痙攣，知的機能の低下，橈骨神経麻痺といったポルフィリン症の症状を呈する。

④ ヘムの分解とビリルビン代謝

ヒトの正常な赤血球の寿命は約120日である。老化した赤血球は，おもに脾臓内のマクロファージに貪食される。ヘムは，ヘムオキシゲナーゼ heme-

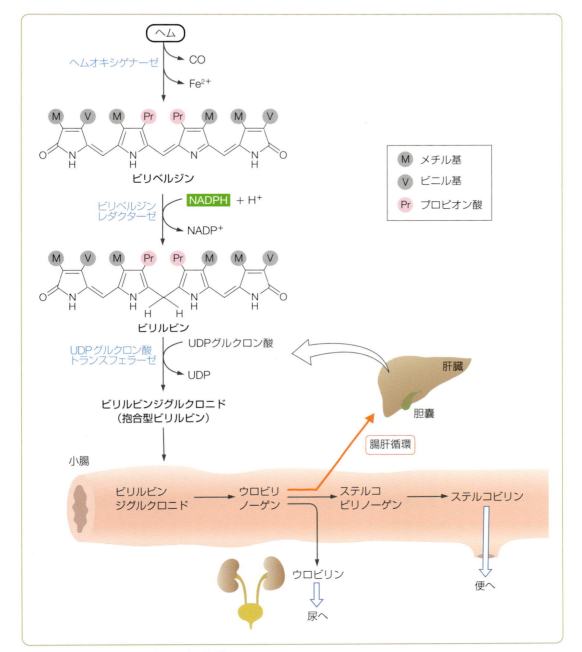

▶図9-3 ヘムの分解とビリルビン代謝

oxygenase の作用で，鉄（Ⅱ）イオン（Fe^{2+}），一酸化炭素（CO），ビリベルジンに分解される（▶図9-3）。

　緑色の色素であるビリベルジンは，ビリベルジンレダクターゼの作用で，黄色色素であるビリルビン bilirubin に変化する。その後，ビリルビン（**間接ビリルビン**）はアルブミンと結合して肝臓に運搬され，肝細胞の **UDPグルクロン酸トランスフェラーゼ**の作用で**グルクロン酸抱合** glucuronidation を受け，ビリ

ルビンジグルクロニドとなる．ビリルビンジグルクロニドは**抱合型ビリルビン（直接ビリルビン）**ともよばれ，胆汁中に分泌される[1]．

胆汁色素の腸肝循環 ▶ 胆嚢から腸管に排泄されたビリルビンジグルクロニドは，腸内細菌によりウロビリノーゲン，ステルコビリノーゲンを経て，ステルコビリンに変化する．ステルコビリンは，便の黄色成分である．ウロビリノーゲンの一部は腸管で吸収され，大部分が肝臓を経て再び胆汁中へ排泄される．これを，**胆汁色素の腸肝循環**という．血中のウロビリノーゲンの一部は腎臓へ送られてウロビリンとなり，尿中に排泄される．

黄疸 ▶ 血清総ビリルビンの基準値は 0.2〜1 mg/dL であり，直接ビリルビンの基準値は 0.3 mg/dL 以下，間接ビリルビンの基準値は 0.1〜0.8 mg/dL である．総ビリルビン値が 1.5 mg/dL 以上で皮膚や粘膜，強膜などが黄染し，**黄疸** jaundice を呈する．

[1] 閉塞性黄疸 胆管閉塞などによる閉塞性黄疸では直接ビリルビンが上昇し，尿が黄染し，ビリルビンが腸管に排泄されないため便は灰白色となる．血液に逆流する胆汁酸が原因となって，皮膚の瘙痒感を伴う．

[2] 溶血性黄疸 溶血性黄疸では，間接ビリルビンが著明に増加し，その後，直接ビリルビンも増加する．

[3] クリグラー-ナジャール Crigler-Najjar 症候群・ジルベール Gilbert 症候群 UDP グルクロン酸トランスフェラーゼ遺伝子の異常により，先天性の高間接ビリルビン血症がもたらされるが，軽度の黄疸がみられる以外は無症状のことが多く，予後も良好である．

[4] デュビン-ジョンソン Dubin-Johnson 症候群 抱合ビリルビンの胆汁への輸送および排泄過程が障害される．常染色体劣性遺伝性疾患で，高直接ビリルビン血症により，肝臓は黒色を呈し，肝細胞内に褐色色素をみとめるが，予後は良好である．

B 生体異物代謝

① 生体異物とは

環境問題の古典書である『沈黙の春』のなかで，著者のレイチェル=カーソン Rachel Carson は，薬物や食品添加物，環境汚染物質など，本来生体にない物質，すなわち**生体異物** xenobiotics が増加し，しだいに人類に影響を与えて

---

1) ビリルビンは，ファンデンベルグ Van den Bergh 試薬により定量される．抱合型ビリルビンは，この試薬によりすぐに赤色を呈するので直接ビリルビンとよばれ，遊離ビリルビンはタンパク質を除去したあとで染色されるので，間接ビリルビンとよばれる．

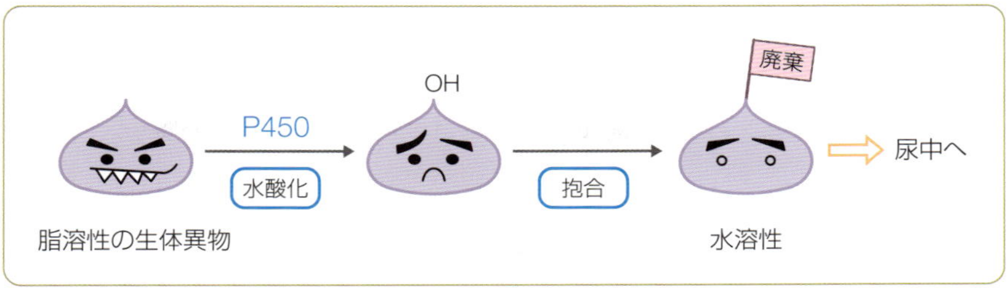

▶図9-4　解毒の2段階

いることを述べている。医学領域における生体異物とは，薬物や発がん物質，毒物などをさす。

生体異物の代謝にかかわる主要な臓器は**肝臓**である。多くの生体異物は疎水性で，脂溶性が高い物質なので，脂肪組織に蓄積される。

生体異物の毒性 ▶　生体異物の毒性は，おもに以下の3つの作用により発揮される。

［1］**細胞毒性**　細胞内の高分子と結合することにより，細胞の機能に障害をもたらす。

［2］**ハプテン化**　低分子の生体異物が生体内のタンパク質などと結合し，免疫系に対して抗原性を示すようになったものを**ハプテン**とよぶ。

［3］**発がん**　DNAに影響をもたらすことで，がんを引きおこす。

生体異物代謝 ▶　生体異物を排除する生体異物代謝のためには，水溶性（極性）を高め，尿などとして体外への排泄を高めることが重要となる。これが**解毒** detoxication である。

生体異物代謝の第1段階（第Ⅰ相反応）は，次項で述べる**水酸化** hydroxylation であり，第2段階（第Ⅱ相反応）は**抱合** conjugation である（▶図9-4）。これらの反応はおもに肝臓で行われる。ほかにも，アセチル化やメチル化といった化学修飾による代謝も存在する。

薬物を服用し，腸から吸収された場合，多くの薬物は全身にいきわたる前に，肝臓でこの解毒作用を受けることになる。ほかにも，生体異物代謝にかかわる酵素の活性は，生物種や遺伝要因，年齢，性別，疾患（肝機能不全など）によって影響を受けるので，薬物療法においてはこれらを考慮する必要がある。

また，すべての生体異物代謝が生体にとってよい方向に進むわけではなく，代謝により生物学的活性や毒性，発がん性が高まってしまうこともある。

②シトクロムP450と水酸化反応

生体異物代謝の水酸化反応の主役は**シトクロムP450** cytochrome P450（CYP）である[1]。シトクロムP450は最も多くの機能をもつ生体内触媒である。

1）シトクロムP450は一酸化炭素に曝露したとき，450 nmの波長に特有のピークを示す特性があるのでこの名前がついた。「P」は「pigment（色素）」の頭文字である。

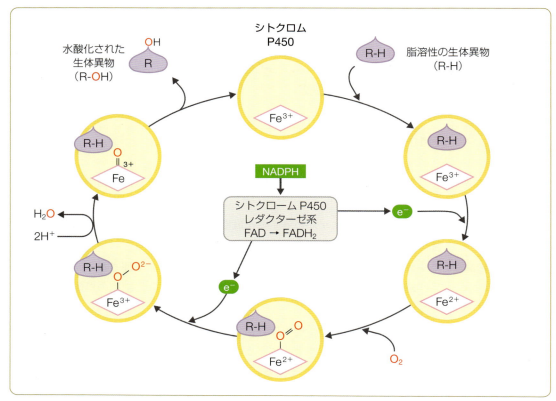

▶図9-5　シトクロム P450 の触媒反応

　酸素分子(O_2)の 2 個の酸素原子のうち，1 つを脂溶性の生体異物(R–H)に取り込ませて R–OH とし，もう 1 つは水(H_2O)となる[1](▶図9-5)。

$$R-H + O_2 + NADPH + H^+ \longrightarrow R-OH + H_2O + NADP^+$$

　シトクロム P450 はヘムタンパク質であり(▶157 ページ)，**CYP** の略号で記載される。滑面小胞体に多く局在し，電子供与体として NADPH を使用する[2]。多くの CYP は，薬物などの異物が存在すると発現が誘導される。これを**酵素誘導**とよぶ。

CYP ファミリーと薬物代謝 ▶　CYP には多くのアイソザイム(▶28 ページ)が存在し，ヒトでは薬物代謝に関するものが約 20 種類知られている[3]。基質特異性が低く，約 20 種類の酵素で 100 万以上の脂溶性化合物を代謝することが可能である。臨床で用いられる薬物の約 3/4 は，これにより代謝される。

---

1) このような酵素は，**モノオキシゲナーゼ**(一原子酸素添加酵素)と総称される。
2) NADPH から CYP への電子供与において，シトクロム P450 レダクターゼは補酵素として FAD を使用する。
3) CYP の命名法：CYP の次の数字はファミリーをあらわし，さらに A，B，C，D……とアルファベットでサブファミリーが示され，最後の数字は発見順につけられる。すなわち CYP1A1 の場合，ファミリー 1 のサブファミリー A の 1 番目に相当する酵素を意味する。

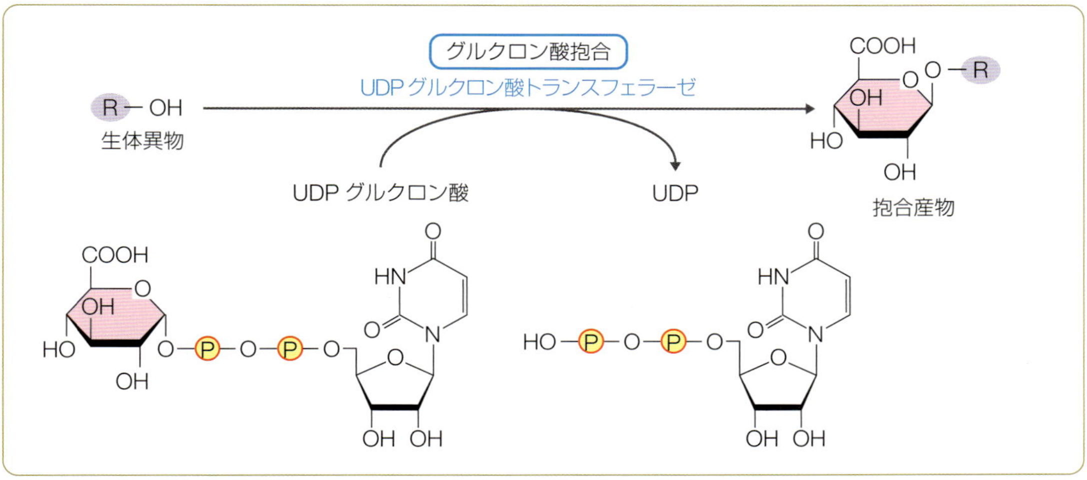

▶図9-6　グルクロン酸抱合

③ 抱合反応

　　生体異物代謝の第2段階である抱合には，グルクロン酸抱合，硫酸化，グルタチオン抱合などがある。

[1] **グルクロン酸抱合**　ビリルビン代謝でも使われるUDPグルクロン酸トランスフェラーゼ（▶159ページ）の作用により，生体異物がグルクロン酸と抱合される（▶図9-6）。グルクロン酸抱合は，グルクロン酸がステロイド，薬物，ビリルビンに結合して溶解性を上げ，老廃物除去に関与する過程をさす。

[2] **硫酸化**　アルコールやアリルアミン，フェノールの抱合に関与し，硫酸供与体として，3'-ホスホアデノシン 5'-ホスホ硫酸（PAPS）を使用する。

[3] **グルタチオン抱合**　グルタチオン glutathione（GSH）は，グルタミン酸，システイン，グリシンがつながったトリペプチドであり，グルタチオン S-トランスフェラーゼの作用で，システインのチオール基（―SH）を介して生体異物と結合する。グルタチオンは細胞質の還元剤として，酸化作用をもつ物質の阻害剤として機能する。

④ アルコールの分解

　　飲酒などにより体内に入った**エタノール**は，**アルコールデヒドロゲナーゼ** alcohol dehydrogenase のはたらきにより**アセトアルデヒド**となり，さらに**アルデヒドデヒドロゲナーゼ** aldehyde dehydrogenase のはたらきにより**酢酸**にかえられる（▶図9-7）。これらの反応は肝臓で行われる。アルコールデヒドロゲナーゼの活性には亜鉛イオン（Zn^{2+}）を必要とする。

　　酢酸はATPを消費してアセチルCoA合成酵素によりアセチルCoAとなるため，エタノールの過剰摂取により脂肪酸合成が亢進し，脂肪肝になることが

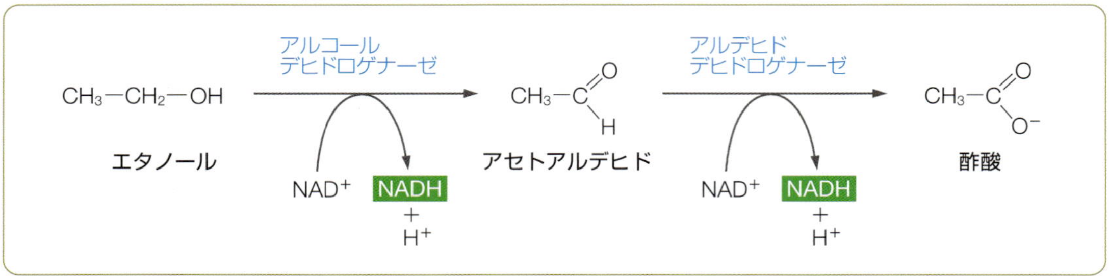

▶図 9-7　エタノールの代謝

ある。また，大量飲酒により NADH が大量に産生されると，糖新生経路が進まなくなり，低血糖と乳酸アシドーシスが引きおこされることがある。

飲酒により，シトクロム P450 のファミリーであるミクロソームエタノール酸化系 microsome ethanol–oxidizing system（MEOS）の酵素が誘導され，エタノール分解にはたらくようになる。

C 活性酸素とその除去反応

① 活性酸素の種類

フリーラジカル ▶ 原子の最外殻の電子は，対になって安定するが，対にならず単独で存在する場合，その電子は**不対電子**とよばれる。不対電子をもつ原子や分子は**フリーラジカル**とよばれ[1]，ほかの原子や分子から電子を1つ奪い，電子対をつくろうとする。すなわち，フリーラジカルは酸化作用をもち，フリーラジカル自身は還元される[2]。

活性酸素種 ▶ 活性酸素種 reactive oxygen species（ROS）とは，過酸化水素やスーパーオキシドアニオンラジカルのように，気体の酸素（O_2）よりも活性化された状態の酸素分子やその関連物質をいう（▶図9-8）。ROS は，その酸化作用により生体に悪影響をもたらす。

(1) DNA などの核酸に損傷を与えるため，発がんの原因となる。
(2) 血管壁に損傷を与え，動脈硬化や心筋梗塞，脳梗塞の原因となる。
(3) 染色体のテロメア（▶177, 197 ページ）に損傷を与え，老化が促進され，寿命の短縮につながる。
(4) 角膜を構成するタンパク質が損傷を受けて変性することにより，角膜が

---

[1] 単に**ラジカル**とよばれることもある。
[2] 物質が電子を失ったとき，「酸化された」といい，物質が電子を受け取ったとき，「還元された」という。

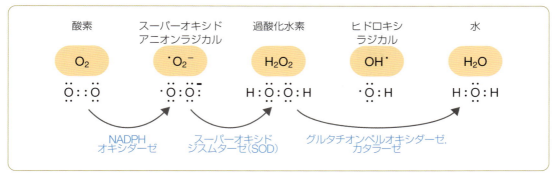

▶図9-8　おもな活性酸素とその分解酵素

混濁し，白内障となる。
(5) 皮膚の細胞の褐色顆粒を増加させ，シミの原因となる。

スーパーオキシド
アニオンラジカル ▶　スーパーオキシドアニオンラジカルは，単にスーパーオキシドともよばれ，電子伝達系の複合体Ⅳ(▶84ページ)において，数％発生する。赤血球のヘモグロビンの鉄(Ⅱ)イオン(Fe^{2+})と結合した酸素がスーパーオキシドになる場合もある。スーパーオキシドは体内でスーパーオキシドジスムターゼ(SOD)により，過酸化水素に変換される。ただし，スーパーオキシドは，白血球(好中球)内に備蓄され，貪食した細菌を殺す際にも利用される。

ヒドロキシ
ラジカル ▶　ヒドロキシラジカルは，過酸化水素がスーパーオキシドや金属イオンと反応して産生される。不安定な物質であるため存在時間は非常に短いが，酸化力は強く，タンパク質や脂質，糖質，核酸と反応する。

過酸化水素 ▶　過酸化水素(H_2O_2)は，酸化力は弱いが，比較的安定した物質で，寿命が長い。ミエロペルオキシダーゼにより，さらに毒性の高い次亜塩素酸(HOCl)にもなりうる。

② 活性酸素の除去反応

除去にかかわる
酵素 ▶　活性酸素を分解・除去するために，以下の酵素が存在する(▶図9-8)。

[1] **スーパーオキシドジスムターゼ** superoxide dismutase **(SOD)**　スーパーオキシドを過酸化水素にかえる。この酵素は，銅(Ⅱ)イオン(Cu^{2+})と亜鉛イオン(Zn^{2+})を補因子として必要とする。

[2] **カタラーゼ** catalase　過酸化水素を水にかえる。ヘムを補因子として必要とする(▶157ページ)。

[3] **グルタチオンペルオキシダーゼ** glutathione peroxidase　過酸化水素を水にかえる。セレン(Se)を含有する。グルタチオンレダクターゼと連動してはたらく。

抗酸化物質 ▶　生体内には，抗酸化物質(生体内還元物質)が存在し，過酸化物質から生体を保護している。おもな抗酸化物質は次の通りである。

[1] **ビタミンC**　スーパーオキシドを除去する（▶42ページ）。
[2] **ビタミンE**　ヒドロキシラジカルを抑制する（▶43ページ）。
[3] **グルタチオン**　細胞質で抗酸化物質（還元剤）としてはたらく（▶163ページ）。
[4] **尿酸**（▶191ページ）　ヒドロキシラジカルを除去する。

グルコース-6-リン酸デヒドロゲナーゼ欠損症 グルコース-6-リン酸デヒドロゲナーゼ欠損症（グルコース-6-リン酸脱水素酵素欠損症）では，ペントースリン酸経路（▶89ページ）からのNADPHが供給されないため，還元型グルタチオンの量を一定に保つことができない。そのため，赤血球において，グルタチオンペルオキシダーゼによる過酸化物の除去ができなくなり，赤血球が損傷を受け，溶血性貧血をきたす。

ゼミナール
復習と課題

❶ ヘムのポルフィリン環に結合している金属イオンはどれか。
　1．鉄　　2．コバルト　　3．マグネシウム　　4．カルシウム

❷ ヘムをもたないタンパク質はどれか。
　1．ミオグロビン　　2．カタラーゼ　　3．アルブミン
　4．シトクロムP450

❸ ヘム合成について誤っている記述はどれか。
　1．ヘムの生合成材料はスクシニルCoAとグリシンである。
　2．5-アミノレブリン酸合成酵素が律速段階となる酵素である。
　3．鉛によりフェロケラターゼの酵素活性が阻害される。
　4．肝臓では遊離ヘムによるポジティブフィードバック制御が行われる。

❹ ヘムオキシゲナーゼによりヘムが分解されてできるものに含まれないのはどれか。
　1．鉄イオン　　2．一酸化炭素　　3．ビリベルジン　　4．グロビン

❺ シトクロムP450について誤っているのはどれか。
　1．モノオキシゲナーゼである。
　2．ヘムタンパク質である。
　3．電子供与体として$FADH_2$を使用する。
　4．多くが酵素誘導を受ける。

❻ 活性酸素が原因ではないのはどれか。
　1．発がん　　2．血管障害　　3．皮膚のシミ　　4．痛風

第2部
遺伝情報とその発現

生化学

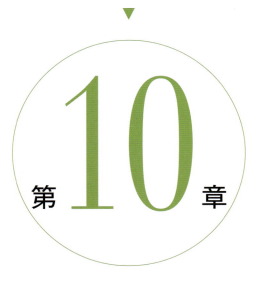

第10章

遺伝子と核酸

A 遺伝情報

① 遺伝子の本体としてのDNA

遺伝学 genetics は，遺伝継承 heredity と多様性 variation を研究する学問である。遺伝学では，**遺伝子** gene や環境要因をもとに，遺伝子の性質・機能や対立遺伝子（▶178ページ）の組み合わせといった**遺伝子型** genotype とともに，遺伝子発現によってあらわれる**表現型** phenotype も研究対象とする。

遺伝子の実体が**デオキシリボ核酸** deoxyribonucleic acid（DNA）であることは，以下のさまざまな実験から証明された。

グリフィスの実験▶ グリフィス Griffith, F. は，病原性をもつS型肺炎双球菌と病原性をもたないR型肺炎双球菌の2種類を用いて，マウスへの感染実験を行った。S型菌を接種されたマウスは死ぬが，R型菌を接種されたマウスは死なず，また，S型菌を加熱して死滅させたものを接種されたマウスは死ななかった。しかし，加熱して死滅させたS型菌と加熱していないR型菌を混合したものを接種した場合，マウスは死んだ。この結果よりグリフィスは，「死んだS型菌に含まれるなんらかの物質（遺伝子）が原因となって，R型菌が致死性のS型菌に形質転換した」と推測した（▶図10-1-a）。

アベリーの実験▶ アベリー Avery, O. T. は，グリフィスと同様にS型菌をタンパク質分解酵素やDNA分解酵素などで処理してR型菌にまぜ，感染実験を行った（▶図10-1-b）。この実験では，DNA分解酵素で処理したものをR型菌にまぜたときは形質転換をおこさず，マウスは死ななかった。つまり，形質転換をおこす遺伝子の本体はDNAであることが証明された。

ハーシーと **チェイスの実験▶** バクテリオファージは大腸菌に寄生するウイルスの一種で，感染すると細菌内部で増殖し，細菌を破壊して外に出る。ハーシー Hershey, A. D. とチェイス Chase, M. C. は，バクテリオファージのDNAとタンパク質に，それぞれ放射性同位体 ^{32}P と ^{35}S を組み込んで標識し，細菌感染に必要な要素はDNAなのか，タンパク質なのかを調べた（▶図10-1-c）。^{32}P で標識した場合は大腸菌の細胞から放射活性が検出され，^{35}S で標識した場合は検出されなかった。したがって，細菌に感染する遺伝物質はDNAであることが証明された。

DNAの構造の **発見▶** シャルガフ Chargaff, E. は，生物のDNAにおいて，アデニン（A）とチミン（T）の含量，およびシトシン（C）とグアニン（G）の含量が等しいことを示した。

ワトソン Watson, J. D. とクリック Crick, F. H. C. は，これまでの知見や，ウィルキンス Wilkins, M. H. F. とフランクリン Franklin, R. E. によるDNAのX線結晶構造解析のデータをもとに，**DNAの二重らせん構造**を提唱した（▶図10-1-d）。この構造から，DNAは半保存的に複製が可能な物質であること，つまりDNAは情報を受け継ぐことができる物質であることが示された。その後，

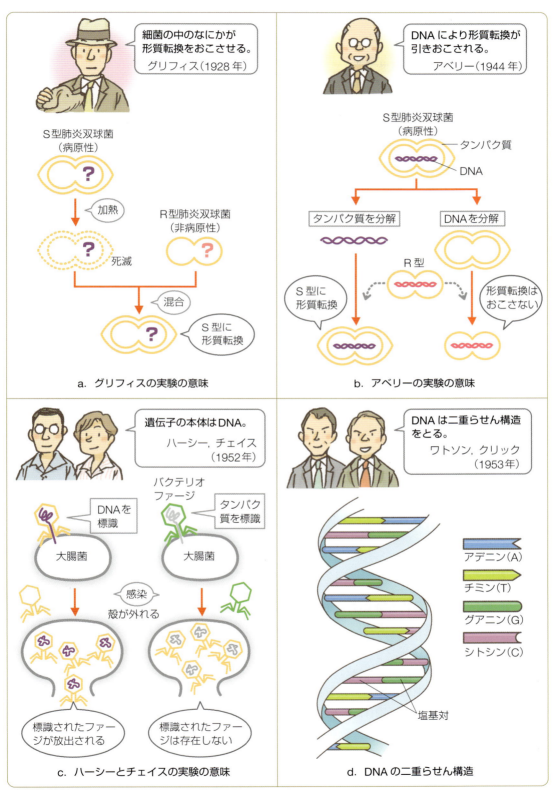

▶図10-1　遺伝子の本体としてのDNA

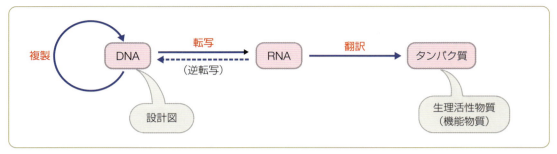

▶図 10-2 セントラルドグマ

メセルソン Meselson, M. とスタール Stahl, F. により，DNA の半保存的複製(▶194 ページ，図 11-1)が証明された。

② セントラルドグマ

DNA から DNA が**複製**され，DNA から RNA へと情報が**転写**され，さらに RNA が**翻訳**され，タンパク質が合成されるという遺伝情報の流れを，**セントラルドグマ** central dogma とよぶ(▶図 10-2)。最近では，RNA や DNA が，生体の設計図としての役割だけではなく，機能分子としてもはたらくことが知られている。また，**逆転写**(▶210 ページ)や **RNA 編集**(▶222 ページ)といった，セントラルドグマの一方向性から逸脱する例も知られている。

B 遺伝学の基礎知識

① 細胞分裂

1 体細胞分裂と減数分裂

真核生物では，遺伝情報を運ぶ DNA は細胞の核の中に存在する。細胞が分裂するときには，DNA を正確に複製して，新しく生じる細胞に引き継がなければならない。また，DNA を子孫に引き継ぐためには，DNA が適切に卵子・精子といった生殖細胞(配偶子)に分配される必要がある。

細胞は**細胞分裂** cell division により増える。細胞分裂には，からだを構成している細胞(体細胞)が行う**体細胞分裂** mitosis と，配偶子が形成されるときに行われる**減数分裂** meiosis がある(▶図 10-3)。

体細胞分裂▶ 体細胞分裂では，1 個の細胞(母細胞)から新しい 2 個の細胞(娘細胞)ができる。分裂は DNA が複製されたのちにおこるため，染色体の数($2n$)はかわらない。

減数分裂と受精▶ 一方，減数分裂では，娘細胞(配偶子)の染色体の数は半分(n)になる。減数

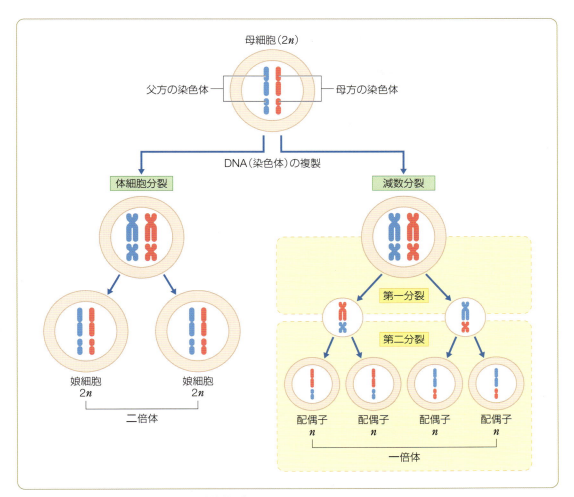

▶図 10-3 細胞分裂(体細胞分裂と減数分裂)

分裂によってできた精子(n)と卵(n)が受精により融合すると、受精卵の染色体数は、$2n$になる[1]。

一倍体と二倍体 ▶ 配偶子のように1組の染色体(n)をもつ細胞を**一倍体** haploid とよぶ。一方、$2n$の染色体数をもつ細胞は、**二倍体** diploid とよばれる。

ヒトの細胞は、46本($2n=46$)の染色体をもつ(▶176ページ、図 10-6-a)。減数分裂により染色体数は半分になり、ヒトの精子と卵子は、それぞれ23本($n=23$)の染色体をもつ。

2 細胞周期

細胞周期 cell cycle とは、1つの細胞から2つの娘細胞が生み出される過程

---

[1] サットン Sutton, W. は、減数分裂における染色体の挙動はメンデルの法則に従うとする染色体説を提唱した。

をいう．細胞周期は，以下の**期** phase に分類される（▶図10-4）．

[1] **G_1期（DNA合成準備期）** M期とS期の間で，DNA複製の準備ができているかの確認がなされる．

[2] **S期（DNA合成期）** DNAが複製されて2倍になる．

[3] **G_2期（分裂準備期）** S期とM期の間で，分裂が可能かどうかの確認がなされる．

[4] **M期（分裂期）** 複製されたDNAが凝集して染色体となり，染色体は縦に裂けて分配され，2つの娘細胞ができる．このときDNAも分配される．

[5] **G_0期（静止期）** 細胞が周期から外れた，または分裂をとめている状態である．

細胞分裂により生じた娘細胞が再び分裂を開始するまでの間，すなわちM期と次のM期の間（G_1期〜S期〜G_2期）を**間期** interphase という．

皮膚や腸の上皮細胞，血液細胞は盛んに細胞分裂を繰り返すが，神経細胞や心筋細胞は，発生が終了するとそれ以降はほとんど分裂することはない．このような細胞はG_0期に入っている．また，肝細胞はふだんはG_0期にあり分裂

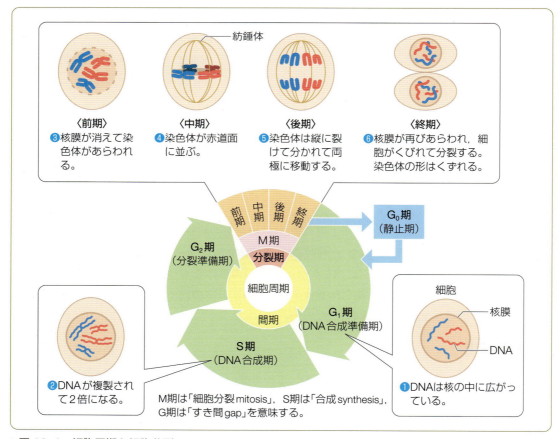

▶図10-4　細胞周期と細胞分裂

することはないが，損傷などを受けると G_1 期に戻り，細胞分裂を始めるようになる。手術で肝臓の一部を切除しても，再生するのはこのためである。秩序なく増殖するがん細胞も，細胞周期の異常が原因で生じる（▶273ページ）。

② 染色体

1 ヌクレオソーム構造

ゲノム ▶ ある生物種の個体に必要なすべての遺伝的情報を**ゲノム** genome とよぶ。生物種ごとに固有のゲノムが存在する。原核細胞と比べ，真核細胞のゲノムを構成する DNA は巨大であるため，核に収納するために効率的に折りたたまれる必要がある（▶図 10-5）。ヒトのゲノムは，46 本に分けられて細胞の核内に存在する。

ヌクレオソーム ▶ 細胞周期の間期では，2 本鎖 DNA は**ヒストン** histone というタンパク質の周
構造 囲を 1.75 回転して巻きついた**ヌクレオソーム** nucleosome という構造をとる。さらにこれが何段階にも折りたたまれて核の中におさまっている。これを**染色質** chromatin（クロマチン）という。分裂期において，染色質がさらに密にまとめられることで，**染色体**がつくられる。

密に濃縮された染色質を**ヘテロクロマチン** heterochromatin，粗に集められ

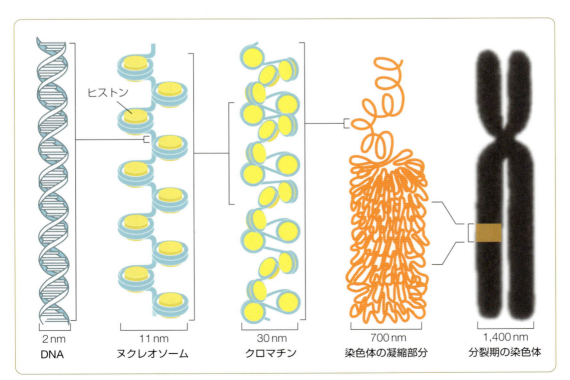

▶図 10-5　染色体の構造

た染色質を**ユークロマチン** euchromatin という。ヘテロクロマチンは，後述するセントロメアやテロメアのような転写が不活性な遺伝子領域を含む領域であり，ユークロマチンは活性な遺伝子領域と考えられている。

2 相同染色体

相同染色体 ▶ ヒトの46本の染色体（▶図10-6-a）のうち，半分（1セット）は母親から，もう半分（1セット）は父親から引き継いだものである。これらは，細胞周期のM期に，同じ大きさと形をもつ1対の染色体としてみられるようになり，**相同染色体** homologous chromosome とよばれる（▶図10-6-b）。また，染色体には，

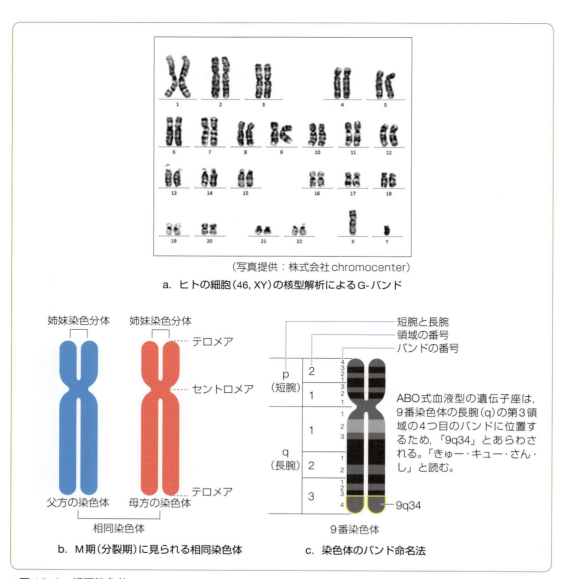

（写真提供：株式会社 chromocenter）

a. ヒトの細胞（46, XY）の核型解析によるG-バンド

b. M期（分裂期）に見られる相同染色体

c. 染色体のバンド命名法

ABO式血液型の遺伝子座は，9番染色体の長腕（q）の第3領域の4つ目のバンドに位置するため，「9q34」とあらわされる。「きゅー・キュー・さん・し」と読む。

▶図10-6 相同染色体

雌雄で共通する**常染色体**と，性を決めるのにかかわる**性染色体**がある。

セントロメアとテロメア ▶ S期で複製されたDNAは，M期でそれぞれ**姉妹染色分体** sister chromatid となり，**セントロメア** centromere で結合している。セントロメアには**動原体** kinetochore というタンパク質複合体が結合しており，細胞分裂の際には微小管が結合し，紡錘体を形成して姉妹染色分体を両側に引っぱり，娘細胞に分配する（▶図 10-4）。また，DNAの末端がある染色体の両端は，**テロメア** telomere とよばれ，細胞の寿命に関与する（▶197 ページ）。

分染法 ▶ 染色体は特定の染色液によって，固有の縞模様（バンドパターン）を描き出すことができる。これを**分染法**といい，G 染色法やQ 染色法などがある（▶図 10-6-a）。これにより，核にある染色体の型，すなわち**核型** karyotype（カリオタイプ）を調べることができ，染色体異常（▶201 ページ）の検査に利用されている。

染色体のバンドの命名法 ▶ 染色体のセントロメアをはさんだ両側は，**染色体腕**（染色体アーム）とよばれ，短いほうを**短腕**，長いほうを**長腕**とよぶ。分染法によって得られるバンドパターンは，染色体ごとに固有のものなので，記号と数字であらわされ，遺伝子の染色体上の位置を示す番地として利用されている（▶図 10-6-c）。

3 X染色体の不活化

哺乳類の雌の細胞には，性染色体として，母親由来と父親由来の2本のX染色体がある。これらのX染色体は，発生初期の段階にそれぞれの細胞の中で，2つのうちランダムに選ばれた1本が凝集してヘテロクロマチンになる。それ以降は，細胞分裂を繰り返しても，もとの細胞と同じほうのX染色体が凝集する（▶図 10-7）。したがって哺乳類の雌には，父親由来のX染色体が不活性になった細胞群と，母親由来のX染色体が不活性になった細胞群が存在する。

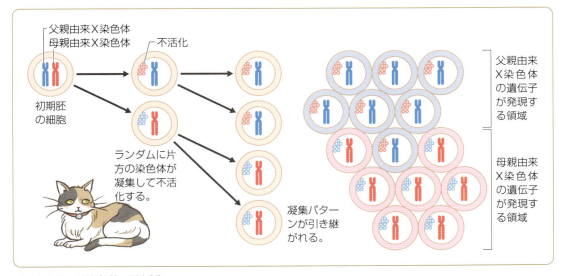

▶図 10-7 X染色体の不活化

たとえば、ネコの毛色を決める遺伝子はX染色体上にあるため、X染色体の不活化の影響を受ける。よって三色の毛色があらわれる三毛猫のほとんどは雌であり、雄はきわめてまれである。

③ メンデル遺伝学

1 メンデルの法則

メンデル Mendel, G. J. は、エンドウを使用した交配実験(1856～1862年)において、各世代にあらわれる表現型を調べることで、3つの遺伝法則(メンデルの法則)を見いだした。メンデルの法則とは、**優性の法則**、**分離の法則**、**独立の法則**をいう(▶図10-8～10)。メンデルの死後16年が過ぎた1900年に、ド＝フリース de Vries, H.(オランダ)、コレンス Correns, C. E.(ドイツ)、チェルマック Tschermak, E.(オーストリア)は、別々に研究を行い、メンデルと同じ結果を得た(メンデルの遺伝法則の再発見)。

優性の法則▶ 形・色・機能など、個体が示すさまざまな特性を**表現型** phenotype(フェノタイプ)といい、特性に影響する遺伝子のセットのことを**遺伝子型** genotype(ジェノタイプ)という。たとえば、エンドウの豆の色には、黄色と緑色という2つの形質(対立形質)があり、この形質を決める遺伝子として「A」と「a」がある。A遺伝子とa遺伝子は**対立遺伝子** allele(アレル)であるため、個体(この

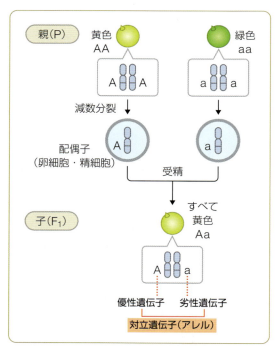

▶図10-8 優性の法則

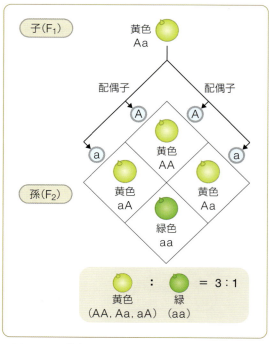

▶図10-9 分離の法則

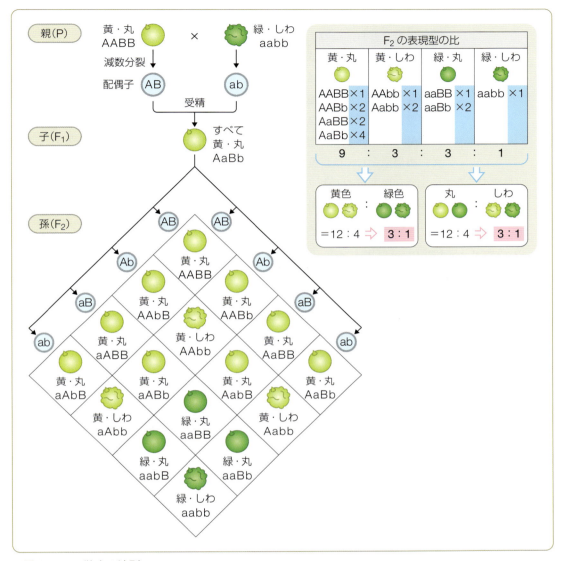

▶図 10-10　独立の法則

場合，個々の豆）は，「AA」，「Aa」，「aA」，「aa」の 4 つの遺伝子型のいずれかをもつ。このとき，AA をもつ個体は黄色，aa をもつ個体は緑色になるが，Aa と aA をもつ個体も黄色になる[1]。これを**優性の法則**といい，A のように表現型として出現する遺伝子を**優性遺伝子** dominant gene，a のように表現型としてあらわれない遺伝子を**劣性遺伝子** recessive gene とよぶ[2]（▶図 10-8）。

---

[1] AA どうしを何回かけ合わせても，出現する子の遺伝子型は AA であり，形質もかわらない。このように，遺伝的に均一な系統を**純系**とよぶ。また，AA や aa のように，同じ形質の対立遺伝子をもつものを**ホモ接合体**，Aa のように異なる形質の対立遺伝子をもつものを**ヘテロ接合体**とよぶ。

[2] 「dominant・recessive」の訳として，2017 年，日本遺伝学会からは，「顕性・潜性」を使用することが提案されている。

両親がそれぞれ AA（黄色）と aa（緑色）である場合，子はすべて Aa（黄色）の遺伝子型をもち，この子孫を**第一代**(F_1)とよぶ。

分離の法則 ▶ 次に，F_1 である Aa（黄色）どうしをかけ合わせる。それぞれの個体の減数分裂では，対になっている遺伝子（A と a）は分かれて別々の配偶子に入る。これを**分離の法則**という（▶図 10-9）。受精のときにはそれぞれの配偶子にある遺伝子が受精して再び対になる。こうして生じた**第二代**(F_2)は，その組み合わせから AA，Aa，aa という遺伝子型が，1：2：1 の割合で生じることになる。よって，表現型としては，黄色：緑色＝3：1 となる。

独立の法則 ▶ また，エンドウの豆の色（黄色と緑色）と豆の形（丸としわ）といった 2 つ以上の遺伝子型があった場合，それぞれの対立遺伝子は独立して子孫に遺伝する。これを**独立の法則**という（▶図 10-10）。

2 メンデルの法則に従う遺伝病

ヒトの遺伝病のなかには，メンデルの法則に従うものもある。原因となる遺伝子が常染色体上にある**常染色体遺伝病**と，性染色体上にある**性染色体遺伝病**がある。

常染色体優性遺伝病 ▶ 常染色体優性遺伝病の疾病遺伝子 A は，常染色体上にある（▶図 10-11-a）。
(1) A は優性遺伝子であり，正常遺伝子 a との組み合せ Aa で発症する。
(2) AA は重症あるいは死産（流産）になることが多い。
(3) 各世代に連続して患者が出現することが多い。
(4) 患者の男女比は，約 1：1 である。
(5) 兄弟，姉妹間における患者と非患者の比は，約 1：1 である。

常染色体劣性遺伝病 ▶ 常染色体劣性遺伝病の疾病遺伝子 a は，常染色体上にある（▶図 10-11-b）。
(1) a は劣性遺伝子であり，劣性どうしの組み合せ aa で発症する。
(2) 患者の親はともに Aa の遺伝子をもつ保因者である。
(3) 患者の男女比は，約 1：1 である。
(4) Aa（保因者）は発症しない。
(5) 兄弟，姉妹間における患者と非患者の比は，約 1：3 である。

X 連鎖劣性遺伝病 ▶ 疾病遺伝子 a は，性染色体である X 染色体上にあるため，X 連鎖（X 染色体連鎖）遺伝病とよばれる（▶図 10-11-c）。
(1) X 染色体上にある a は，劣性遺伝子である（X_a）。
(2) 疾病遺伝子 X_a をもつ男性（X_aY）が発病する[1]。
(3) 患者男性 X_aY の娘は，患者男性の妻が X_AX_a（保因者）もしくは X_aX_a（発症者）でない限り，X_AX_a（保因者）となる。この保因者の息子の約半分は X_aY となり，罹患する。したがってこの家系においては，1 世代おきに男性が発病する傾向がある。

---

[1] X 連鎖劣性遺伝は，性に伴って遺伝するため，伴性遺伝とよばれることもある。

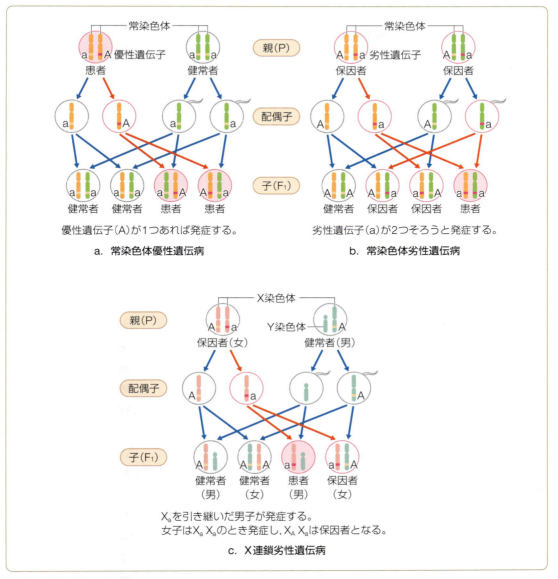

▶図 10-11 ヒトの遺伝病

(4) 患者男性 X_aY の息子には，Y 染色体のみが伝達するため，患者男性の妻が X_AX_a（保因者）もしくは X_aX_a（発症者）でない限り，全員正常である。したがって，男性から息子には疾病遺伝子は伝わらない。

④ モザイクとキメラ

1つの個体のなかでも，それぞれの細胞がもつ遺伝子が異なる場合がある。

モザイク▶ 1つの受精卵から生じた個体において，2種類以上の遺伝的に異なる細胞系列が混在することを**モザイク** mosaic という（▶図 10-12）。ヒトでは，発生の段

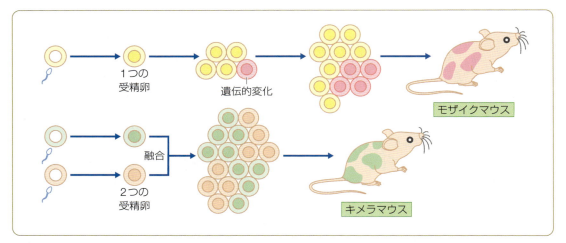

▶図 10-12　モザイクとキメラ

階において，放射線などの影響により，ある幹細胞の遺伝子の一部に変異が入り，個体の細胞系がモザイクとなることがある。実際，一卵性双生児の間でも疾患への感受性が異なることがあり，それは各個体の細胞系がモザイクになっているためと推測されている。

キメラ▶　一方，異なる受精卵が融合し，2つ以上の遺伝的に異なる細胞系列が混在したものを**キメラ** chimera とよぶ（▶図 10-12）。ノックアウトマウスを作製する際には，必ず複数系統の細胞からなるキメラマウスが作製される（▶208 ページ，図 11-14）。ヒトでは，きわめてまれではあるが，二卵性双生児の細胞が発生段階で融合した場合に，キメラとなることがある。

モザイクやキメラでは，メンデル遺伝に従わない遺伝形式となることがある。

⑤ 細胞質遺伝

ミトコンドリア DNA▶　ミトコンドリアに存在するミトコンドリア DNA は，クリステに結合している（▶19 ページ，図 1-16）。ヒトのミトコンドリアゲノムは 16,569 塩基対からなり，環状 2 本鎖構造をとる。13 個のタンパク質，2 個の rRNA および 22 個の tRNA がコードされている。

細胞質遺伝▶　ミトコンドリア DNA は，母親の卵細胞の細胞質を通して子どもに伝達されるため，父親のもつミトコンドリア DNA は子孫に伝わらない。核以外の細胞質にある遺伝子による遺伝を**細胞質遺伝**という。細胞質遺伝はメンデルの遺伝法則に従わず（非メンデル遺伝），母系遺伝となる。

たとえば，ミトコンドリア脳筋症・乳酸アシドーシス・脳卒中様発作症候群（MELAS，メラス）は，ミトコンドリア DNA の変異により発症する。ミトコンドリア DNA の変異により，電子伝達系による ATP の産生が抑制されることにより解糖系が亢進し，血中や髄液中の乳酸が上昇する。

C 核酸の構造と機能

1 核酸の構成成分

核酸 nucleic acid は，ペントース（五炭糖），リン酸および**塩基**を構成要素とする（▶図 10-13）。

ペントース ▶ 核酸に含まれるペントースには，リボースとデオキシリボースの2種があり，**リボ核酸** ribonucleic acid（RNA）にはリボースが，**デオキシリボ核酸** deoxyribonucleic acid（DNA）にはデオキシリボースが含まれる（▶図 10-14）。

塩基 ▶ 核酸を構成する塩基には，**アデニン** adenine（A），**グアニン** guanine（G），**シトシン** cytosine（C），**ウラシル** uracil（U），**チミン** thymine（T）の5種がある。アデニンとグアニンはプリン骨格をもち，チミン・シトシン・ウラシルはピリミジン骨格をもつ（▶図 10-13-c）。RNA は A, G, C, U, DNA は A, G, C, T を構成成分とする。

ヌクレオチドとヌクレオシド ▶ ペントースの1'位に塩基が結合した化合物を**ヌクレオシド** nucleoside という（▶図 10-13-a）。ヌクレオシドの5'位にリン酸がエステル結合した化合物を**ヌクレオチド** nucleotide という（▶図 10-13-b）。ヌクレオシドに，リン酸が1つ結合したものをヌクレオシド一リン酸，2つ結合したものをヌクレオシド二リン酸，3つ結合したものをヌクレオシド三リン酸（NTP）という。

たとえば，デオキシアデノシンの5'位に，リン酸が1つ結合したものがデオキシアデノシン 5'-一リン酸 deoxyadenosine 5'-monophosphate（dAMP，デオキシアデニル酸 deoxyadenylic acid）であり（▶図 10-14-a），リン酸が2つ結合したものがデオキシアデノシン 5'-二リン酸 deoxyadenosine 5'-diphosphate（dADP），リン酸が3つ結合したものがデオキシアデノシン 5'-三リン酸 deoxyadenosine 5'-triphosphate（dATP）である。

同様に，アデニンにリボースが結合したアデノシンの5'位に，リン酸が1つ結合したものがアデノシン 5'-一リン酸 adenosine 5'-monophosphate（AMP，

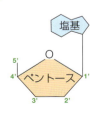
a. ヌクレオシド

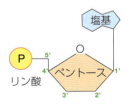
b. ヌクレオチド

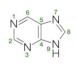
プリン骨格
グアニン，アデニン

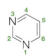
ピリミジン骨格
チミン，シトシン，ウラシル

c. 塩基の骨格

塩基の各炭素原子の番号が優先されるため，ペントース（五炭糖）の炭素原子の番号にはプライム（'）をつける。

▶図 10-13　核酸の構成成分

a. DNAを構成するヌクレオチド

構造	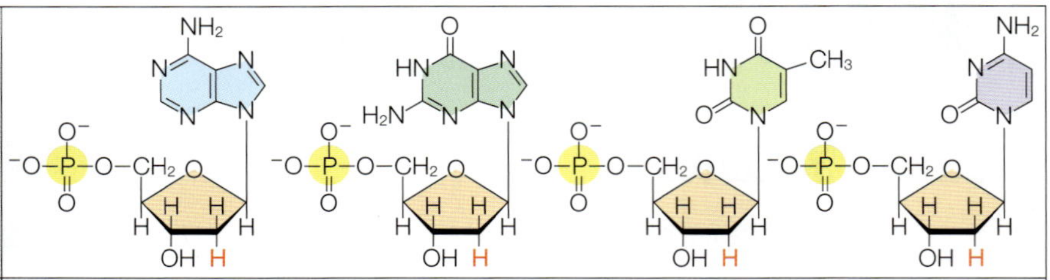			
デオキシリボ ヌクレオシド 5'―リン酸	デオキシアデニル酸	デオキシグアニル酸	デオキシチミジル酸	デオキシシチジル酸
記号	A, dA, dAMP	G, dG, dGMP	T, dT, dTMP	C, dC, dCMP
デオキシリボ ヌクレオシド	デオキシアデノシン	デオキシグアノシン	デオキシチミジン	デオキシシチジン
塩基	アデニン	グアニン	チミン	シトシン
ペントース	デオキシ-D-リボース（デオキシリボース）			

b. RNAを構成するヌクレオチド

構造	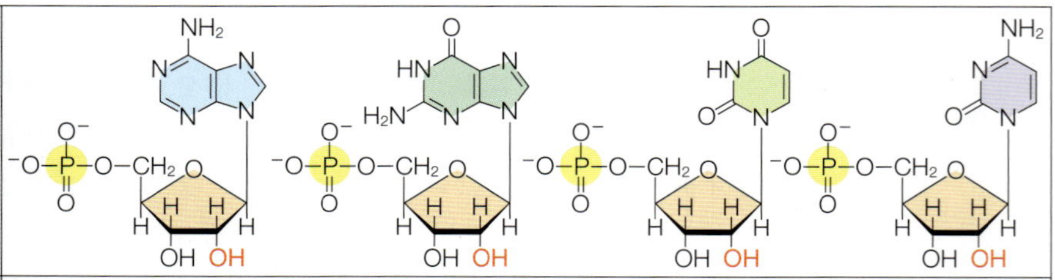			
リボヌクレオシド 5'―リン酸	アデニル酸	グアニル酸	ウリジル酸	シチジル酸
記号	A, AMP	G, GMP	U, UMP	C, CMP
リボ ヌクレオシド	アデノシン	グアノシン	ウリジン	シチジン
塩基	アデニン	グアニン	ウラシル	シトシン
ペントース	D-リボース			

▶図 10-14　ヌクレオチドの化学構造

アデニル酸 adenylic acid）であり（▶図 10-14-b），リン酸が 2 つ結合したものがアデノシン 5'-二リン酸 adenosine 5'-diphosphate（ADP），リン酸が 3 つ結合したものがアデノシン 5'-三リン酸 adenosine 5'-triphosphate（ATP）である（▶36 ページ，図 2-11-a）．

ホスホジエステル結合 ▶ ヌクレオチドが長く連結した鎖状の高分子化合物が DNA と RNA である．ヌクレオチドは，ペントースの 5' 位のリン酸基と 3' 位のヒドロキシ基がエステル結合（ホスホジエステル結合）を形成することで，連結される（▶図 10-15-a）．

相補的塩基対 ▶ DNA は 2 本がらせん状に絡み合った**二重らせん構造** double helix をとる（▶図 10-15-c）．2 本鎖からは，らせんの内側に向かってヌクレオチドの塩基部分

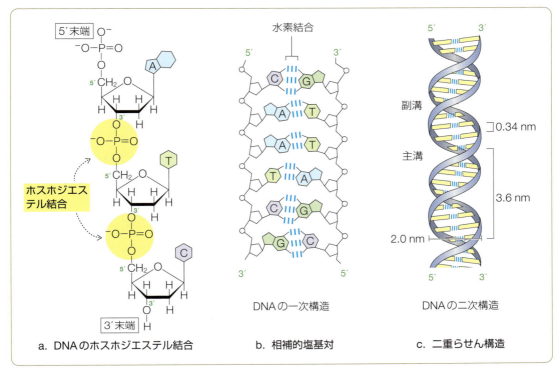

▶図 10-15　DNA 鎖

がつき出している。このとき，A と T，G と C がそれぞれ水素結合により塩基対を形成している。これを**相補的塩基対** complementary base pair という（▶図 10-15-b）。つまり，片方の DNA 鎖の塩基の配列が決まれば，もう片方の DNA 鎖の配列も決まる。このような DNA の塩基の相補性が，遺伝情報が正しく伝えられることの基盤となる（半保存的複製，▶194 ページ，図 11-1）。

② DNA の構造

DNA は，動物では細胞の核やミトコンドリアに存在し，植物ではさらに葉緑体にも存在する。DNA は遺伝情報を担うゲノムの実体である。

二重らせん構造 ▶　DNA の一次構造とは，塩基の配列順序のことを意味する遺伝情報そのものである。DNA の二次構造が二重らせんである。二重らせんの深い溝を主溝，浅い溝を副溝とよぶ（▶図 10-15-c）。

DNA の変性と ▶　2 本鎖の DNA は，ある温度以上に加熱したり，pH 10 以上にしたりすると，
アニーリング　塩基対を形成する水素結合が切れて，1 本鎖にほどける（▶図 10-16）。これを **DNA の変性** denaturation という。熱変性した DNA を含む溶液をゆっくり冷却すると，相補的な鎖はみずから結合して再び 2 本鎖に戻る。これを**アニーリング** annealing という。さまざまな DNA 解析技術においては，この性質が利用されている（▶198 ページ，Column「PCR 法」）。

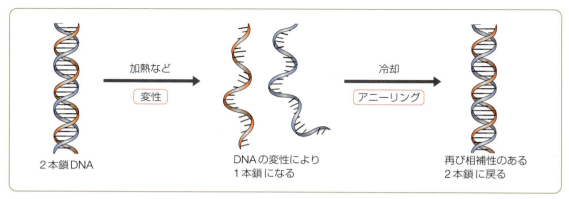

▶図 10-16　DNA の変性とアニーリング

▶表 10-1　RNA の種類と機能

RNA の種類		略号	機能
コーディング RNA	伝令 RNA（メッセンジャー RNA, messenger RNA）	mRNA	タンパク質のアミノ酸配列をコードしている（▶230 ページ）。
ノンコーディング RNA	運搬 RNA（トランスファー RNA, transfer RNA）	tRNA	アミノ酸を結合して，リボソームまで運ぶ（▶231 ページ）。
	リボソーム RNA（ribosomal RNA）	rRNA	タンパク質合成の場であるリボソームの構成成分（▶233 ページ）。
	核内低分子 RNA（small nuclear RNA）	snRNA	RNA スプライシング（▶220 ページ）やテロメア（▶197 ページ）を維持する。
	核小体低分子 RNA（small nucleolar RNA）	snoRNA	核小体に存在して，rRNA やほかの RNA の化学修飾に関与する。
	マイクロ RNA（microRNA）	miRNA	特定の mRNA に対する相補配列をもち，その遺伝子の発現を制御する（▶223 ページ）。
	低分子干渉性 RNA（small interfering RNA）	siRNA	

❸ RNA の構造と種類

RNA の構造▶　リボ核酸 ribonucleic acid（RNA）は，糖成分がリボースであり，塩基の成分としてチミン（T）ではなくウラシル（U）が使われる。RNA は，DNA の 2 本鎖のうち一方を鋳型として，A→U，T→A，G→C，C→G という相補性に従って合成される（▶214 ページ，図 12-1）。

RNA の種類▶　RNA は，アミノ酸情報を含むコーディング RNA と，アミノ酸情報を含まないノンコーディング RNA（非コード RNA）に大別される（▶表 10-1）。

DNA から転写された伝令 RNA（メッセンジャー RNA，mRNA）は，コーディング RNA である。ノンコーディング RNA には，運搬 RNA（トランスファー RNA，tRNA），リボソーム RNA（rRNA），核内低分子 RNA（snRNA），核小体低分子 RNA（snoRNA），マイクロ RNA（miRNA），低分子干渉性 RNA (siRNA)などが存在する。一部の RNA は 2 本鎖構造をとる(▶223 ページ)。

RNA の特性 ▶ DNA はアルカリ溶液中でも安定で切断されることはないが，RNA は，リボースの 2' 位のヒドロキシ基が酸化されやすいため，薄いアルカリ溶液で分解されやすい。この性質は，細胞から DNA を抽出する際に，RNA を除去する操作として利用される。

D 核酸の代謝

① ヌクレオチドの合成

ヌクレオチドには，dAMP や dGMP，AMP，GMP などのプリン塩基をもつプリンヌクレオチドと，dTMP や dCMP，UMP，CMP のようにピリミジン塩基をもつピリミジンヌクレオチドとがある(▶図 10-14)。

ヌクレオチドの合成経路は，原料となる物質から新しく合成される**デノボ経路**(*de novo* 経路，新生経路)と，以前つくられた塩基を回収して糖に再結合させてできる**サルベージ経路**(再利用経路)がある。

1 プリンヌクレオチドの合成

デノボ経路 ▶ プリン骨格は，デノボ経路では，グルタミン，グリシン，アスパラギン酸，10-ホルミルテトラヒドロ葉酸，二酸化炭素(CO_2)を原料とする(▶図 10-17)。

まず，ペントースリン酸経路から供給されるリボース 5-リン酸の 1' 位のヒドロキシ基に 2 つのリン酸が結合して(ピロリン酸化)，**5-ホスホリボシル 1-二リン酸**(ホスホリボシルピロリン酸，PRPP)になる。PRPP は複雑な酵素反応を受けて，ヒポキサンチンの結合した**イノシン一リン酸**(IMP，イノシン酸)となる。そのあと，GMP や AMP へと変換される。

サルベージ経路 ▶ プリンヌクレオチドは，食物を通して体内に取り込まれた遊離塩基から，サルベージ経路で合成される経路もある(▶図 10-18)。

2 ピリミジンヌクレオチドの合成

デノボ経路 ▶ ピリミジン骨格はグルタミン，アスパラギン酸，および二酸化炭素(CO_2)からつくられる(▶図 10-19)。ピリミジンヌクレオチドのデノボ合成では，先にピリミジン骨格を完成させてから，PRPP に結合され，最終的には**ウリジン一リン酸**(UMP)が合成される。UMP はさらにウリジン二リン酸(UDP)，ウリジン三リン酸(UTP)へと変化する。シチジン三リン酸(CTP)やデオキシチミジン三リン酸(dTTP)は，UDP からつくられる。

サルベージ経路 ▶ ピリミジンヌクレオチドはサルベージ経路によっても合成される。

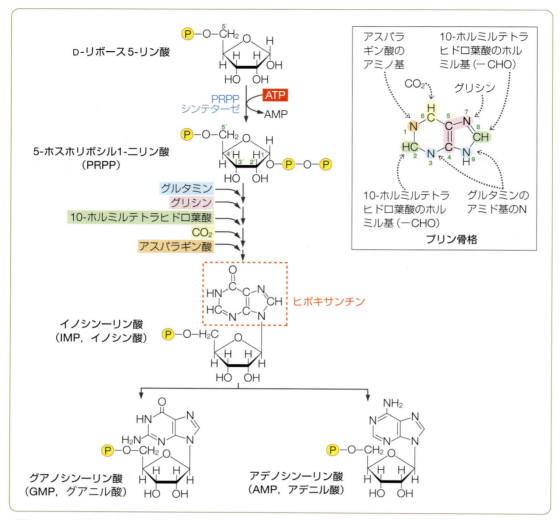

▶図 10-17　プリンヌクレオチドのデノボ合成経路

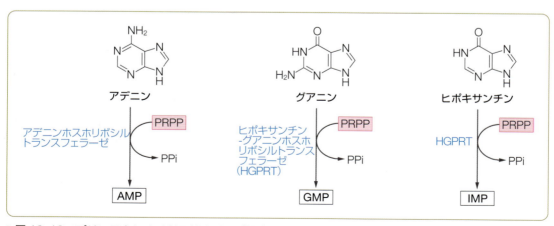

▶図 10-18　プリンヌクレオチドのサルベージ経路

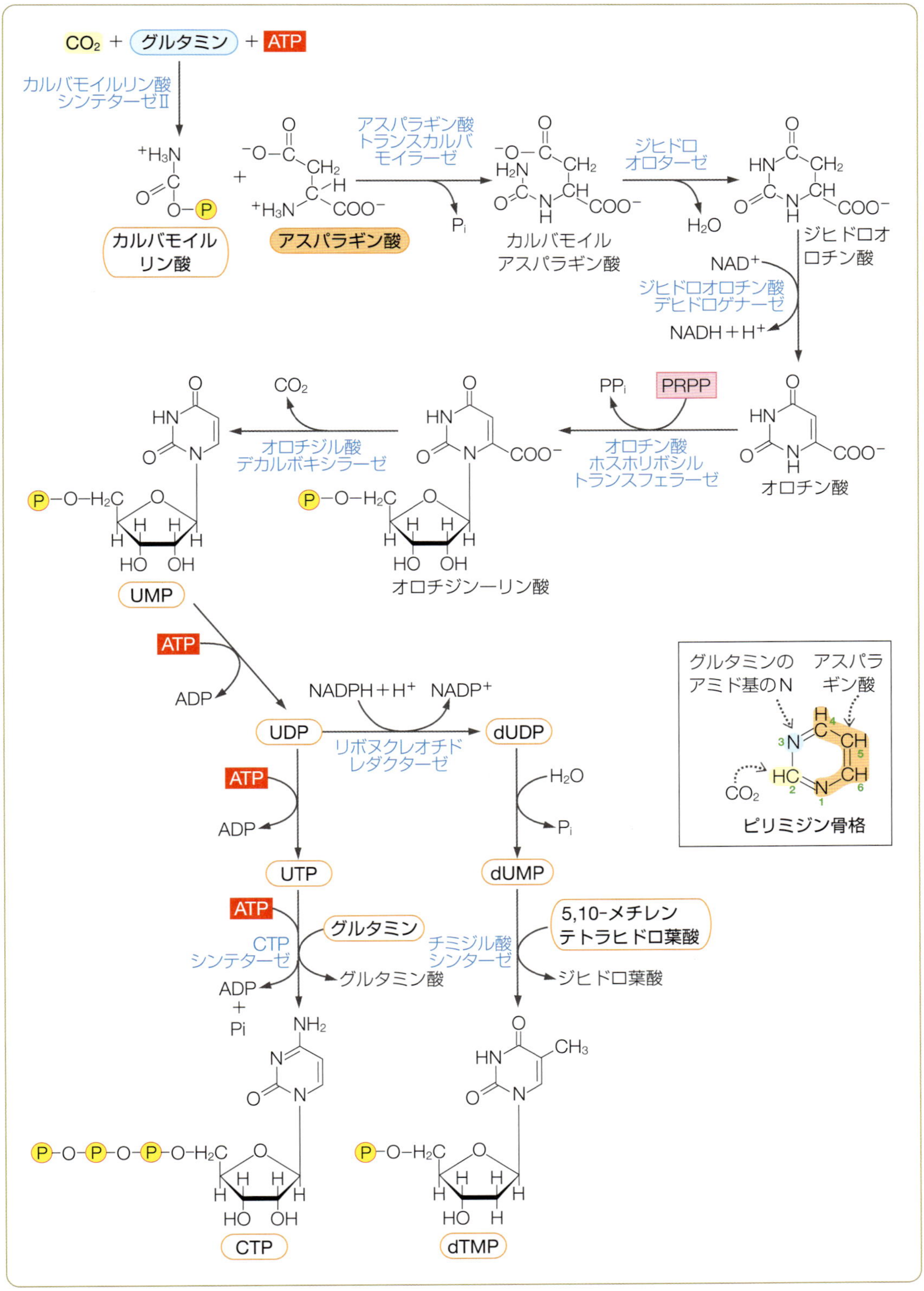

▶図10-19　ピリミジンヌクレオチドのデノボ合成経路

② ヌクレオチドの分解

核酸は体内で順次，ヌクレアーゼ nuclease でヌクレオチドに，ヌクレオチダーゼでヌクレオチドからヌクレオシドに（脱リン酸化），ヌクレオシドホスホリラーゼでヌクレオシドからリボース 1-リン酸と遊離塩基へ分解される（脱リボシル化）。また，デアミナーゼによりアミノ基もはずされる（脱アミノ化）。

1 プリンヌクレオチドの分解

プリンヌクレオチド（AMP と GMP）はまず，リボース部分が切り離されて遊離塩基となったあと，すべて**キサンチン** xanthine にかえられる（▶図 10-20-a）。キサンチンはさらに**キサンチンオキシダーゼ** xanthine oxidase によって，**尿酸** uric acid にかえられる。ヒトを含む霊長類はこの尿酸でプリン体の代謝はとまる。尿酸は尿中に排出される。尿酸は抗酸化作用（▶166 ページ）をもつ。

痛風 ▶ 尿酸は水にとけにくいため，血液中の尿酸濃度が高まると（**高尿酸血症**），尿酸が結晶として関節に蓄積され，鋭い痛みが引きおこされる（**痛風**）。

アロプリノール ▶ 痛風などの高尿酸血症の治療に使われる**アロプリノール**は，ヒポキサンチンに類似した構造をしており，キサンチンオキシダーゼに対して競合阻害剤としてはたらく。アロプリノールの投与により，キサンチンからの尿酸の合成が減少する。

レッシュ-ナイハン症候群 ▶ サルベージ経路の酵素であるヒポキサンチン-グアニンホスホリボシルトランスフェラーゼ（HGPRT）の遺伝子が欠損することにより，IMP と GMP 合成のサルベージ経路（▶図 10-18）がなくなる。これに伴い，PRPP 濃度が上昇し，デノボ経路によるプリンヌクレオチド合成が亢進する。結果として，プリンヌクレオチドが分解されてできる尿酸が過剰産生される。これにより，血中の尿酸の濃度が高まる。これは**レッシュ-ナイハン症候群** Lesch–Nyhan syndrome とよばれ，精神遅滞や破壊的自傷行為などの症状を伴う。

ADA 欠損症 ▶ アデノシンの分解経路（▶10-20-a）の酵素であるアデノシンデアミナーゼ（ADA）の遺伝子が欠損することにより，T 細胞と B 細胞が正常に生育せず，重篤な免疫不全症が引きおこされる。ADA の欠損により dATP が高濃度となり，リボヌクレオチドレダクターゼが阻害されることにより，T 細胞の dGTP，dTTP，dCTP の合成が阻害されることで発症する。

ADA 欠損症の治療法には，造血幹細胞移植や酵素補充療法，遺伝子治療などがある。

2 ピリミジンヌクレオチドの分解

ピリミジンヌクレオチドであるシチジン一リン酸（CMP）とチミジン一リン酸（TMP）は，プリンヌクレオチドと同様に脱リン酸化，脱アミノ化，脱リボシル化を経て，それぞれシトシンとチミンが単離される。

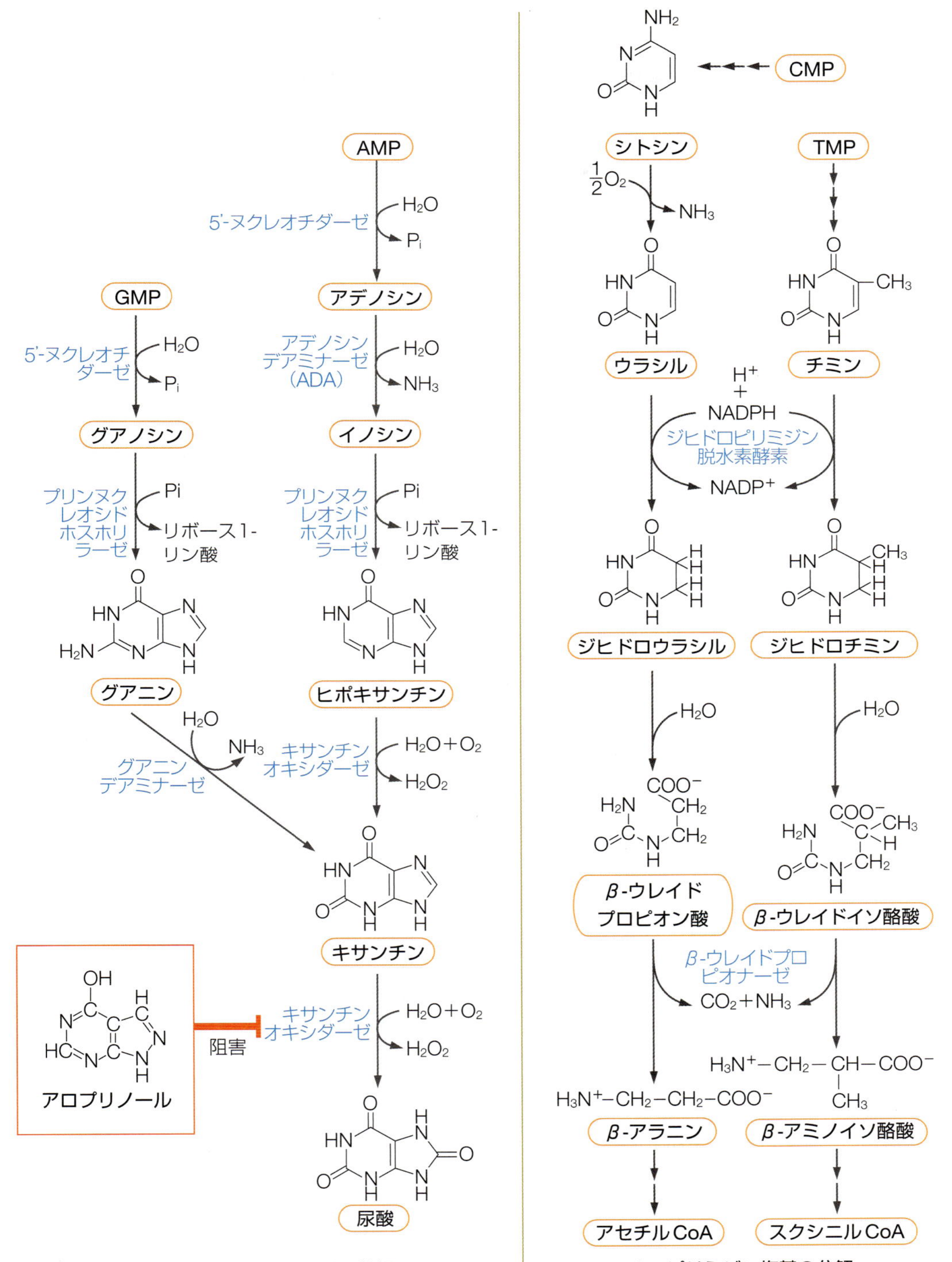

D. 核酸の代謝

図10-20　プリンヌクレオチドとピリミジンヌクレオチドの分解

a. プリンヌクレオチドの分解

b. ピリミジン塩基の分解

ピリミジン塩基の分解は，肝臓で行われる。最終的には，β-アラニンはアセチルCoAとなり，β-アミノイソ酪酸はスクシニルCoAとなり，糖代謝や脂肪酸の合成などに利用される（▶図10-20-b）。

ゼミナール
復習と課題

❶ ヒトの遺伝子として機能する分子はどれか。
　1．DNA　　2．RNA　　3．タンパク質　　4．多糖
❷ セントラルドグマに含まれない過程はどれか。
　1．転写　　2．翻訳　　3．複製　　4．リン酸化
❸ 常染色体劣性遺伝病の特徴として誤っているのはどれか。
　1．疾病遺伝子aと疾病遺伝子aとの組み合せaaが発症する。
　2．患者は世代を連続して存在することが多い。
　3．患者の親はともにAaの遺伝子を持つ保因者である。
　4．患者の男女比は1：1である。
❹ 遺伝子としてのDNAを有さないものはどれか。
　1．核　　2．ミトコンドリア　　3．葉緑体　　4．ゴルジ体
❺ 細胞周期でDNAの複製をしている期はどれか。
　1．G_1期　　2．S期　　3．G_2期　　4．M期
❻ RNAの特徴として誤っているのはどれか。
　1．D-リボースが成分である。
　2．2本鎖になることができる。
　3．塩基としてチミンが成分である。
　4．アルカリにより分解されやすい。

生化学

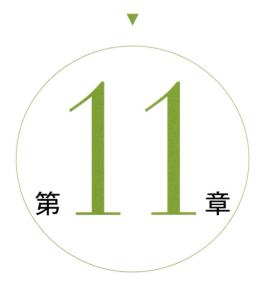

第11章

遺伝子の複製・修復・組換え

A DNAの複製

原核生物は環状 DNA を 1 組もつのに対して、ヒトを含む真核生物は何本かに分かれた直鎖状の DNA をもつ。これらの DNA は、ヒトでは 46 本の染色体として観察される（▶176 ページ, 図 10-6-a）。

半保存的複製▶ 体細胞分裂の際には、もとの細胞と同じ遺伝情報を娘細胞に伝えるため、DNA を正確に複製してから分裂する必要がある。DNA の二重らせん構造の 2 本の鎖は、アデニン(A)とチミン(T)、グアニン(G)とシトシン(C)という塩基の相補性によって結合しているため、片方の鎖を鋳型とすれば、まったく同じ配列のもう 1 つの鎖をつくり出すことができる（▶図 11-1）。新しくできた 2 本鎖 DNA の片方はもとからあった鎖なので、このような複製のしくみを**半保存的複製**という。

① 複製の開始

DNA 複製 DNA replication は、細胞周期の S 期（DNA 合成期）に行われる。

複製起点▶ 複製の開始点は**複製起点** replication origin とよばれる（▶図 11-2）。細菌では

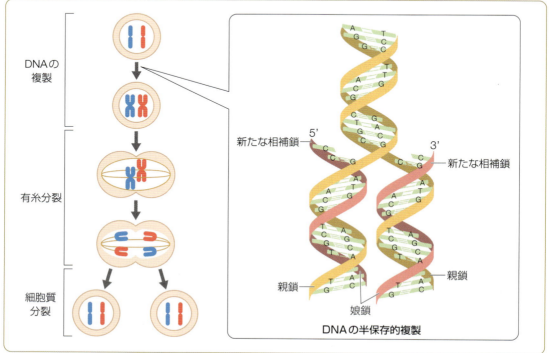

▶図 11-1　細胞分裂と DNA の半保存的複製

約240塩基対の領域（*ori C*配列）が、酵母では自己複製配列（ARS）とよばれる配列が知られているが、ヒトではまだ不明な部分が多い。ヒトの場合、60億塩基対以上のDNAを、8〜10時間程度のS期の間に複製しなければならない。そのため、ヒトの各染色体には複製起点が数百個ずつ用意されている。このような複製単位を**レプリコン** replicon とよぶ。

DNAヘリカーゼ ▶ 　複製起点でDNAの2本鎖がほどかれ、それぞれの鎖を鋳型として複製が開始される。DNAの2本鎖は、DNAヘリカーゼによってほどかれる（▶図11-2）。

DNAトポイソメラーゼ ▶ 　原核細胞のDNAは環状2本鎖で、それがさらにらせんを形成し、超らせん状になっている。真核細胞でもDNAはらせんやループ構造をとる。DNAヘリカーゼにより2本鎖がほどかれるにつれて、それ以降のらせんにはよじれが生じ、強く巻きすぎた状況となる。ここではたらくのが**DNAトポイソメラーゼ**で、DNAのねじれの解消を行う（▶図11-2）。

キノロン系抗菌薬 ▶ 　細菌のDNAトポイソメラーゼの一種にDNAジャイレースがある。抗菌薬の一種であるキノロン系抗菌薬は、DNAジャイレースの拮抗阻害薬である。キノロン系抗菌薬により細菌のDNA合成は阻害され、増殖できなくなる。

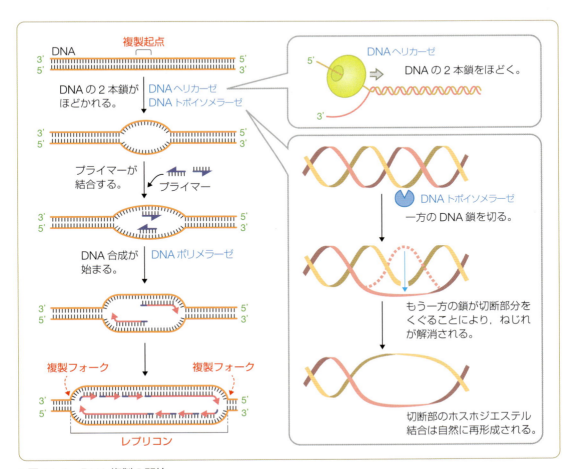

▶図11-2　DNA複製の開始

② DNA の合成

複製フォーク　DNA の 2 本鎖が開いて娘鎖が合成されている構造を，その形状から**複製フォーク** replication folk という（▶図 11-2）。

プライマー　鎖の延長の開始には，親鎖の 3' 末端において，土台となる相補的な短い DNA もしくは RNA が結合していることが必要である。この短いヌクレオチド断片を**プライマー** primer という（▶図 11-2）。

DNA ポリメラーゼ　DNA 複製において DNA 鎖を伸長させる酵素は **DNA ポリメラーゼ** DNA polymerase である[1]。DNA ポリメラーゼは，親鎖（鋳型鎖）を 3' 末端から 5' 末端の方向に移動して，娘鎖を合成する。伸長中の DNA 鎖のデオキシリボースの 3' 末端のヒドロキシ基（―OH）と，基質となるデオキシリボヌクレオシド三リン酸（dNTP：dATP，dGTP，dCTP，dTTP）の 5' 位の炭素に結合しているリン酸基の間でホスホジエステル結合ができる（▶図 11-3）。こうして DNA ポリメラーゼは，鋳型として DNA を，基質として dNTP を使い，親鎖と相補的な新しい鎖（娘鎖）を 5'→3' 方向に合成する。

岡崎フラグメント　DNA の 2 本の鎖は，結合の方向が 3'→5' の鎖と 5'→3' 方向の鎖からなる。しかし，DNA ポリメラーゼは一方向にしか合成を進められない。そのため，一方の鎖は連続的に合成可能であるが，もう一方の鎖においては不連続に断片が合成される（▶図 11-4）。連続的に合成される鎖を**リーディング鎖** leading chain（先行鎖），不連続に合成される鎖を**ラギング鎖** lagging chain（遅延鎖）とよぶ（▶図 11-4）。ラギング鎖では，ほどかれた二重らせんの根もとに近いところで合成が開始し，さらにらせんがほどかれると，またその根もとから合成を始める。このような不連続な合成の結果生じる DNA 断片を，**岡崎フラグメント** Okazaki fragment（岡崎断片）という[2]。

DNA プライマーゼ　ラギング鎖では，岡崎フラグメントごとにプライマーが必要となる。ラギング鎖においては，**DNA プライマーゼ**のはたらきにより，短い**プライマー RNA** が合成される。岡崎フラグメントの伸長は，DNA ポリメラーゼがその前に合成されたフラグメントのプライマー RNA にぶつかるまで続く。

DNA リガーゼ　ラギング鎖上に合成された複数の岡崎フラグメントは，最終的に **DNA リガーゼ**で結合される。プライマー RNA は除去されて DNA に置きかえられる。

校正　DNA ポリメラーゼは，合成のみならず，DNA を 3'→5' 方向に分解する活性（エキソヌクレアーゼ活性）をもっている。誤った塩基が結合された場合は，このエキソヌクレアーゼ活性により不適正な塩基を切り取り，みずから修正を

---

[1] 真核細胞の DNA ポリメラーゼは複数存在する。DNA ポリメラーゼαは核 DNA の複製開始とプライマー合成に関与する。DNA ポリメラーゼδ/εはリーディング鎖とラギング鎖の合成に関与する。DNA ポリメラーゼβは核で DNA 修復に関与する。DNA ポリメラーゼγはミトコンドリア DNA の複製と修復を行う。
[2] 1966 年，岡崎令治によって発見された。

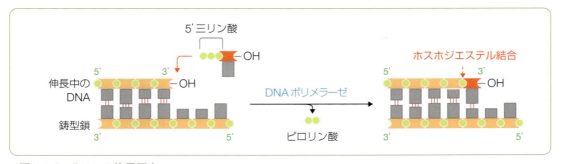

▶図 11-3　DNA の伸長反応

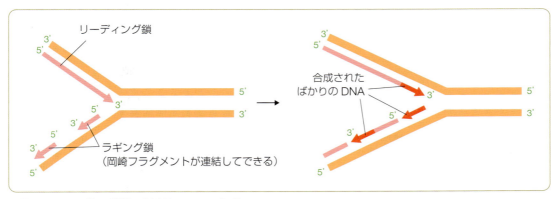

▶図 11-4　ラギング鎖における DNA の合成

行う。この工程を，**DNA 複製の校正** proof-reading とよぶ。

③ テロメア

　ヒトを含め，真核生物の染色体は直鎖状である。この直鎖状 DNA の末端を**テロメア** telomere という（▶図 11-5）。テロメアは特有の塩基配列が繰り返した構造であり，ヒトでは TTAGGG という配列が 1,000 回以上繰り返している。

　DNA ポリメラーゼは 5'→3' の一方向にしか合成を進められないため，ラギング鎖では，RNA プライマーが除去されたあとは不完全な末端が残ることになる。短くなった娘鎖のテロメア部分では，ヒトの場合，テロメラーゼ telomerase によって延長される。しかし，テロメラーゼは生殖細胞やある種のがん細胞にのみ発現しており，通常の体細胞では発現していない。そのため，複製のたびにラギング鎖の短縮がおこる。

　このように直鎖状 DNA の複製において，複製を繰り返すごとにテロメアが短くなることを**テロメア問題**といい，細胞老化の原因とされている[1]。

---

1) 一方で真核生物は，直鎖状 DNA をもつことで相同組換え（▶206 ページ）が容易になり，遺伝子を変化させるしくみを得ることができた。

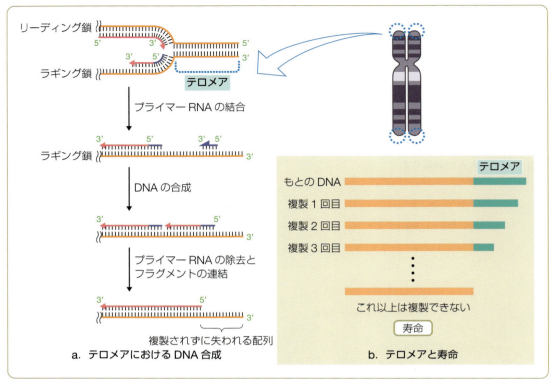

▶図 11-5　テロメア

Column　PCR 法

　試験管内で，少量の DNA から目的とする DNA 断片を大量に得る方法に，PCR 法（ポリメラーゼ連鎖反応 polymerase chain reaction 法）がある。

　PCR は，鋳型となる DNA，DNA ポリメラーゼ，2 種類のプライマー，dNTP（dATP, dGTP, dCTP, dTTP）を材料として，次の 3 段階の反応の繰り返しで行われる。

　①約 95℃で加熱して，DNA の 2 本鎖を分離させる（熱変性）。

　②約 60℃に冷却して，1 本鎖 DNA にプライマーを結合させる（アニーリング）。

　③約 72℃に加熱して，DNA ポリメラーゼによる合成反応を行う。

　①～③を約 30 回程度繰り返すことで，目的とする領域の DNA 断片を大量に得ることができる。PCR 法で使用される DNA ポリメラーゼは，温泉などに生息する細菌から単離されたもので，高温でも活性を失わない。

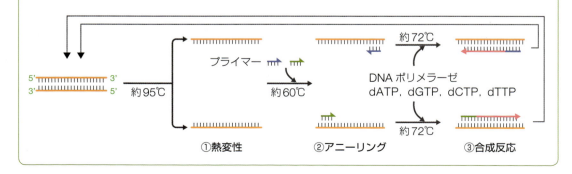

B DNAの修復

　細胞が傷害され細胞の構成物質に損傷があった場合，脂質やタンパク質であれば分解してまた生合成すればよいが，DNAは遺伝情報をもつため，正確に修復されなければならない。したがって，DNAは修復可能な唯一の高分子化合物といえる。もしDNAの損傷が修復されなければ，生体分子の設計図そのものが変化し，個体全体が危機に直面することになる。発がんなど，個体の生存期間内で遺伝子の変化が生じると，個体の形態や機能が障害され，寿命そのものが短縮されることにもつながる。

　一方で，長期間にわたる生物の進化を考えた場合，遺伝子の変化(変異)による生物の形態や形質の変化は，生物が環境に適応するための手段となりえるといえる(**分子進化** molecular evolution)。

① DNA損傷

　DNAはけっして安定な化合物ではなく，化学物質や紫外線，放射線，活性酸素などにより，つねに損傷を受けている。DNAの損傷は，正常な細胞においても，1つの細胞につき1日あたり何万個も発生しているといわれる。
　DNAの損傷には，以下のものがある。

[1] 脱プリン反応　塩基と糖をつなぐ結合が加水分解されて，プリン塩基(アデニンやグアニン)が自然に失われる(▶図11-6-a)。

[2] 脱アミノ反応　アミノ基($-NH_2$)が加水分解によりカルボニル基($>C=O$)へ変化する(▶図11-6-b)。シトシンはウラシルに，アデニンはヒポキサンチンになる。ヒポキサンチンは，チミンのかわりにシトシンと塩基対をつくるため，変異を誘発する。

[3] 塩基の酸化　グアニンの8位の炭素が活性酸素により酸化されて，8-ヒドロキシグアニン(8-オキソグアニン)になる(▶図11-6-c)。8-ヒドロキシグアニンはDNA複製の際にシトシン以外にアデニンとも対をつくり，変異を誘発する。

[4] アルキル化　アルキル化薬(▶281ページ)により，プリン塩基のNもしくはO原子がアルキル化される(▶図11-6-d)。

[5] チミン二量体(チミンダイマー)の生成　紫外線により，DNA鎖上の隣接したピリミジン残基が共有結合で架橋し，シクロブタン環が生成する(▶図11-6-e)。これにより，複製も遺伝子発現も停止してしまう。

[6] 電離放射線による損傷　X線などにより，1本鎖切断や2本鎖切断，塩基損傷などが引きおこされる。

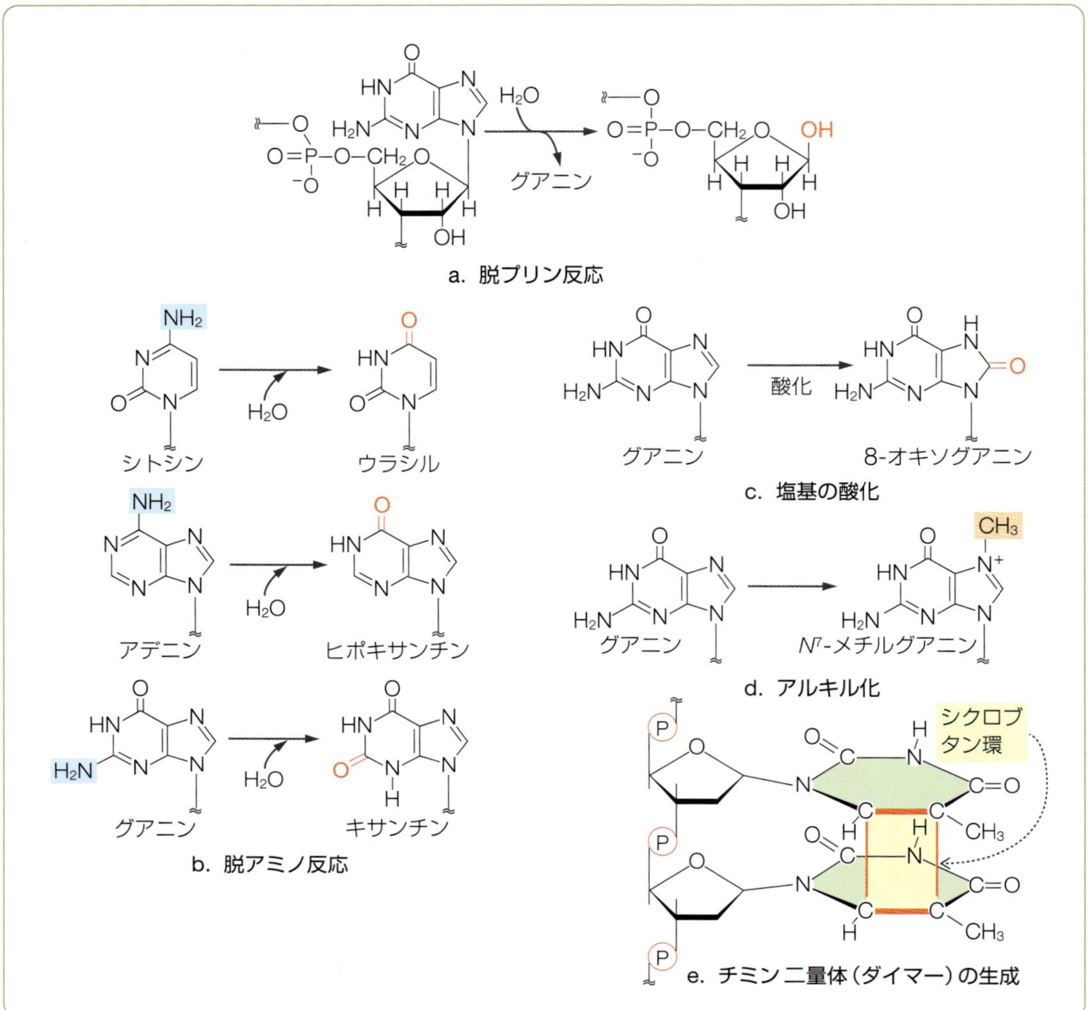

▶図 11-6　DNA の損傷

② 遺伝子変異

　　　　　　DNA の複製時のエラーや DNA の損傷などによって，塩基配列の変化がおこることに加え，染色体の構成や数が変化するなど，遺伝情報がかわることを**変異** mutation という。

点変異　▶　塩基 1 個の変異（置換）を，遺伝子の**点変異** point mutation という。ピリミジン塩基からピリミジン塩基（C ⇔ T），プリン塩基からプリン塩基（A ⇔ G）への変化を**トランジション** transition という。一方，プリン塩基からピリミジン塩基，もしくはピリミジン塩基からプリン塩基への変化（A/G ⇔ T/C）を**トランスバージョン** transversion という。

アミノ酸配列の　▶　塩基 3 個（コドン）でアミノ酸の種類を指定（コード）している（▶図 11-7-a，▶
　　変化　　　　　230 ページ）。そのため，変異の内容によっては，翻訳により合成されるタンパ

ク質のアミノ酸配列がかわってしまう。

[1] **サイレント変異** DNA配列に変化があるが，翻訳されるアミノ酸の種類には影響をおよぼさない(▶図11-7-b)。

[2] **ミスセンス変異** DNA配列の変化により，別のアミノ酸に置きかわる(▶図11-7-c)。

[3] **ナンセンス変異** アミノ酸のコードが終止コドン(▶231ページ，表13-1)に変化し，タンパク質の合成がこの部分でとまってしまう(▶図11-7-d)。

[4] **フレームシフト変異** 塩基の挿入や欠損により，変異以降のアミノ酸配列がすべて変化する(▶図11-7-e, f)。

染色体の変異▶ 染色体の変異により染色体異常が生じる。多くは塩基配列の変異を伴う。

[1] **挿入** 切断された領域がほかの染色体に挿入される(▶図11-8-a)。

[2] **欠失** 切断された領域が失われる(▶図11-8-b)。

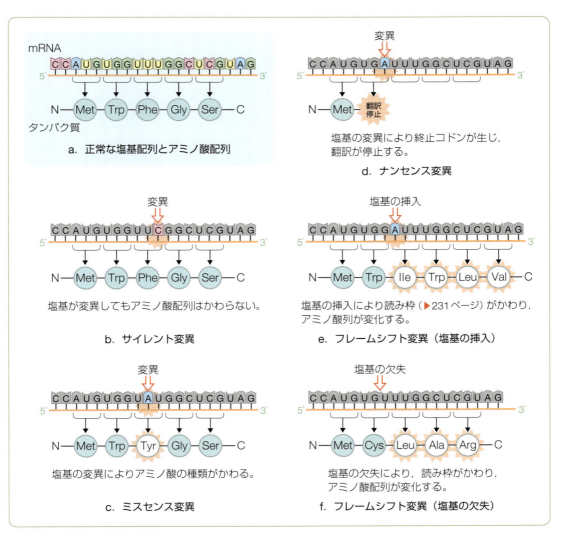

▶図11-7 遺伝子変異の種類

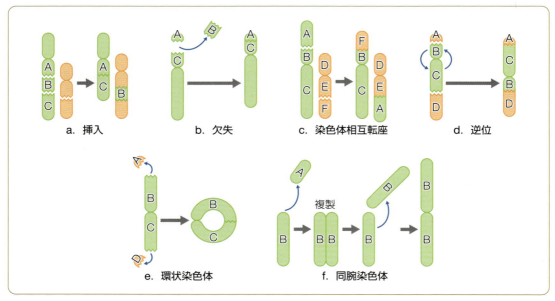

▶図 11-8 染色体変異の種類

[3] **染色体相互転座** 2つの切断端が交換される（▶図 11-8-c）。慢性骨髄性白血病でみられるフィラデルフィア染色体は，9番染色体と22番染色体間の染色体相互転座によりできる（▶279ページ，図 15-7）。

[4] **逆位** 切断された領域が，逆転して再結合する（▶図 11-8-d）。

[5] **環状染色体** 染色体の両端に生じた切断面が再結合して環状になる（▶図 11-8-e）。

[6] **同腕染色体** 染色体がセントロメア領域で切断され，短腕または長腕のみが複製される（▶図 11-8-f）。

③ DNA の修復機構

DNA 損傷に対する修復機構は生物によってさまざまなものがあるが，ヒトで重要な3つの修復機構を示す。

① 塩基除去修復

塩基除去修復 baseexcision repair は，脱アミノ反応やアルキル化，酸化などにより損傷された塩基を認識し，これを除き，生じたギャップを鋳型鎖の情報をもとに修復する機構である（▶図 11-9-a）。損傷部位の DNA 鎖のゆがみを検知し，DNA グリコシラーゼにより異常塩基が除去され，続いて AP エンドヌクレアーゼとホスホジエステラーゼにより塩基の欠落した糖リン酸が除去される。ヌクレオチド1個ぶんのギャップは，DNA ポリメラーゼと DNA リガーゼにより埋められる。

2 ヌクレオチド除去修復

ヌクレオチド除去修復 nucleotide excision repair は，紫外線により生じるチ

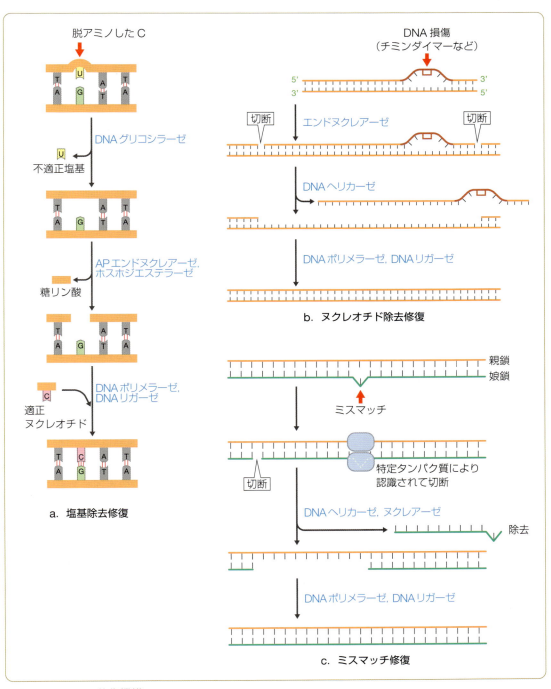

▶図11-9　DNA修復機構

ミンダイマーやさまざまな DNA 傷害物質[1]による損傷など，塩基除去修復よりも広い範囲の損傷を修復する（▶図 11-9-b）。

真核細胞では，ある種のエンドヌクレアーゼによって損傷部位を含む領域の両端が切断され，DNA ヘリカーゼなどによって 2 本鎖がほどかれ，損傷部分を含むオリゴヌクレオチド（約 25〜30 塩基）が除去される（▶図 11-9-b）。生じた大きな隙間は，DNA ポリメラーゼによって埋められ，最終的には DNA リガーゼによって DNA 鎖につながれる。

3 ミスマッチ修復

ミスマッチ修復 mismatch repair は，DNA 複製時におこるミスマッチに対して，DNA ポリメラーゼのエキソヌクレアーゼ活性による校正（▶196 ページ）がなされず，娘鎖にミスマッチが組み込まれた場合におこる。特定の DNA 修復複合体（hMSH2, 6 など）がミスマッチを認識し，ヌクレアーゼにより除去したのち，DNA ポリメラーゼと DNA リガーゼが埋める（▶図 11-9-c）。

C DNA の組換え

① 交差と組換え

交差と組換え▶ 遺伝情報としての DNA 配列は，世代から世代へと受け継がれる際に変化することがある。とくに減数分裂時には，相同染色体どうしの相同な配列や，よく似た配列の部分で，染色体の一部の交換（**交差** crossing over）がおこりやすい（▶図 11-10-a）。このような交差による遺伝子の交換を，**組換え** recombination という。組換えにより配偶子の遺伝子の組み合わせに多様性が生まれ，親と子，同じ兄弟姉妹の間に遺伝情報の違いが生じる。こうして生物集団内の多様性が生じる。

減数分裂の際，ある遺伝子座と遺伝子座の間の 1 か所で交差すると組換えがおきるが，交差が複数回おきると，組換えが成立しない場合もある（▶図 11-10-b）。

不等交差▶ ゲノム上には，CAGCAG……のように同じ塩基配列が反復されて連なっている領域（反復配列，▶210 ページ）が多く存在している。この部分で組換えがおこって，反復配列の繰り返し数の異なる遺伝子が新たに形成される場合がある。これを**不等交差**とよぶ（▶図 11-11）。

---

1) タバコの煙やディーゼル車の排ガスに含まれる発がん物質が DNA の塩基と共有結合することにより，大きな損傷がもたらされる。

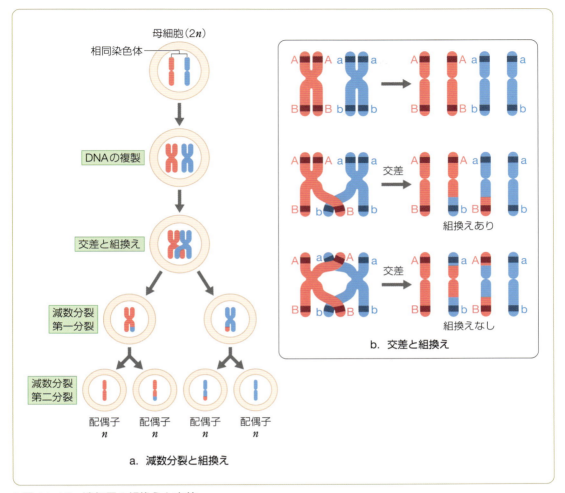

▶図 11-10　遺伝子の組換えと交差

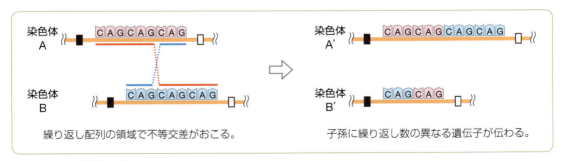

▶図 11-11　不等交差

② 遺伝子の再編成

免疫系の分子は，さまざまな病原体を認識して除去するために，多様性を保持している。とくに哺乳類を含む高等生物においては，B細胞とT細胞が高

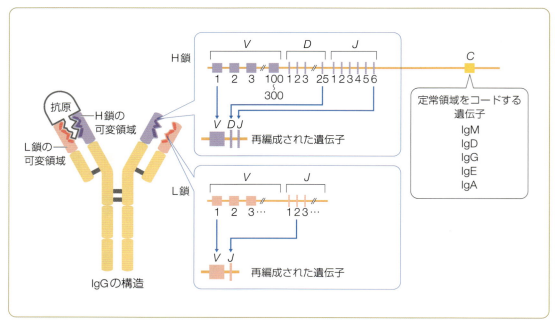

▶図11-12　免疫グロブリン遺伝子の再編成による多様性

度に進化しており，多種多様な抗原を特異的に認識するさまざまな抗体や受容体を有する．代表的なものに，B細胞の産生する免疫グロブリン（Ig），T細胞が発現するT細胞抗原受容体（TCR）がある．

　免疫グロブリンのIgGのタンパク質は，H鎖2本，L鎖2本で構成されている（▶図11-12）．H鎖とL鎖のアミノ末端側には可変領域があり，この部分でさまざまな抗原を見分ける．H鎖の可変領域は*V*遺伝子断片・*D*遺伝子断片・*J*遺伝子断片に，L鎖の可変部は*V*遺伝子断片・*J*遺伝子断片にコード（▶230ページ）されている．ゲノム内には，約300種類の異なる*V*断片，約25種類の*D*断片，約6種類の*J*断片が存在し，それぞれが組み合わさって連結される．これは*V(D)J*組換えとよばれ，これにより可変部の多様性が生じる．これは同じ染色体上の遺伝子の組換えによる．このように，遺伝子の組み合わせを変化させることを，**遺伝子の再編成**という．

　定常領域をコードする*C*遺伝子領域にも多様性があり，免疫グロブリンのクラス（IgM, IgD, IgG, IgE, IgA）のつくり分けができるようになっている．TCRも同様な遺伝子の再編成により，多様性を獲得している．

③ 相同組換え修復

　放射線などにより，DNAの2本鎖が切断された場合，同じ塩基配列をもつ無傷の染色体を見つけだして，2分子の染色体の間でDNAを組換えることにより修復を行うシステムがあり，**相同組換え修復**とよばれる（▶図11-13）．こ

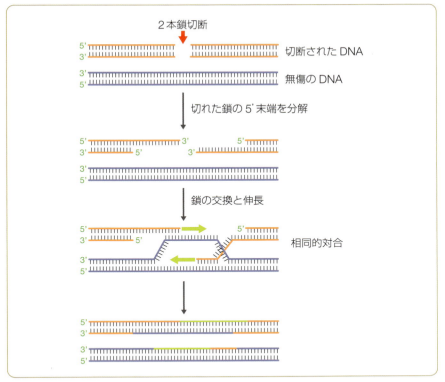

▶図 11-13 相同組換え修復

れにより，ミスがない状態のもとどおりの DNA が合成される。この過程では，Rad52，BRCA1/2 などの多くの修復分子が機能する。

④ ゲノム編集

ノックアウトマウス▶ 特定の遺伝子を破壊した**ノックアウトマウス**(標的遺伝子破壊マウス)を作製することで，目的とする遺伝子の機能を解明する研究手法があり，これを逆行遺伝学とよぶ。

ノックアウトマウス作製の際には，まず分化全能性を有する**胚性幹細胞 embryonic stem cell (ES 細胞)** に特定の遺伝子を破壊した DNA 断片を導入し，相同組換えにより破壊遺伝子と置換させたのち，ES 細胞を胚盤胞に移入して，それを偽妊娠マウスの子宮に移植する(▶図 11-14-a)。生まれてきたキメラマウスをさらに交配することにより，相同染色体の両方が破壊遺伝子となるノックアウトマウスが樹立できる。

ゲノム編集技術▶ 従来のノックアウトマウスの作製方法には，破壊遺伝子が組み込まれる確率や場所の問題，キメラマウスの交配に時間がかかるなどの問題点があった。

近年では，**ゲノム編集**の技術により，受精卵を含むさまざまな細胞に対して直接的に遺伝子を破壊したり，遺伝子を挿入したりすることが可能になってい

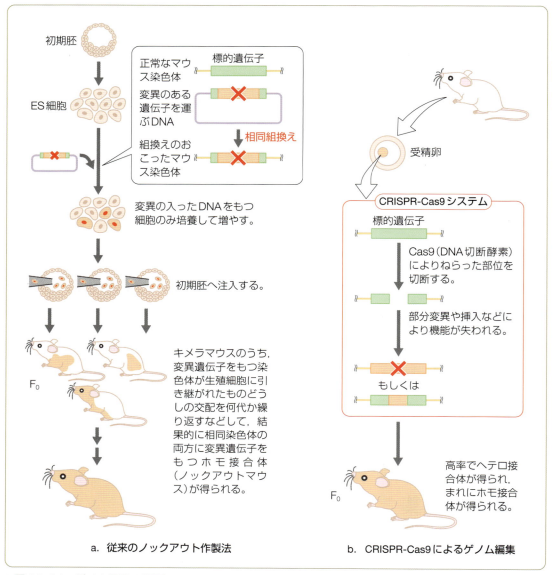

▶図11-14 ゲノム編集の概要

る（▶図11-14-b）。なかでも最新のゲノム編集技術であるCRISPR-Cas9システム[1]は，ゲノムの2本鎖DNAを切断し，相同組換え修復機構がはたらく際に，目的とする遺伝子断片を取り込ませることにより，遺伝子を効率的に改変する技術である。迅速かつ簡便でありながら，確実に遺伝子を編集することが可能で，また，もとの細胞に対する毒性も低いという特徴がある。

将来的には，ゲノム編集技術は医療現場における遺伝子治療に応用される可能性がある。

---

1)「CRISPR-Cas9」は，「クリスパーキャスナイン」と読まれる。

▶表 11-1　DNA 修復機構の異常による遺伝性疾患の例

疾患名	関与する因子	おもな症状
色素乾皮症	ヌクレオチド除去修復に関与する *XP* 遺伝子群の異常	皮膚がん，日光過敏症，神経障害など
コケイン症候群	ヌクレオチド除去修復と転写の共役に関するタンパク質の遺伝子(*CSA*, *CSB*)の異常	発育障害・知能障害・視力障害・日光過敏症・早老症など
ウェルナー症候群	DNA ヘリカーゼの異常	早老症，がん
遺伝性非ポリポーシス大腸がん (HNPCC，リンチ症候群)	ミスマッチ修復に関するタンパク質の遺伝子(*hMSH2*, *hMSH6*, *hMLH1*, *hPMS2*)の異常	—
遺伝性乳がん卵巣がん症候群 (HBOC)	相同組換え修復ではたらくタンパク質の遺伝子(*BRCA1/2*)の異常	—

D　DNA 修復機構の異常による遺伝性疾患

　DNA 修復機構に関与するタンパク質の遺伝子異常により，さまざまな疾患が引きおこされることが知られている(▶表 11-1)。
　ヌクレオチド除去修復に関与する遺伝子の異常では，色素性乾皮症が引きおこされ，皮膚がんが多発する。また，ヌクレオチド除去修復と転写の共役に関与する遺伝子の異常により，コケイン症候群が引きおこされる。一方で，DNA ヘリカーゼの異常により，ウェルナー症候群という早老症が発症する。ミスマッチ修復に関与するタンパク質の遺伝子変異では，大腸がんが高率に発症することが知られている。相同組換え修復に関与する *BRCA*1/2 遺伝子の変異により，乳がん・卵巣がんが高率に発症することも知られている。

E　遺伝子多型

　ヒトの顔つきやアルコールに対する感受性，血液型などの表現型は個々に異なっている。これは，ヒトの遺伝子配列は個々において異なっているからである。ゲノムの同一部位に何通りかの塩基配列のパターンがあることを，**遺伝子多型** gene polymorphism という。遺伝子多型には，DNA の塩基が欠失・挿入された部位もあるが，塩基 1 個の置換が最も多い。遺伝子多型のなかには，表現型には影響をおよぼさないものも多くある。

① SNP

　2人のヒトのゲノムの同一領域を比較した場合，およそ500〜1,000塩基に1つの割合で1塩基の違いがあり，これを**一塩基多型** single nucleotide polymorphism（SNP）という[1]。

　ヒトゲノムのなかの多くのSNPは，表現型に影響しないと考えられている。ヒトゲノムのSNPを調べることにより，遺伝子地図を作製したり，疾患に関連する変異や薬物に対する感受性を調べたりすることが可能となり，精密医療（プレシジョン医療，▶283ページ）に利用されることもある。

　1つの塩基配列の変化により，翻訳されるアミノ酸の変化が生じ，それにより重篤な疾患がもたらされるものもある[2]。

② 反復配列

トランスポゾン▶　遺伝子配列に変化をもたらす機構には，組換えのほかにも，動く遺伝因子によりもたらされるものもある。動く遺伝因子は，**トランスポゾン** transposon（**転移因子** transposable element）とよばれる。トランスポゾンには，DNAのまま標的部位で挿入されるDNA型トランスポゾンと，RNAを中間体として移動するレトロトランスポゾンがある[3]。ヒトゲノムの塩基配列をみると，同じ塩基配列のコピー（反復配列）が何度も反復して出てくる領域があり，その多くはトランスポゾンによりもたらされたと考えられている。

散在反復配列▶　反復配列のなかには，同一の反復配列がゲノムのなかに散在しているものがあり，LINE（長い散在反復配列 long interspersed element）とSINE（短い散在反復配列 short interspersed element）が知られている。ヒトゲノムに特異的に存在するAlu配列は，SINEの代表である。

局在反復配列▶　ゲノムのある部分に局在する反復配列として，**マイクロサテライト** microsatellite がある。マイクロサテライトは，STR（縦列反復配列 short tandem repeat）ともよばれる。マイクロサテライト内の反復配列の繰り返し回数は，個人により差がある。その回数は，父親と母親からそれぞれ引き継いだ相同染色体においても異なっているため，このパターンを調べることにより，個人の

---

1) ただし，その変異が集団内で大体1%以上の頻度で存在することが必要である。SNPは，「スニップ」と読む。
2) たとえば，ヘモグロビンをコードする遺伝子の塩基が1つ異なることにより，ヘモグロビンタンパク質の6番目のアミノ酸がグルタミン酸からバリンに変化する。これに伴い赤血球の形状が円盤状から鎌状となり，鎌状赤血球貧血がもたらされる。
3) ある種のウイルスは，動く遺伝因子と考えられる。とくにヒト免疫不全ウイルス（HIV）のようなレトロウイルスは，1本鎖RNAとともに**逆転写酵素**をもっており，細胞に感染すると逆転写酵素によりRNAを2本鎖DNAに変換（逆転写）し，自身のゲノムを宿主細胞のゲノムに組み込む。

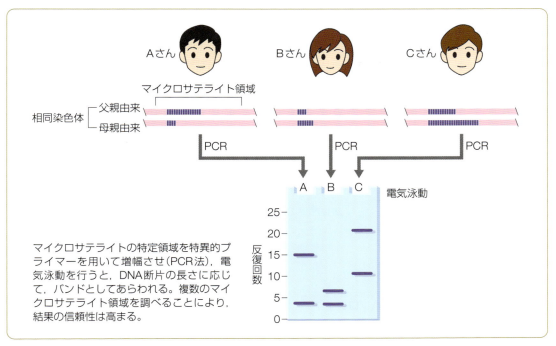

▶図 11-15　DNA 鑑定

特定が可能となる。そのためマイクロサテライトは，犯罪捜査や親子鑑定などの DNA 型鑑定に利用されている（▶図 11-15）。

セントロメアとテロメアの反復配列　染色体のセントロメアやテロメアには，1 ゲノムあたり 10^6 コピー以上の反復配列が存在することが知られている。これらの反復領域は，転写されることはなく，染色体の構造の維持に機能している。

③ ハプロタイプ

ハプロタイプ haplotype は，生物の染色体上の特定の遺伝子座にある遺伝子群の組み合わせのことである。すなわち，ハプロタイプはいずれかの片親に由来する遺伝子の組み合せを示しているが，その遺伝子座の内部で組換えがおきることで新たなハプロタイプが形成されることもある。したがって，ハプロタイプは家系調査に利用されることもある。

生体内の自己と非自己の認識に関与する主要な分子に，主要組織適合抗原 major histocompatibility antigen（MHC 抗原）がある。臓器移植では，MHC 抗原をコードする主要組織適合遺伝子複合体 major histocompatibility complex（MHC）のハプロタイプの一致が重要となる。ヒトの MHC はとくに，ヒト白血球抗原 human leukocyte antigen（HLA）とよばれる。同種移植の成否には，おもに HLA クラス I 分子と，HLA クラス II 分子をコードする遺伝子の組み合わ

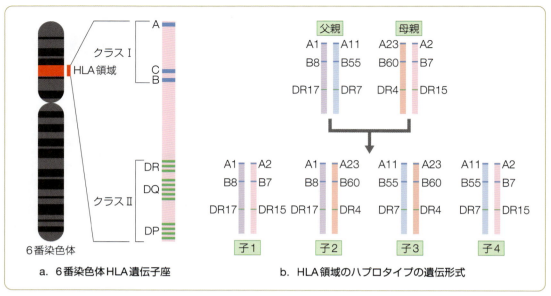

▶図 11-16　HLA の遺伝子座とハプロタイプ

せが重要である(▶図 11-16)。

　HLA 遺伝子は多くの多型を有し，親から子へ，さまざまな組み合わせのハプロタイプが引き継がれる。骨髄や腎臓，肝臓などの移植医療に際しては，ハプロタイプの近い個体(ドナー)から移植することが重要となる。

ゼミナール
復習と課題

❶ ヒト体細胞の染色体数は何本か。
　　1. 23　　2. 32　　3. 44　　4. 46
❷ DNA 複製の際に，二重らせん構造をほどく酵素はどれか。
　　1. DNA ヘリカーゼ　　2. DNA トポイソメラーゼ
　　3. DNA ポリメラーゼ　　4. DNA リガーゼ
❸ DNA 複製反応での基質はどれか。
　　1. 鋳型 DNA　　2. DNA ポリメラーゼ
　　3. デオキシリボヌクレオシド三リン酸　　4. ATP
❹ 直鎖状染色体の末端部分は何というか。
　　1. 岡崎フラグメント　　2. セントロメア　　3. 動原体　　4. テロメア
❺ 紫外線による DNA 損傷はどれか。
　　1. 脱プリン反応　　2. 脱アミノ反応　　3. アルキル化
　　4. チミン 2 量体の生成
❻ DNA 配列が変化することで，1 つのアミノ酸の種類が置きかわる変異はどれか。
　　1. サイレント変異　　2. ミスセンス変異　　3. ナンセンス変異
　　4. フレームシフト変異

生化学

第12章

転写

A 転写とは

　DNA にある遺伝子の多くは，タンパク質のアミノ酸配列を決めている。遺伝情報は，DNA から RNA へと伝えられ，タンパク質合成にいたる（▶172 ページ，図 10-2）。DNA から写しとられた RNA 分子が mRNA（メッセンジャー RNA，伝令 RNA）であり，DNA から mRNA を合成する過程を **転写** transcription という（▶図 12-1）。転写における mRNA の合成は，①開始，②伸長，③終結の 3 つの段階からなる。

アンチセンス鎖・センス鎖 ▶　DNA の 2 本鎖のうち，鋳型となる鎖を **アンチセンス鎖**（マイナス〔−〕鎖，鋳型鎖），もう 1 本の鎖を **センス鎖**（プラス〔+〕鎖，コード鎖）とよぶ（▶図 12-1）。mRNA はアンチセンス鎖を鋳型として，RNA ポリメラーゼにより合成される。アンチセンス鎖のグアニン（G）はシトシン（C）に，C は G に，チミン（T）はアデニン（A）に，A はウラシル（U）に読み移される。mRNA は，T → U を除いて，センス鎖と同じ塩基配列になる。

転写開始点と転写単位 ▶　転写開始にかかわる領域（プロモーター）から転写終結配列までの DNA 領域を **転写単位** といい，合成された RNA を **転写産物** という。転写開始点を「+1」とし，それよりも上流は「−（マイナス）」をつけてあらわす（▶図 12-2-a）。

転写調節 ▶　各生物において，どの遺伝子を，いつ，どこで，どの程度発現させるかということは，重要なことである。生物の生存に必要な最小限のタンパク質の遺伝子は，**ハウスキーピング遺伝子** housekeeping gene とよばれ，つねに発現している。

　一方，生物が受精卵から細胞を増やし，組織に応じて多様な機能をもつ細胞へと分化していくためには，個々の細胞の遺伝子が転写されるタイミングや転写量は，巧妙に調節される必要がある。遺伝子の発現量は，生体の恒常性の維持のために，外界からの刺激によっても変化する。生物には，このような転写調節機構が備わっている（▶224 ページ）。

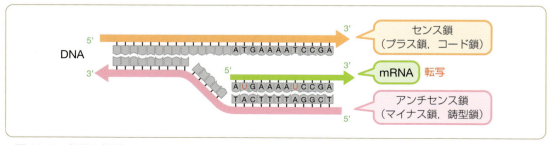

▶図 12-1　転写の概要

B 転写の開始とRNA鎖の伸長

① プロモーターと応答エレメント

プロモーター▶ 転写開始点の上流(約−500〜−1塩基)にある転写開始にかかわる配列を，**プロモーター** promoter という(▶図12-2-a)。この配列は，転写されるDNAと同じ鎖上(シス)ではたらくので**シスエレメント** cis–element という。

原核生物のプロモーターの場合，転写開始点の上流約10塩基(プリブノー配列，TATAボックス)と，35塩基の位置に特有の配列(-10配列および-35配列)がある。真核生物のプロモーター領域には，TATAボックスのほか，

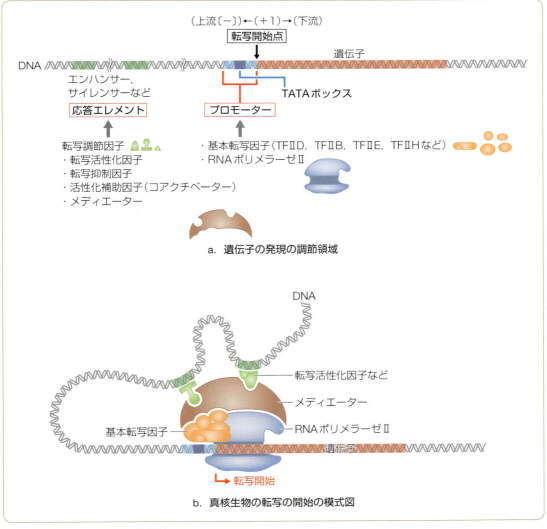

▶図12-2 転写とその調節領域

CAAT ボックスや，GC ボックスとよばれる配列が含まれることが多い。

応答エレメント▶ 遺伝子の上流や下流もしくは遺伝子内部に位置し，転写調節因子が結合して転写の効率を調節する DNA の特定配列を**応答エレメント** responsive element という（▶図 12-2-a）。転写効率を高める応答エレメントを**エンハンサー配列** enhancer sequence といい，転写効率を抑制させる応答エレメントを**サイレンサー配列** silencer sequence という。

② 転写の開始と RNA 鎖の伸長

1 RNA ポリメラーゼ

生物の RNA ポリメラーゼにはいくつかの種類がある。

[1] **DNA 依存性 RNA ポリメラーゼ** DNA のアンチセンス鎖（鋳型鎖）の塩基配列を読み取って相補的な RNA を合成する反応（転写）において中心となる（▶図 12-2-b）。この酵素はプライマー（▶196 ページ）を必要としない。

[2] **ポリ A ポリメラーゼ** 真核生物の RNA プロセシングに関与する（▶221 ページ）。

[3] **RNA 依存性 RNA ポリメラーゼ** ある種の RNA ウイルスがもつ。

大腸菌の RNA ポリメラーゼ▶ 大腸菌は RNA ポリメラーゼを 1 種類しかもたない。ホロ酵素であるコア酵素（ααββ'ω の 4 種 5 サブユニット）に，プロモーターへの結合能をもつ σ 因子（シグマ因子）が結合したものである。

真核生物の RNA ポリメラーゼ▶ 真核生物は，DNA 依存性 RNA ポリメラーゼを 3 種類もつ。

[1] **RNA ポリメラーゼ I** 核小体に存在し，rRNA 前駆体（28S，18S，5.8S）（▶233 ページ）を合成する。

[2] **RNA ポリメラーゼ II** 核質に存在し，mRNA の転写を行う。

[3] **RNA ポリメラーゼ III** 核質に存在し，tRNA と 5S rRNA を合成する。

RNA ポリメラーゼ II 阻害剤▶ タマゴテングタケの毒素である **α-アマニチン**は，8 つのアミノ酸からなる環状ペプチドである。α-アマニチンは RNA ポリメラーゼ II に結合することで，mRNA の合成を阻害し，細胞を機能不全に陥らせる。下痢，痙攣，腎不全，肝不全，昏睡，呼吸困難をおこし，全中毒者の 5 割は死亡するといわれている。

2 転写の開始と転写因子

転写因子▶ 転写の開始や促進・抑制に関与するタンパク質は，**転写因子** transcription factor と総称される。転写因子は，**DNA 結合部位** DNA–binding domain（DBD）と**転写活性化ドメイン** transactivation domain（TAD）をもち，特有の配列（エレメント）を認識し，作用する。

基本転写因子▶ 細菌の RNA ポリメラーゼが転写を開始するためには，σ 因子（シグマ因子）

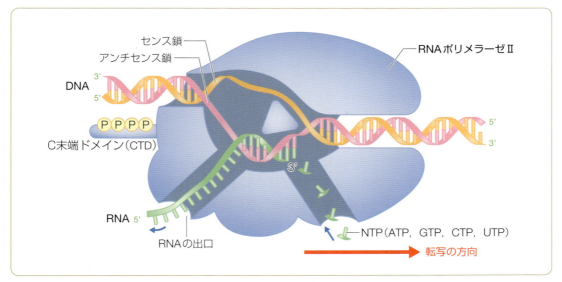

▶図 12-3　RNA ポリメラーゼ II による転写反応

とよばれるプロモーターへの結合能をもつ因子が1つあればよい。一方，真核細胞の RNA ポリメラーゼは，簡単にはプロモーター配列を認識できず，**基本転写因子** general transcription factor とよばれる多数のタンパク質群を必要とする[1]。

　転写は，プロモーターの TATA ボックスに TFIID という基本転写因子が結合することから始まり，これをきっかけにして，さまざまなほかの基本転写因子が集合する。これらに RNA ポリメラーゼ II が結合し，転写開始前複合体 preinitiation complex（PIC）が形成される（▶図 12-2-b）。

　基本転写因子によって，転写開始部位の DNA の二重らせんがほどかれ，アンチセンス鎖が露出し，RNA ポリメラーゼ II による転写が始まる（▶図 12-3）。

転写調節因子 ▶　細胞にあるたくさんの遺伝子のうち，いつどこでどれだけの遺伝子を発現させるかは，厳密に調節されている。これには，たくさんの**転写調節因子** transcription regulator が組み合わさって機能している（▶図 12-2-b）。1つの遺伝子に対して，転写調節にかかわる領域（エレメント）が複数存在し，さらにそれぞれの領域にさまざまな組み合わせで転写調節因子が結合することにより，複雑な転写制御を可能としている。

　たとえば，エンハンサーに**転写活性化因子** transcription activator が結合することにより，RNA ポリメラーゼ II が転写開始部位へとひきつけられて，転写が開始される。転写活性化因子のほかにも，遺伝子をオフにする**転写抑制因子**

---

1) 基本転写因子には，TFIIA, B, D, E, F, H などがある。TFIID には，プロモーターのなかの TATA ボックスに直接結合できる TATA ボックス結合部位 TATA-binding protein（TBP）が存在する。

transcription repressor，**活性化補助因子 coactivator**（コアクチベーター）やメディエーターなどが，転写の制御に関与している。

3 RNA 鎖の伸長

RNA ポリメラーゼⅡは DNA のアンチセンス鎖（鋳型鎖）上を移動しながら，NTP（ATP，GTP，CTP，UTP）を材料として，アンチセンス鎖と相補的になるように，RNA を 5' 末端から 3' 末端の方向へ伸長する（▶図 12-3）。転写が終了した部分の DNA は 2 本鎖に戻る。

CTD ▶ ヒトの RNA ポリメラーゼⅡは C 末端ドメイン（CTD）にアミノ酸 7 個の配列を 52 回繰り返す配列をもち，転写過程で CTD のセリン残基がリン酸化と脱リン酸化を繰り返し，その進行に影響をもたらす[1]（▶図 12-3）。

C 転写の終結

転写の終了を示す遺伝子配列を**ターミネーター** terminator という。

原核生物の場合，転写終結には 2 種類の方法がある。原核生物のある遺伝子には，**回文（パリンドローム）配列**がある。G と C を多く含む回文配列が mRNA に転写されると，mRNA はヘアピン構造をとり，このうしろに U が並ぶ。RNA の U と DNA のアンチセンス鎖の A は弱い水素結合で結びついているが，このヘアピン構造ができることにより，RNA は DNA から離れやすくなる（▶図 12-4）。

もう 1 つの転写終結メカニズムは，転写終結因子である ρ 因子（ロー因子）

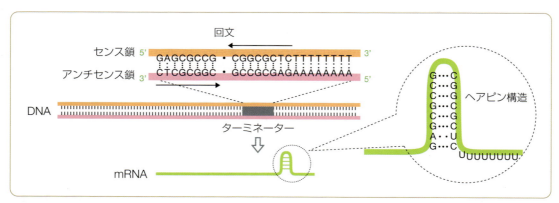

▶図 12-4　ヘアピン構造による原核生物の転写終結

1) 多くの遺伝子の転写において，RNA ポリメラーゼⅡは転写開始後すぐにいったん停止することが知られている。RNA ポリメラーゼⅡが転写産物をのばしはじめると，ほとんどの基本転写因子は DNA から離れ，転写伸長因子に置きかわることでこの停止は解除され，転写伸長が進む。この際に CTD のリン酸化が重要であることが知られている。

が結合することによる転写終了である。ρ因子はそのヘリカーゼ活性により DNA と RNA 間の結合を切る。

真核生物では，ポリ A 付加シグナル（▶221 ページ）とよばれる配列の約 10〜35 塩基ほど 3' 側（下流）で転写終了となる。

D RNA のプロセシング

細菌の mRNA は，転写されるとすぐにリボソームが結合してタンパク質合成が始められるが，真核生物の mRNA は，転写のあとにいくつかの加工（プロセシング）を受けてからでなければ機能できない（▶図 12-5）。真核生物の場合，転写されて合成された直後の mRNA 前駆体を，**一次転写産物** primary transcript もしくは hnRNA（ヘテロ核 RNA heterogeneous nuclear RNA）という。

一次転写産物は，①キャップ構造の付加，② RNA スプライシング，③ポリ A 鎖の付加の 3 つのプロセシングを受けて成熟 mRNA になる。

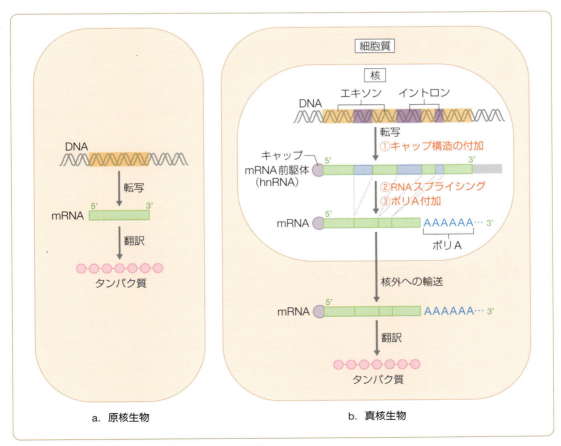

▶図 12-5　原核生物と真核生物の mRNA の比較

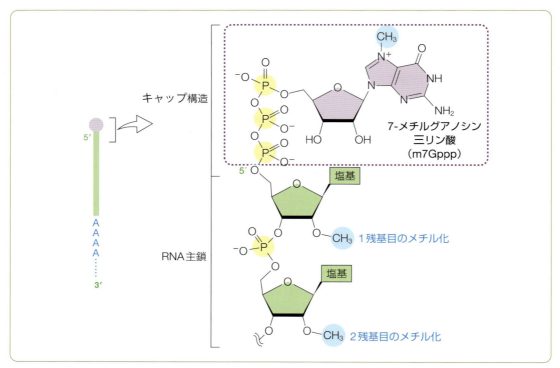

▶図 12-6　キャップ構造

① キャップ構造の付加

　キャップ構造 CAP structure とは，転写で最初に合成される mRNA 前駆体の 5' 末端に，メチル基をもつグアニン（7-メチルグアノシン三リン酸〔m7Gppp〕）が結合した構造のことである（▶図 12-6）。キャップ構造は，翻訳の開始信号となるといわれている。

　5' 末端の最初の 1 残基の D-リボースの 2 位のヒドロキシ基はメチル化されていることが多く，2 番目の残基の D-リボースもメチル化される場合がある。

② RNA スプライシング

　真核生物の遺伝子のタンパク質翻訳領域は，タンパク質に翻訳されない塩基配列によっていくつかに分断されている（▶図 12-5-b）。このように，アミノ酸配列をコードしていない介在配列をイントロン intron とよび，アミノ酸配列をコードする部分をエキソン exon という。原核生物の DNA には通常イントロンはない。

　イントロンとエキソンはともに RNA に転写され，RNA スプライシング RNA splicing によってイントロンが取り除かれてエキソンを連結し，翻訳領域はひと続きとなる（▶図 12-7-a）。この反応を触媒するのはタンパク質ではなく，

D. RNAのプロセシング 221

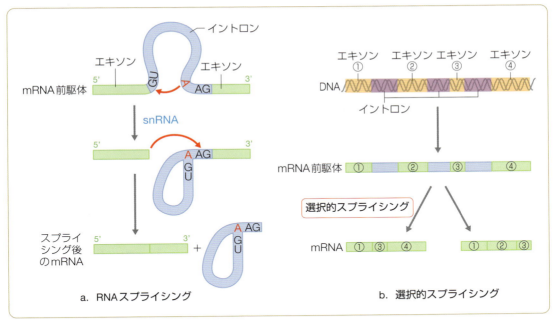

▶図 12-7　RNA スプライシング

おもに RNA 分子により行われる。

どのイントロンにも，除去の目印となる短い配列が含まれており，ほとんどのイントロンは GU で始まり，AG で終わる（GU-AG 則）。この目印となる配列を snRNA（核内低分子 RNA）が認識する。snRNA はいくつかのタンパク質と複合体を形成して核内低分子リボ核タンパク質（snRNP）となり，mRNA 前駆体と結合して，大型の複合体である**スプライソソーム** spliceosome を形成し，イントロン部分を切り離し，エキソンを連結する。

選択的スプライシング　いくつかのエキソンのうち，あるエキソンが前後のイントロンとともにイントロンとして認識されると，そのエキソンを欠くタンパク質の mRNA がつくられる（▶図 12-7-b）。この機構により，同じ遺伝子をもとにして，異なるタンパク質をつくることができる。これを**選択的スプライシング** alternative splicing という。免疫グロブリン遺伝子の転写ではこの機構がはたらくため，免疫グロブリンに多様性が生み出される（▶206 ページ，図 11-12）。

③ ポリ A 鎖の付加

真核生物において，転写の終結シグナルはよくわかっていない。RNA ポリメラーゼ II は，DNA 上の最終コード領域の 3' 末端をこえたところにあるポリ A 付加シグナル（AATAAA）を通過して，mRNA 前駆体を合成する。その後，mRNA 前駆体は，ポリ A 付加シグナルの約 10〜35 塩基ほど下流で切断され

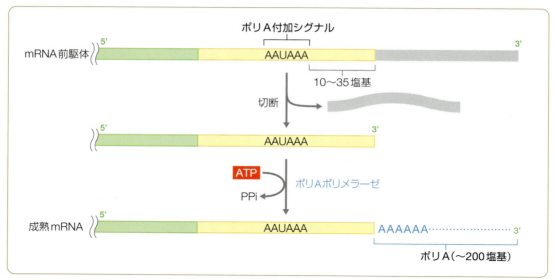

▶図 12-8　ポリ A 鎖の付加

る。そして，ポリ A 付加シグナルを認識する**ポリ A ポリメラーゼ**と複数の因子により，3' 末端側に約 200 塩基のアデニン (A) の反復配列が合成される (▶図 12-8)。これは，**ポリ A 鎖の付加**もしくは**ポリアデニル化** polyadenylation とよばれる。

　ポリ A 鎖は mRNA の安定性を高めて核から細胞質への輸送をたすけるとともに，mRNA の目印となり，翻訳効率を高める機能がある。

④ RNA 編集

　スプライシングを受けたあとの成熟 mRNA の塩基配列を変化させることにより，翻訳されるタンパク質に変化をもたらす機構を，**RNA 編集** RNA editing という。

　RNA 編集の例として，ヒトの脂質代謝に関与するアポリポタンパク質 (▶108 ページ，表 5-2) であるアポ B が知られている。共通するアポ B 遺伝子から，肝臓ではアポ B-100 (アミノ酸 4,536 個からなる分子量 550,000 のタンパク質) が合成され，小腸ではアポ B-48 (アミノ酸 2,152 個からなる分子量 242,000 のタンパク質) が合成される (▶図 12-9)。同じアポ B の mRNA に対して，小腸では，シトシンデアミナーゼの作用でシトシン (C) がウラシル (U) へと変換され，これにより終止コドンが生じ，肝臓よりも分子量の小さなタンパク質が合成される。

　この 2 種類のタンパク質はそれぞれ性質が異なり，それぞれ発現した臓器において特有の脂質代謝に関与している。

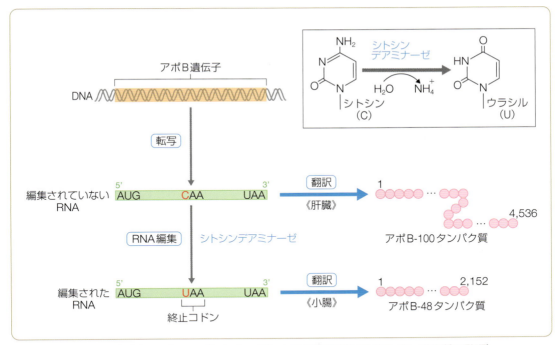

▶図 12-9 RNA 編集(例：シトシンデアミナーゼによる組織特異的アポ B タンパク質の発現)

⑤ RNA 干渉

低分子干渉性 RNA small interfering RNA（siRNA）やマイクロ RNA（miRNA）は，アミノ酸情報をコードしていない非コード RNA（ノンコーディング RNA）であり（▶186 ページ），RNA 干渉 RNA interferance（RNAi）とよばれる機能をもつ（▶図 12-10）。これらの RNA は，mRNA の相補性のある配列に結合して，mRNA の分解や翻訳の抑制といった負の調整を行う。

miRNA ▶ miRNA は 1 本鎖 RNA がヘアピン構造をつくってできた 2 本鎖 RNA に由来する。DNA から RNA ポリメラーゼ II によって転写された miRNA 前駆体は，さまざまな加工を受けて核外へ移行し，miRNA となる。miRNA は特定のタンパク質と RNA 誘導サイレンシング複合体 RNA-indiced silencing conmplex（RISC）を形成し，相補性のある mRNA に結合して，翻訳を抑制したり，mRNA を破壊したりする。

miRNA はさまざまな遺伝子の発現制御に関与することが報告されている。また miRNA は，転移因子やウイルスといった外から侵入してきた RNA 分子を破壊することにより，生体防御の役割も果たしている。最近では，がん化の制御に重要であることが知られている。

siRNA ▶ siRNA は外来性の 2 本鎖 RNA に由来する。miRNA 同様，RISC を形成し，外来 RNA の相補的配列に結合して分解する。

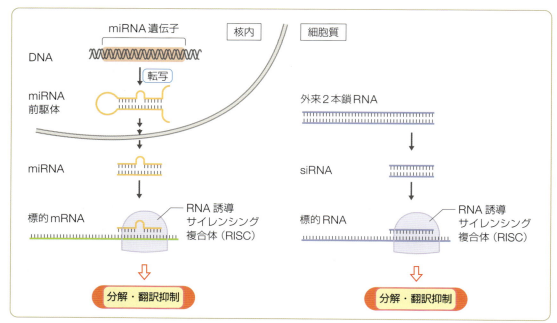

▶図 12-10　RNA 干渉による RNA 分解と翻訳抑制

E 遺伝子の発現調節

　真核生物，とくに多細胞生物においては，組織や細胞ごとに発現している遺伝子は異なっている．とくに発生と分化においては，各段階において発現させる遺伝子の種類とタイミング，量を巧妙に変化させることが必要となる．また外界および内部環境からのシグナルに応じて，対応した遺伝子の転写が促進・抑制されることも必要となる．これらの調節は，各遺伝子に特異的な転写調節因子が遺伝子のプロモーターやエンハンサーに結合することで可能となる（▶215 ページ，図 12-2）．そのほかにも，オペロン調節やクロマチン制御による調節，エピジェネティック制御などが知られている．

① オペロン調節

　原核生物は，外界の栄養状態によって遺伝子の発現（おもに転写量）を変化させることにより，細胞内の代謝の状態を調節している．
　たとえば，グルコースを含む培地で培養していた大腸菌を，ラクトースを含む培地に入れると，β-ガラクトシダーゼ遺伝子（*lacZ*）など，ラクトース代謝に関与する複数の遺伝子が発現し，ラクトースをグルコースとガラクトースに加水分解することにより，ラクトースを栄養素として利用できるようになる

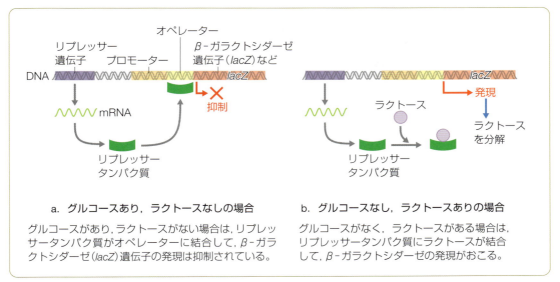

▶図 12-11　ラクトースオペロンの転写制御

（▶図 12-11）。これはラクトースの**オペロン** operon **調節**とよばれる。

　グルコース存在下ではリプレッサータンパク質が発現し，オペレーターを抑制している。グルコースが枯渇してラクトースが存在する場合は，ラクトースがリプレッサータンパク質に結合することで，オペレーターにおけるリプレッサーによる抑制が解除され，β-ガラクトシダーゼ遺伝子（*lacZ*）が発現する。

② エピジェネティック制御

　DNA の塩基配列は変化しないが，ヒストンや DNA が，メチル化などの化学的な修飾を受けることにより，遺伝子の発現は制御されている。このような遺伝子発現の制御を，**エピジェネティック** epigenetic **制御**という。この化学修飾のパターンのなかには次世代に引き継がれるものがあり，これは**エピジェネティックな遺伝**とよばれる。

1 ヒストンの制御による転写調節

　真核生物の遺伝子のプロモーターは，通常はヒストンが凝集したヌクレオソーム構造（ヘテロクロマチン）でおおわれているため，基本転写因子が結合できない状態になっている。DNA のエンハンサーに転写調節因子が結合すると，クロマチン再構成複合体やヒストン修飾因子がはたらき，ヌクレオソーム構造がほどかれる。その後，基本転写因子がプロモーターに結合し，ついで RNA ポリメラーゼ II が結合し，転写が開始される。この制御には，ヒストンのメチル化やアセチル化などの化学修飾が関与している。

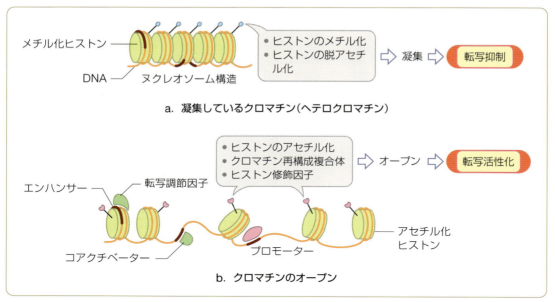

▶図 12-12　クロマチンの制御と転写調節

ヒストンの
アセチル化 ▶ ヒストンは塩基性タンパク質であり DNA と静電的に結合する能力を有する。ヒストンアセチル化酵素（ヒストンアセチルトランスフェラーゼ，HAT）がはたらくと，ヒストンの塩基性は中和され，DNA との結合力が減少し，プロモーターを含め転写領域が露出することとなる（▶図 12-12-b）。

ヒストンの
脱アセチル化 ▶ 逆にヒストン脱アセチル化酵素（ヒストンデアセチラーゼ，HDAC）は，脱アセチル化することで転写を抑制する（▶図 12-12-a）。

ヒストンの
メチル化 ▶ ヒストンメチル化酵素（ヒストンメチルトランスフェラーゼ，HMT）によりヒストンがメチル化されると，多くの場合，転写の抑制がもたらされる。

2　DNA のメチル化による転写調節

原核生物の DNA メチル化はアデニン（A）におきるが，真核細胞ではシトシン（C）におきる（▶図 12-13-b）。真核生物の DNA において，メチル化を受けるシトシン（C）は，通常グアニン（G）の 5' 側に隣接するので，CpG と表記される[1]。DNA の複製の際，メチル化された C（5-メチルシトシン）は，メチラーゼ（メチル化酵素）により識別されるため，メチル化のパターンは子孫に引き継がれる（▶図 12-13-a）。

DNA のメチル化領域は，細胞周期の間期においても凝集したヘテロクロマチンを形成することが多く，遺伝子発現も抑制されている（▶図 12-13-c）。

真核生物の DNA のメチル化は，遺伝子の発現抑制（サイレンシング silencing）やメスの X 染色体の不活化（▶177 ページ）に関与している。また，CpG の

---

[1] CG 配列と表記されることもあるが，塩基対の CG と区別するため，リン酸結合 phosphate linkage の「p」を入れて，CpG と表記する。

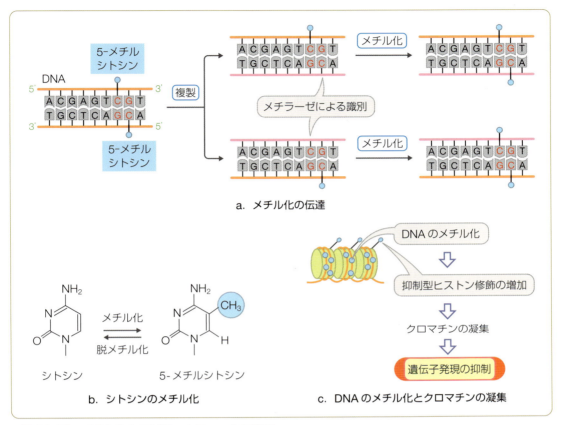

▶図 12-13　メチル化とエピジェネティックな遺伝

メチル化はがん細胞において変化していることが知られている。

CpG アイランド　CpG 配列はゲノム上に比較的少ないが，CpG 配列が存在する領域がある程度の割合で島のように存在しており，**CpG アイランド**（CG アイランド）という。CpG アイランドは通常 500 塩基対以上で，GpC 含量は 55% 以上である。CpG アイランドにおいてメチル化を受けている CpG は少なく，多くのメチル化は CpG 配列が少ない領域に存在する。

細胞の生存に必要最低限のタンパク質をコードしているハウスキーピング遺伝子のプロモーターには CpG アイランドがあり，メチル化を受けにくくなっている。そのため，ハウスキーピング遺伝子は，どの細胞においてもつねに発現することができる。

3　ゲノムインプリンティング

哺乳類は，両親から同じ遺伝子をそれぞれ 1 セットずつ受けつぐ。ある遺伝子では，片方の親から受けついだ遺伝子だけが実際に発現することが知られている。すなわち，遺伝子に，両親からのエピジェネティック制御が「記憶」のように刷り込まれていることがある。父親由来の遺伝子が活性をもち，母親

由来の遺伝子が不活性の場合と，その逆の場合とがあり，**ゲノムインプリンティング** genomic imprinting（ゲノム刷り込み）という。ゲノムインプリンティングはDNAのメチル化に基づいておこる。

▶ ゲノムインプリンティングによる疾病の発現

ヒトでは約300の遺伝子がゲノムインプリンティングを受けている。**プラダー-ウィリー** Prader-Willi **症候群**（肥満，知的障害，性腺発達不全，筋緊張低下）や**アンジェルマン** Angelman **症候群**（笑い発作，精神遅滞，てんかん，失調歩行）は，原因遺伝子の一方が欠損し，もう一方の正常遺伝子がゲノムインプリンティングにより発現抑制されて，引きおこされる。

ゼミナール
復習と課題

❶ 遺伝子発現におけるプロモーターの実態はなにか。
  1. DNA　　2. RNA　　3. 転写因子　　4. リボソーム
❷ RNAポリメラーゼについて誤っているものはどれか。
  1. DNAを鋳型にする。
  2. プライマーを必要とする。
  3. メッセンジャーRNAを合成する。
  4. トランスファーRNAを合成する
❸ 遺伝子の発現や転写の促進・抑制にかかわるタンパク質をなんというか。
  1. プロモーター　　2. エンハンサー　　3. シスエレメント
  4. 転写因子
❹ RNAプロセシングではないものはどれか。
  1. アルキル化　　2. キャップ構造の付加　　3. スプライシング
  4. ポリA鎖の付加
❺ ヒトのエピジェネティック制御でおこる化学修飾はどれか。
  1. アデニンのメチル化　　2. シトシンのメチル化
  3. グアニンのメチル化　　4. シトシンのリン酸化
❻ エピジェネティック制御が関係しないものはどれか。
  1. 遺伝子のサイレンシング（発現抑制）
  2. メスにおける片方のX染色体の不活性化
  3. 塩基除去修復
  4. ゲノムインプリンティング

生化学

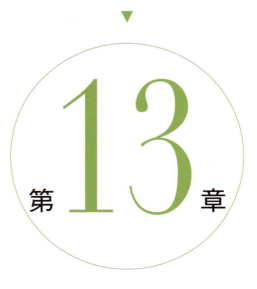

第13章

翻訳と翻訳後修飾

A 翻訳の概要

成熟 mRNA の配列情報から，アミノ酸が読みとられて，タンパク質が合成されることを **翻訳** translation という．また，翻訳により合成されたタンパク質の多くは，そのままでは機能することができないことが多く，さまざまな化学修飾を受けて，機能を発揮できるようになる．この修飾を，**翻訳後修飾** post-translational modification という．

① 成熟 mRNA

非翻訳領域 ▶ 真核生物の場合，DNA から転写されてできた mRNA 前駆体は，RNA プロセシングを受けて成熟 mRNA となる（▶219 ページ，図 12-5-b）．成熟 mRNA には，タンパク質のアミノ酸をコードして翻訳される **翻訳領域** のほかに，**5' 非翻訳領域** 5'-untranslated region（5'-UTR）と **3' 非翻訳領域** 3'-untranslated region（3'-UTR）が存在する（▶図 13-1-a）．

コドン ▶ mRNA の翻訳領域では，連続した 3 個ずつの塩基が暗号となってアミノ酸を指定（コード）している．この連続する 3 塩基のセットを **コドン** codon という（▶表 13-1）．それぞれのコドンは特定のアミノ酸に対応する．

開始コドンと終止コドン ▶ UAA, UAG, UGA の 3 つのコドンは対応するアミノ酸はなく，翻訳終了のシグナルとなり，**終止コドン** stop codon とよばれる．AUG はメチオニン（Met）

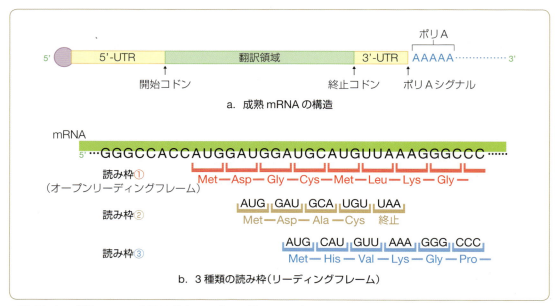

▶図 13-1　成熟 mRNA と読み枠（リーディングフレーム）

▶表13-1 遺伝暗号表（コドンとアミノ酸〔3文字表記と1文字表記〕の対応）

		2塩基目				
		U	C	A	G	
1塩基目	U	UUU Phe(F) UUC Phe(F) UUA Leu(L) UUG Leu(L)	UCU Ser(S) UCC Ser(S) UCA Ser(S) UCG Ser(S)	UAU Tyr(Y) UAC Tyr(Y) UAA 終止コドン UAG 終止コドン	UGU Cys(C) UGC Cys(C) UGA 終止コドン UGG Trp(W)	U C A G
	C	CUU Leu(L) CUC Leu(L) CUA Leu(L) CUG Leu(L)	CCU Pro(P) CCC Pro(P) CCA Pro(P) CCG Pro(P)	CAU His(H) CAC His(H) CAA Gln(Q) CAG Gln(Q)	CGU Arg(R) CGC Arg(R) CGA Arg(R) CGG Arg(R)	U C A G
	A	AUU Ile(I) AUC Ile(I) AUA Ile(I) AUG Met(M)	ACU Thr(T) ACC Thr(T) ACA Thr(T) ACG Thr(T)	AAU Asn(N) AAC Asn(N) AAA Lys(K) AAG Lys(K)	AGU Ser(S) AGC Ser(S) AGA Arg(R) AGG Arg(R)	U C A G
	G	GUU Val(V) GUC Val(V) GUA Val(V) GUG Val(V)	GCU Ala(A) GCC Ala(A) GCA Ala(A) GCG Ala(A)	GAU Asp(D) GAC Asp(D) GAA Glu(E) GAG Glu(E)	GGU Gly(G) GGC Gly(G) GGA Gly(G) GGG Gly(G)	U C A G

（右端列：3塩基目）

をコードしており，タンパク質合成の開始の**開始コドン** start codon となる。開始コドンの配列後は3塩基ずつ区切られたコドン情報に従って，次々にアミノ酸が連結され，終止コドンがあらわれるまでペプチド鎖の伸長反応が続く。

▶**オープンリーディングフレーム**　タンパク質のアミノ酸配列に対応する塩基配列部分を，**読み枠** reading frame（リーディングフレーム）といい，開始コドンから終止コドンの間の翻訳領域のことをさす。1本の成熟mRNAにおいて，いくつかの読み枠が想定されるが，通常はタンパク質として最も長いものが優先して合成される（▶図13-1-b）。実際にタンパク質をコードする読み枠は，**オープンリーディングフレーム**とよばれる。

❷ アミノ酸の活性化とtRNA

翻訳において，mRNAが直接アミノ酸分子を認識するわけではなく，**運搬RNA** transfer RNA（tRNA，トランスファーRNA）がmRNAとそのコドンに対応するアミノ酸分子を仲介する。

▶**tRNAの合成**　真核生物では，tRNAは，DNAからRNAポリメラーゼIIIにより転写される。転写により合成されたtRNA前駆体は，その後プロセシングされ，塩基にメチル化などのさまざまな修飾を受け，80塩基程度のtRNAとして完成する（▶図13-2）。tRNAはクローバーの葉のような特徴的な三次構造をとる。tRNAには**アンチコドン** anticodon とよばれる3つの塩基からなる部分があり，mRNAのコドンを識別できるようになっている。

アミノ酸の活性化 ▶ tRNA のアンチコドンに対応するアミノ酸は，**アミノアシル tRNA 合成酵素**の作用で，tRNA の 3' 末端にエステル結合し，アミノアシル tRNA となる。この結合は高エネルギー結合であり，その後のタンパク質合成の過程で重要となる。

アミノ酸の運搬 ▶ 翻訳過程では，mRNA のコドンに対して，アミノアシル tRNA が対応するアミノ酸を運んでくることになる。

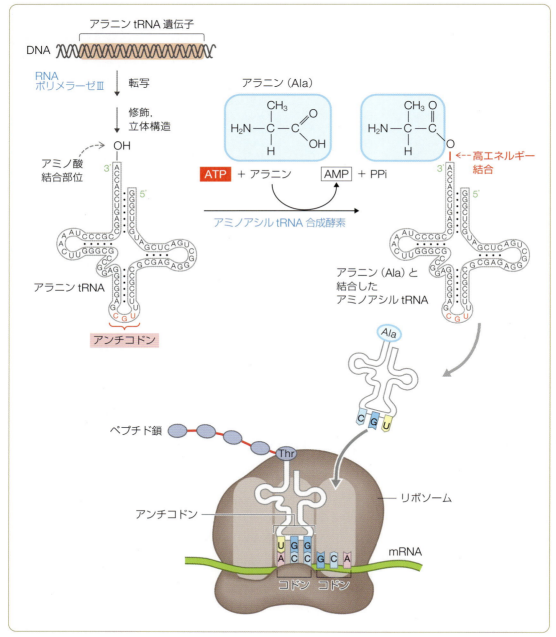

▶図 13-2 tRNA の構造と機能

開始tRNA ▶ ヒトでのmRNAの開始コドンはAUG(細菌ではまれにGUGやUUGもある)であり，これに対する特定のtRNAが必要となる。この**開始tRNA**(tRNAi)はメチオニン(Met)を運ぶので，タンパク質の合成が始まるN末端の最初のアミノ酸は必ずメチオニンとなる[1]。開始tRNAは，通常のメチオニンを運ぶtRNAとは塩基配列が異なり，翻訳開始の際には特異的に識別される。

③ リボソームの構造

リボソームは，大サブユニットと小サブユニットが組み合わさって構成されており，タンパク質合成(翻訳)の場である。大サブユニットと小サブユニットはそれぞれ，複数のタンパク質とrRNAを成分とする複合体である(▶図13-3)。小サブユニットはtRNAとmRNAのコドンを対応させる場であり，大サブユニットは，アミノ酸とアミノ酸をペプチド結合で連結してポリペプチド鎖をつくる場である。

リボソームに含まれる**リボソームRNA**(rRNA)は触媒活性をもつ。rRNAのように，触媒活性をもつRNA分子は，**リボザイム** ribozyme とよばれる。

原核生物の場合，リボソームは細胞質に遊離した状態で存在する。真核生物の場合，リボソームの多くは小胞体膜に結合して粗面小胞体(▶13ページ，図1-10-a)を形成するが，細胞質に遊離しているリボソームもある。

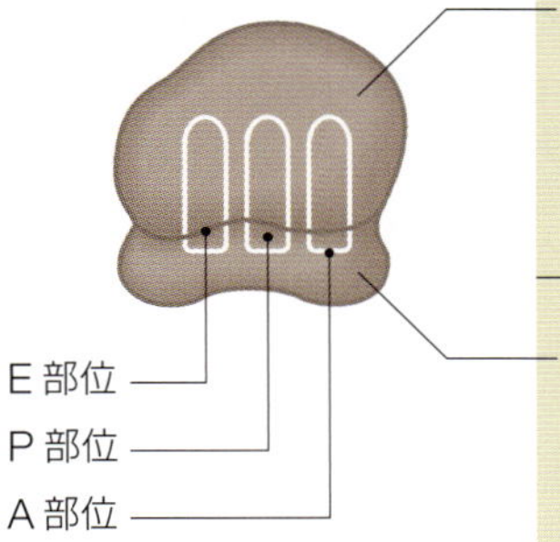

		原核生物(70Sリボソーム)	真核生物(80Sリボソーム)
大サブユニット		50Sサブユニット - 約34種類のタンパク質 - 23S rRNA - 5S rRNA	60Sサブユニット - 約50種類のタンパク質 - 28S rRNA - 5.8S rRNA - 5S rRNA
小サブユニット		30Sサブユニット - 約21種類のタンパク質 - 16S rRNA	40Sサブユニット - 約33種類のタンパク質 - 18S rRNA

「S」は沈降係数を示し，分子の大きさの目安である。

E部位
P部位
A部位

▶図13-3　リボソームの構成成分

---

[1] 原核生物では，開始tRNAにメチオニン(Met)が結合し，そのアミノ基がホルミル化されてホルミルメチオニン formyl-methionine (fMet)になる。

B 翻訳のメカニズム

翻訳では，tRNA 上でのアミノ酸の活性化につづき，次のプロセスが進む。
[1] **翻訳開始**　翻訳開始複合体が形成される。
[2] **ポリペプチド鎖の伸長**　ペプチド鎖が伸長する。
[3] **翻訳終結**　ポリペプチド合成が終了する。
原核生物と真核生物では，一部を除いてプロセスはほぼ同じである。

① 翻訳開始

リボソームには RNA に結合する部位が4つある。1つは mRNA と結合する部分であり，ほかの3つは tRNA との結合部位で，A 部位・P 部位・E 部位とよばれる[1]（▶図 13-3）。

開始因子(IF) ▶　翻訳の開始には，**開始因子** initiation factor (IF) とよばれるタンパク質群が必要となる。

原核生物の翻訳 ▶　原核生物では，不活性型リボソームの小サブユニット (30S) に IF-3 と IF-1 が結合し，大サブユニットと小サブユニットを分ける。

つづいて，GTP，mRNA，IF-2，ホルミルメチオニン (fMet) を結合した開始 tRNA 複合体が，小サブユニット (30S) の P 部位に結合する。この際，mRNA の開始コドンと開始 tRNA のアンチコドンとの間で水素結合が生じる。

次に，IF-3 の遊離につづき，IF-1 と IF-2 が離れる。これにさらに大サブユニット (50S) が結合し，翻訳開始複合体が完成する。

真核生物の翻訳 ▶　真核生物では，30S・50S リボソームではなく 40S・60S リボソームが翻訳の場となり，開始 tRNA にはホルミルメチオニンではなく，メチオニンが結合する（▶図 13-4-a）。真核生物の開始因子 eukaryotic initiation factor (eIF) には複数のものが知られており，mRNA のキャップ構造がリボソームとの結合において重要な役割を果たす。また，真核生物の翻訳開始複合体の形成には，GTP と ATP を必要とする。

② ポリペプチド鎖の伸長

リボソームの P 部位にはペプチド鎖がつながった tRNA が結合し，A 部位には次のコドンに対応するアミノ酸を運ぶ tRNA が結合する（▶図 13-4-b）。

---

1) A 部位は「アミノアシル tRNA」，P 部位は「ペプチジル RNA」，E 部位は「出口 exit」に由来する呼称である。

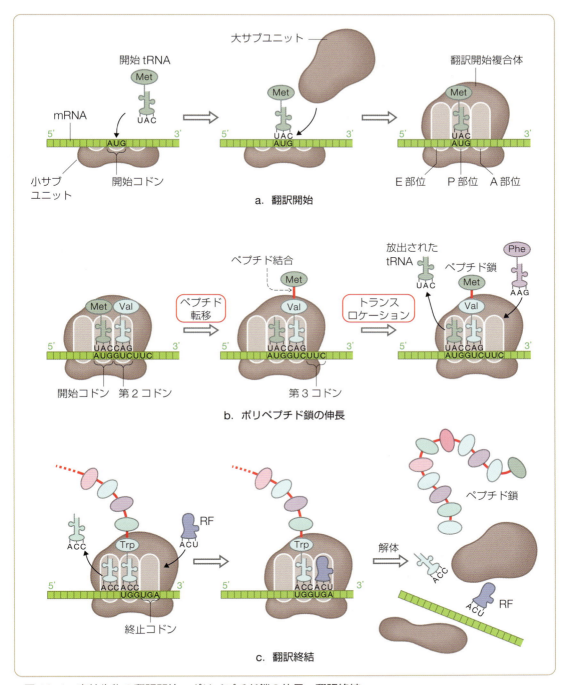

▶図 13-4　真核生物の翻訳開始・ポリペプチド鎖の伸長・翻訳終結

伸長因子（EF） ▶ ペプチド鎖の伸長には**伸長因子** elongation factor（EF）が必要となる。原核生物では EF-Tu と EF-G，真核生物では eEF-1a，eEF-1b，eEF-2 が関与する。

伸長反応 ▶ 原核生物では，以下の 4 段階で伸長が進み，真核細胞でもほぼ同じである。
　(1) mRNA のコドンに対応するアミノアシル tRNA と EF-Tu，GTP からなる

複合体がリボソームのA部位へ結合する。
(2) 次に，A部位のアミノアシルtRNAのアミノ酸にP部位のtRNA上のペプチド鎖が結合する(ペプチド転移)。
(3) A部位のペプチジルtRNAがmRNAとともにP部位に移動する(トランスロケーション translocation)。
(4) GTPを結合したEF-Gが新たにA部位に結合し，GTPを加水分解してリボソームを離れる。さらに，ペプチド鎖を遊離したtRNAはE部位に移動し，複合体から離れる。

③ 翻訳終結

解放因子(RF) ▶ 翻訳の終結には，**解放因子** release factor (終結因子，RF)とよばれるタンパク質が関与する。

原核生物では，mRNAの終止コドン(UAG, UAA, UGA)がA部位にくると，解放因子(RF-1, 2, 3)がリボソームのA部位に入り，終止コドンを認識する(▶図13-4-c)。その後，大サブユニット(50S)のペプチジルトランスフェラーゼがtRNAに結合したポリペプチド鎖を切り離し，タンパク質合成を終了させる。真核生物では，どの終止コドンに対しても，解放因子であるeRF1とeRE3が共同して作用する。この作用にはGTPを必要とする。

リボソームリサイクル因子 ▶ ポリペプチドが解離したあと，**リボソームリサイクル因子** ribosome recycling factor (RRF)がリボソーム複合体を解体する。

④ 翻訳の制御と抗生物質

細菌のリボソームは30Sと50Sのサブユニットからなるが，ヒトのリボソームは40Sと60Sからなり，構成タンパク質やRNAも細菌のものとは異なる。この違いを利用して，**抗生物質** antibiotics のなかには，細菌の翻訳過程を特異的に阻害することで，細菌にのみ毒性を発揮し(選択毒性)，増殖を抑制して抗菌作用を示すものがある(▶表13-2)。

▶表13-2　細菌の翻訳を阻害する抗生物質

抗生物質	特徴
アミノグリコシド系	開始fMet-tRNAのP部位への結合を阻害。翻訳開始の阻害。ストレプトマイシンやカナマイシンなど。
クロラムフェニコール	ペプチジルトランスフェラーゼを阻害。
テトラサイクリン系	アミノアシルtRNAの結合を阻害。未成熟な状態での翻訳終結。
マクロライド系	遊離50SリボソームのP部位に結合し，翻訳開始複合体の形成を阻害。エリスロマイシンやクラリスロマイシンなど。

C タンパク質の折りたたみと輸送・修飾

翻訳されたばかりのタンパク質は，多くはそのままでは機能することができない。適切な立体構造をとり，必要な化学修飾を受け，必要な因子と結合し，適切な場所に運ばれる必要がある。

① シャペロン

合成されたばかりのタンパク質は，アミノ酸の配列をもとに，合成途中から折りたたまれる。疎水性アミノ酸を内側に，親水性アミノ酸を外側にして小さくまとまり（疎水性相互作用，▶138ページ，図7-9），分子内のさまざまな場所に非共有結合性のゆるい結合が形成されて立体構造をとる。

さらに，ほとんどのタンパク質は，**シャペロン** chaperone とよばれる特定のタンパク質により，正確な三次元構造（**フォールディング**）へと導かれ，タンパク質として機能する（▶図13-5）。シャペロンのはたらきはきわめて重要であり，タンパク質の折りたたみだけではなく，タンパク質の細胞内輸送や新しくできたタンパク質の品質管理にも関与している。

▶**熱ショックタンパク質**

シャペロンの多くは**熱ショックタンパク質** heat-shock protein（HSP）とよばれ，細胞を高温下にさらすと大量に合成される。これは，熱により細胞内のタンパク質が変性により異常な構造となった場合，それをもと通りにする役割をシャペロンが担っているからである。熱ショックタンパク質は，熱以外にも，阻害剤や金属イオンなどの化学物質により増加するため，**ストレスタンパク質**ともよばれる。

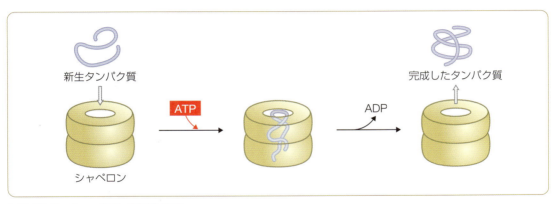

▶図13-5　シャペロンのはたらき

② 小胞体への輸送と変性タンパク質応答

小胞体への輸送 ▶　粗面小胞体上のリボソームで合成された膜タンパク質や分泌タンパク質の前駆体は，小胞体に入る．これらのタンパク質は，小胞体膜を通るために認識される疎水性の**シグナル配列** signal sequence をもつ（▶図 13-6）．合成途中のペプチド鎖にあらわれたその配列を，**シグナル認識粒子** signal recognition particle （**SRP**）が認識し，さらにその複合体を **SRP 受容体**が認識する．複合体は**トランスロコン** translocon というタンパク質膜通過チャネルに受け渡され，ペプチド鎖は小胞体内腔に送り込まれる．小胞体内腔では，トランスロコンに結合した**シグナルペプチダーゼ** signal peptidase が，シグナル配列の後ろを切断する．

　膜タンパク質の場合，膜貫通領域があり，小胞体膜にその部位がとどまり，小胞体内で修飾を受けたあと，細胞膜などへと運ばれる．分泌タンパク質の場合，シグナル配列の後ろの部分で切断されて小胞体内腔に入り，糖鎖付加，ジスルフィド結合の形成などのさまざまな修飾を受けたあと，分泌小胞内に入る（▶17 ページ，図 1-14）．

変性タンパク質応答 ▶　栄養状態の悪化や飢餓（きが），低酸素，毒物，遺伝子変異，酸化還元状態の変化，異常タンパク質の合成などにより，小胞体の機能が障害された場合，異常な立体構造のタンパク質が蓄積する．これを**小胞体ストレス**とよぶ．このストレス状態から回復させるために，**変性タンパク質応答** unfolded protein response

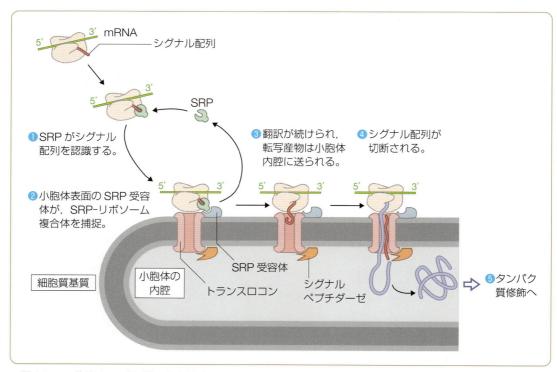

▶図 13-6　分泌タンパク質の小胞体内腔への輸送

(UPR)というメカニズムがある。変性タンパク質応答ではIRE，PERK，ATF6などのタンパク質がはたらき，翻訳を停止させたり，シャペロンの発現を高めたりすることで，異常タンパク質に対応する。

D 翻訳後修飾

翻訳により生合成されたタンパク質が，翻訳後に受ける化学的な修飾を**翻訳後修飾** post-translational modification という(▶図13-7)。タンパク質の修飾は，タンパク質の成分であるアミノ酸の側鎖やN末端，C末端に，ほかの分子が化学結合することでなされる。タンパク質の多くは，これらの修飾を受けることにより，適切な場所に輸送され，細胞内での機能を発揮し，また不要になったものは分解を受けたりすることが可能となる。非常に多くの翻訳後修飾が存在するが，ここでは機能的に最も重要なものを紹介する。

① 糖鎖修飾

タンパク質の**糖鎖修飾** glycosylation は，多くの膜タンパク質や分泌タンパク質になされる翻訳後修飾である。糖鎖が結合したタンパク質を**糖タンパク質**といい，*N*-グリコシド型と*O*-グリコシド型の2種類がある。タンパク質中のアスパラギン(Asn)残基のアミド基の窒素に*N*-アセチルグルコサミンが結合した物が*N*-グリコシド型糖タンパク質で，タンパク質中のセリン(Ser)残基またはトレオニン(Thr)残基のヒドロキシ基(―OH)に*N*-アセチルガラクトサミンが結合したものが*O*-グリコシド型糖タンパク質である(▶64ページ，図3-15)。アミノ酸に結合した糖に，さらに糖が結合し，多糖構造になっている場合が多い。

糖鎖修飾は，小胞体やゴルジ体(▶17ページ，図1-14)で行われる。

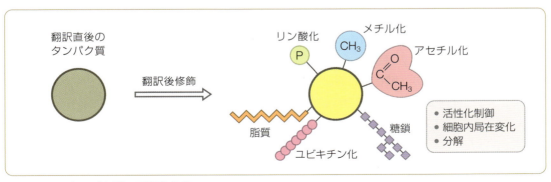

▶図13-7 タンパク質の翻訳後修飾

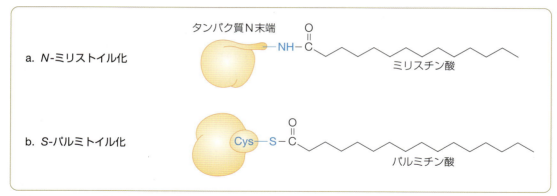

▶図 13-8　タンパク質の脂質修飾

② 脂質修飾

　タンパク質の**脂質修飾** lipidation は，膜タンパク質の膜への輸送や，細胞質タンパク質の細胞質への輸送，タンパク質の安定化，脂質-タンパク質相互作用の調節に関与する．脂質修飾には，脂肪酸アシル化，プレニル化，グリコシルホスファチジルイノシトール化，コレステロール化などがある．

　代表的な脂肪酸アシル化に，タンパク質の N 末端にミリスチン酸が結合する *N*-ミリストイル化と，タンパク質内部のシステイン（Cys）残基のチオール基（—SH）にパルミチン酸が結合する *S*-パルミトイル化がある（▶図 13-8）．

　たとえば，細胞膜の内側に存在するタンパク質である G タンパク質（▶251 ページ）は，これらの脂質修飾を受けることにより細胞膜の裏側に位置することができるようになり，細胞内シグナル伝達のスイッチとして機能することができるようになる．

③ リン酸化修飾

　タンパク質の**リン酸化** phosphorylation は通常，真核生物のタンパク質のセリン（Ser），トレオニン（Thr），チロシン（Tyr）残基の側鎖になされる（▶図 13-9）．原核生物のタンパク質では，ヒスチジン（His），アルギニン（Arg），リシン（Lys）残基にもおこる．

▶ キナーゼとホスファターゼ

　リン酸化は可逆反応である．タンパク質のリン酸化は，**キナーゼ** protein kinase（リン酸化酵素）により触媒され，**脱リン酸化** dephosphorylation はホスファターゼ phosphatase（脱リン酸化酵素）により触媒される．

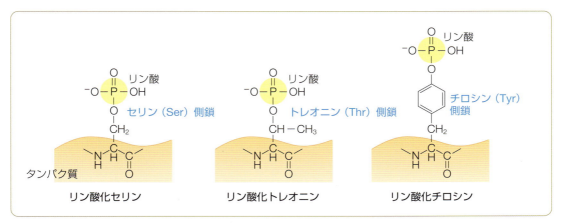

▶図 13-9　タンパク質のリン酸化

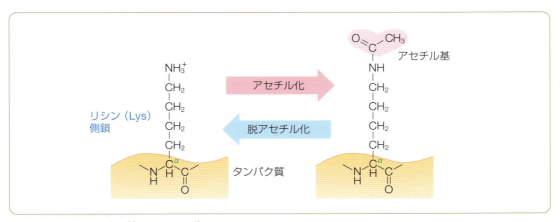

▶図 13-10　タンパク質のアセチル化

④ アセチル化修飾

　タンパク質の**アセチル化** acetylation とは，タンパク質の N 末端やリシン（Lys）残基の側鎖のアミノ基にアセチル基が導入されることである（▶図 13-10）。逆にアセチル基が除かれる反応は**脱アセチル化** deacetylation という。**アセチル化酵素**（アセチルトランスフェラーゼ acetyltransferase）により，アセチル CoA のアセチル基が基質タンパク質に転移される。アセチル化は，さまざまなタンパク質の安定性や分解，活性や局在，特異的相互作用などを制御し，転写や増殖・分化，細胞死などの細胞の重要な過程に関与している。

遺伝子発現の制御▶　クロマチンを構成するヒストンのリシン残基がアセチル化もしくは脱アセチル化されることで，遺伝子発現が制御されている（▶226 ページ，図 12-12）。ヒストンが多くアセチル化されているクロマチン領域は，遺伝子の転写が活発であり，脱アセチル化が多いと遺伝子の発現は抑制される。

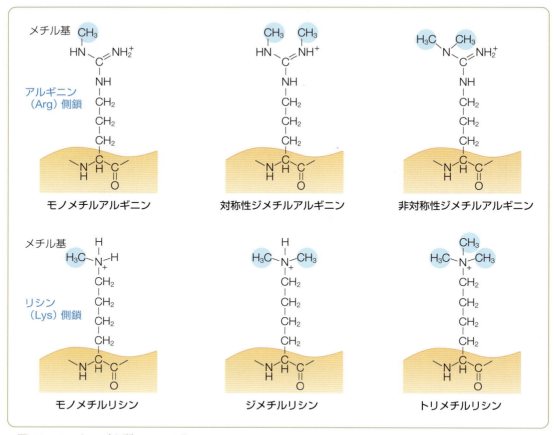

▶図 13-11　タンパク質のメチル化

⑤ メチル化修飾

　タンパク質の**メチル化** methylation は，通常，アルギニン（Arg）もしくはリシン（Lys）残基におこる（▶図 13-11）。タンパク質のメチル化では，**メチル基転移酵素** methyltransferase（メチルトランスフェラーゼ）により S-アデノシルメチオニン（SAM，▶39 ページ）のメチル基が基質タンパク質に転移される。アルギニンもしくはリシン側鎖でのメチル化の数や場所はさまざまであり，それぞれが特有の機能をもっていることが知られている。

　ヒストンタンパク質のメチル化は DNA のメチル化とともに，エピジェネティックな遺伝子発現の制御である（▶226 ページ）。

⑥ ユビキチン化修飾

　ユビキチン ubiquitin（Ub）は 76 アミノ酸からなるタンパク質で，すべての真核生物に存在し，分解されるタンパク質の目印として付加される。

ユビキチン化 ▶ 　**ユビキチン化** ubiquitination は，ユビキチン活性化酵素（E1），ユビキチン結

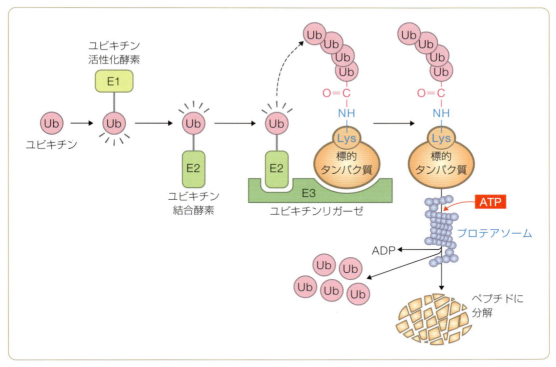

▶図 13-12　ユビキチン-プロテアソーム系によるタンパク質の分解

合酵素（E2），さらにユビキチンリガーゼ（E3）によって行われる化学反応である（▶図 13-12）。ヒトには数百の E3 酵素が存在することが知られている。

標的タンパク質のリシンの側鎖のアミノ基とユビキチンの C 末端のグリシンがアミド結合（イソペプチド結合）して 1 つ目のユビキチンが付加され，さらにそのユビキチンのリシン側鎖（もしくは N 末端のアミノ基）に次のユビキチンが付加される。これを**ポリユビキチン化** polyubiquitination とよぶ。

▶ プロテアソームによる分解

ポリユビキチン化されたタンパク質は，**プロテアソーム** proteasome という酵素複合体のプロテアーゼ活性によってペプチドに分解される（ユビキチン-プロテアソーム系）。このときユビキチンは切り離されて再利用される。ペプチドはほかのプロテアーゼによってさらに分解されてアミノ酸となり，タンパク質合成などの代謝に利用される。

ユビキチン化はタンパク質分解だけではなく，酵素の活性化制御やエンドサイトーシス，ヒストンの制御などにも関与することが知られている。

E 細胞内輸送シグナル

合成されたタンパク質は，ミトコンドリアや核，細胞膜，細胞外といった目

▶表 13-3　シグナル配列と細胞内輸送

シグナル配列	標的部位
シグナルペプチド配列	小胞体のトランスロコン
アミノ末端の KDEL 配列	小胞体内腔
核局在シグナル（塩基性）	核内
アミノ末端のプレ配列（塩基性）	ミトコンドリア
SKL 配列	ペルオキシソーム

的の部位に届けられてはじめて機能できる．そのため，細胞で合成された多くのタンパク質は特定の細胞小器官に移動するための**シグナル配列**をもっており，通常これは特異的なアミノ酸配列である（▶表 13-3）．

　細胞内の各部位には，それぞれのタンパク質のシグナル配列を認識する受容体が存在する．たとえば，核内ではたらくタンパク質には，**核局在シグナル** nuclear localization signal（核移行シグナル，NLS）という，核にタンパク質を運ぶシグナルが存在し，核膜孔に存在する受容体タンパク質が NLS を認識することにより，核内へ輸送される．

ゼミナール
復習と課題

① 翻訳の開始コドンはどれか．
　1．AUG　　2．UAA　　3．UAG　　4．UGA
② 翻訳の際，アミノ酸を運ぶ RNA はどれか．
　1．mRNA　　2．tRNA　　3．rRNA　　4．snRNA
③ 真核細胞における翻訳について，誤っているのはどれか．
　1．開始 tRNA がホルミルメチオニンである．
　2．リボソームと RNA の結合にはキャップ構造が重要である．
　3．翻訳終結には解放因子がはたらく．
　4．GTP が使われる．
④ 翻訳されたばかりのタンパク質を正確な三次元構造へと導く分子はどれか．
　1．ヘム　　2．ビタミン B_1　　3．転写因子　　4．シャペロン
⑤ ヒトのタンパク質のアミノ酸で，リン酸化を受けるものはどれか．
　1．アルギニン　　2．チロシン　　3．アラニン　　4．グルタミン酸
⑥ ヒストンタンパク質が転写制御のために受ける翻訳後修飾ではないものはどれか．
　1．メチル化　　2．アセチル化　　3．ユビキチン化
　4．γ-カルボキシグルタミン酸化

第3部
細胞のシグナル伝達とがん

生化学

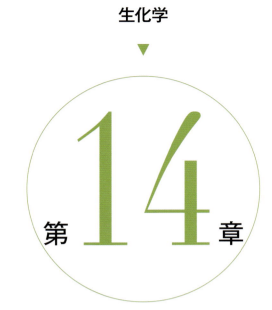

第14章

シグナル伝達

A シグナル伝達の概要

細胞は、外部からの刺激に応じて細胞内部の代謝や遺伝子発現を変化させることにより、生体にとって最適な状態を保つ。また、多細胞生物では、細胞と細胞が情報のやりとりを行うことにより、高度な機能を維持している。

① シグナル伝達とは

外部からの刺激やほかの細胞からの情報(シグナル)を受容し、情報の種類に応じて細胞の代謝を変化させるなどして応答する一連の過程を、**シグナル伝達** signal transduction とよぶ(▶図 14-1)。

1 アゴニストとアンタゴニスト

シグナルを発信する側の細胞は、シグナルとなる分子(**シグナル伝達物質** signal mediator)を分泌し、標的となる細胞はシグナル伝達物質を受容する**受容体** receptor をもつ。

受容体に特異的に結合する分子は、リガンド ligand と総称されることがある。リガンドには、受容体の機能を促進させる**アゴニスト** agonist(作動物質)

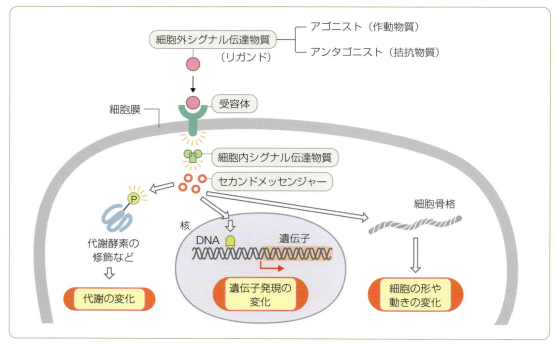

▶図 14-1 シグナル伝達の流れと細胞の機能変化

と，機能を抑制する**アンタゴニスト** antagonist（拮抗物質）がある。受容体がリガンドを受け取ると，細胞内へとシグナルが伝えられる。シグナルはさらに細胞内のシグナル分子に伝えられ，標的となるタンパク質を修飾したり，核内へシグナルを伝達して標的遺伝子の発現を制御したりすることにより，細胞内のさまざまな機能の変化がおこる（▶図14-1）。

2 シグナル分子の分泌と受容

細胞間におけるシグナル分子の分泌と受容は，次の4つに分類される。

[1] 接触依存シグナル 細胞と細胞どうしが直接接触して行われる（▶図14-2-a）。膜結合シグナル分子と，その受容体を介して行われることが多い。免疫における抗原提示などの際に重要となる（▶282ページ，図15-9）。

[2] パラ分泌シグナル 細胞から分泌された局所メディエーター（局所ホルモン，局所仲介物質）は，近傍の細胞にのみはたらく（▶図14-2-b）。免疫担当細胞であるリンパ球やマクロファージなどから分泌される**サイトカイン** cytokine は，局所メディエーターの1つである。

[3] 内分泌シグナル 内分泌系では**ホルモン** hormone がシグナルを伝える。ホルモンは血流を通って遠方の組織（**標的器官** target organ）の標的細胞へ作用する（▶図14-2-c）。

[4] 神経分泌シグナル 神経系では，**神経伝達物質** neurotransmitter がシナプス間隙をはさんで隣接する神経細胞に情報を伝える（▶図14-2-d）。

物理的距離の違いにより，神経系の細胞間（シナプス）でのシグナル伝達は速く，内分泌系の細胞間の伝達は時間がかかることが多い。

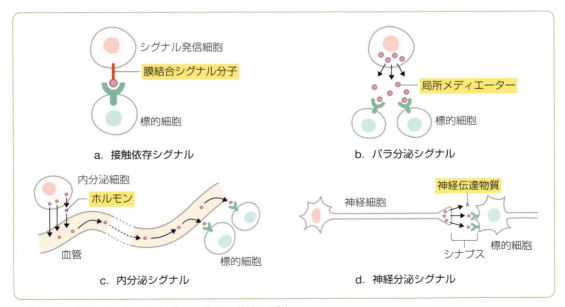

▶図14-2 細胞間におけるシグナル分子の分泌と受容

② シグナル伝達物質と受容体の種類

1 水溶性リガンドと脂溶性リガンド

シグナル伝達物質(リガンド)として機能する分子には,タンパク質やペプチド,アミノ酸,アミン,ステロイド,ヌクレオシド,気体分子などがある(▶表14-1)。これらの物質は,**水溶性リガンド**と**脂溶性リガンド**に分けられる。

水溶性リガンド▶ タンパク質・ペプチドホルモンの多くや神経伝達物質,サイトカインは水溶性リガンドであり,一般的に細胞膜を通過できない。

脂溶性リガンド▶ アミノ酸ホルモンやステロイドホルモン,甲状腺ホルモン,ビタミン D_3 などは脂溶性であり,細胞膜や核膜といった脂質二重膜を通過しやすい。

2 細胞膜受容体と細胞内受容体

細胞膜受容体▶ 水溶性リガンドは脂溶性である細胞膜を通過できず,細胞膜上で**細胞膜受容体**と結合して情報を細胞内に伝えることが多い(▶図14-3)。細胞膜受容体はさらに,後述するイオンチャネル内蔵型受容体,Gタンパク質共役型受容体,酵素共役型受容体に分けられる。

細胞内受容体▶ 脂溶性リガンドは細胞膜や核膜を容易に通過して,**細胞内受容体**と結合する。多くは**核内受容体** nuclear receptor に結合し,その複合体が転写因子としてはたらき,遺伝子発現の調節などを行う[1]。

3 細胞膜受容体の種類

水溶性リガンドが細胞膜受容体に結合したあと,さまざまな機序で細胞内部

▶表14-1 シグナル伝達物質の化学構造による分類

化学構造による分類	シグナル伝達物質
タンパク質,ペプチド	グルカゴン,インスリン,上皮増殖因子(EGF),血小板由来増殖因子(PDGF),神経成長因子(NGF),TGF-β,視床下部ホルモン
アミノ酸	甲状腺ホルモン,GABA,グリシン,グルタミン酸,タウリン
アミン	アドレナリン,ノルアドレナリン,ヒスタミン,セロトニン
ステロイド	糖質コルチコイド(コルチゾル),鉱質コルチコイド(アルドステロン),男性ホルモン(テストステロン),女性ホルモン(エストロゲン,プロゲステロン)
ヌクレオシド	アデノシン
気体分子	一酸化窒素(NO)

1) 女性ホルモンであるエストロゲンは核内で受容体と結合するが,男性ホルモン(アンドロゲン)は細胞質で受容体と結合したあと,複合体として核内に移行する。

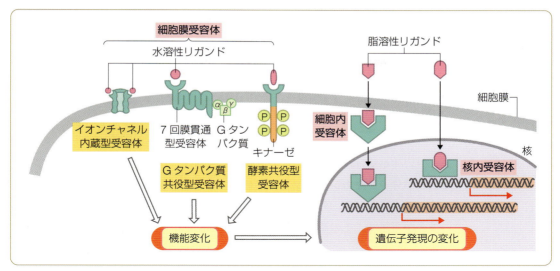

▶図 14-3　細胞膜受容体と細胞内受容体

にシグナルが伝えられる。細胞膜内でおこるシグナル伝達のスイッチおよびシグナルの増幅に関する機構は，おもに 3 種類の細胞膜受容体を介して行われる（▶図 14-3）。

[1] イオンチャネル内蔵型受容体　リガンドを受けとると活性化し，イオンの流入を引きおこす。神経伝達物質のシグナル伝達に重要となる。

[2] G タンパク質共役型受容体（GPCR）　細胞膜受容体の細胞質側に存在する G タンパク質（後述）を介して，細胞内へシグナルが伝えられる。G タンパク質共役型受容体は，1 本のポリペプチド鎖が細胞膜の脂質二重層を 7 回縫うように貫通した構造をしていることから，**7 回膜貫通型受容体**とよばれることもある。G タンパク質へ伝えられたシグナルは，後述するホスホリパーゼ C やアデニル酸シクラーゼへと伝達され，さらにそれぞれのセカンドメッセンジャーへと情報が伝えられる。

[3] 酵素共役型受容体　細胞膜受容体の細胞質側に，チロシンキナーゼやセリン/トレオニンキナーゼなど酵素活性をもつ部位が存在するか，もしくは酵素活性をもつタンパク質が結合しており，シグナルを細胞内に伝える。

4　G タンパク質

G タンパク質[1] G protein は，細胞膜内に位置し，とくに G タンパク質共役型受容体からの刺激を細胞内へと仲介する重要なタンパク質である。結合した GTP を GDP に加水分解する活性をもつ。G タンパク質には，ヘテロ三量体 G タンパク質と低分子量 G タンパク質がある。

---

1) G タンパク質とは，GTP 結合性タンパク質 GTP binding protein の略称である。

[1] **ヘテロ三量体Gタンパク質**　α，β，γサブユニットからなり，多くはGタンパク質共役型受容体の細胞膜直下に結合している。

[2] **低分子量Gタンパク質**　単量体で，一部は脂質修飾を受けて細胞膜の内側に結合し，シグナル伝達に関与する。Rasタンパク質（▶256ページ）などが知られている。

5 セカンドメッセンジャー

受容体が受けた細胞外からの情報を，細胞内のさまざまな標的に伝える細胞内の小分子を**セカンドメッセンジャー**（二次メッセンジャー）とよぶ。セカンドメッセンジャーは，外部からの刺激に応じて，短時間でその濃度を変化させることが可能で，その濃度に応じて細胞の機能変化にも軽重をもたらすことができる。

セカンドメッセンジャーとなる物質には，カルシウムイオン（Ca^{2+}），イノシトール1,4,5-三リン酸（IP_3，▶254ページ），サイクリックAMP（cAMP，▶255ページ），サイクリックGMP（cGMP，▶259ページ）などがある。

B 細胞内シグナル伝達の機序

① イオンチャネル内蔵型受容体によるシグナル伝達

イオンチャネル内蔵型受容体は，リガンドの結合部位とイオンチャネルの両方をもつ。この受容体に，神経伝達物質などのリガンドが結合すると，その受容体に内蔵するイオンチャネルの開口がおこり，濃度勾配に従った特異的なイオンの流れが促進される。そして，イオンが通過することで細胞膜内外での電位差が変化し，さまざまな細胞の機能が変化する。

[1] **ニコチン性アセチルコリン受容体**　神経終末からシナプスに分泌されたアセチルコリンが，シナプス後膜の受容体に結合すると，ナトリウムイオン（Na^+）チャネルが開き，Na^+が細胞内へ流入する[1]（▶図14-4）。

[2] **グルタミン酸受容体**　Na^+チャネルやカリウムイオン（K^+）チャネル，Ca^{2+}チャネルを開口して，中枢神経での速い興奮性シナプス伝達に関与する。

[3] **$GABA_A$受容体**　塩化物イオン（Cl^-）チャネルを内蔵した受容体で，リガ

---

1) アセチルコリンの受容体には，ニコチン性アセチルコリン受容体のほかにムスカリン性アセチルコリン受容体が知られている。それぞれ，ニコチンとムスカリン（ベニテングタケの毒素）で作用が活性化されることから名づけられた。ニコチン性受容体はイオンチャネル内蔵型受容体で，末梢神経の興奮や骨格筋収縮をもたらす。一方，ムスカリン性受容体は7回膜貫通型受容体で，Gタンパク質を介して作用し，副交感神経の興奮により，内臓平滑筋収縮，心筋活動の抑制などをもたらす。

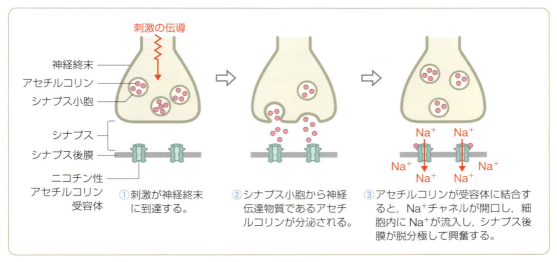

▶図14-4　ニコチン性アセチルコリン受容体による神経伝達

ンドであるγ-アミノ酪酸(GABA)が結合すると，Cl^-が細胞内に流入して，神経伝達が抑制される。

[4] **グリシン受容体**　Cl^-チャネルを内蔵しており，神経伝達が抑制される。

[5] **セロトニン 5-HT₃ 受容体**　セロトニン受容体にはさまざまなものがあるが[1]，そのうち，5-HT₃受容体はイオンチャネル内蔵型の受容体で，Ca^{2+}を流入させることで脱分極をおこす。

これらの受容体のほとんどは，複数の異なるサブユニットが会合して異種多量体の構造をとっている。

② G タンパク質共役型受容体によるシグナル伝達

G タンパク質共役型受容体 G protein-coupled receptor (GPCR) に細胞外からのリガンドが結合すると，細胞膜の内側に存在する**三量体 G タンパク質**($α$，$β$，$γ$)の構造変化がおこり，活性化する。G タンパク質は，細胞膜に存在する多くの酵素やイオンチャネルと受容体を連動(共役)させる。とくに，ホスホリパーゼ C (PLC)とアデニル酸シクラーゼの活性化が重要である。

1 ホスホリパーゼ C の活性化

ホスホリパーゼ C phospholipase C (PLC) は，グリセロリン脂質(▶103ページ)のエステル結合を加水分解する酵素の一種であり，細胞膜の成分である特定の

---

[1] セロトニンの化学名は 5-ヒドロキシトリプタミン(5-HT)であり，その受容体には 5-HT₁〜5-HT₇までが知られている。そのうち 5-HT₃ のみがイオンチャネル内蔵型受容体である。そのほかは 7 回膜貫通型受容体で，G タンパク質を介して作用する。

脂質分子を切断することによりシグナルを伝達する（▶図14-5）。

アドレナリンが細胞膜にあるアドレナリンα_1受容体（▶267ページ）に結合すると，受容体に接して細胞膜の内側に存在している三量体Gタンパク質が，GDPと結合した不活性化型からGTPと結合した活性化型に変化し，これにより細胞膜の内側に存在するPLCを活性化させる。

PLCは細胞膜中に存在するグリセロリン脂質の1種であるホスファチジルイノシトール4,5-二リン酸（PIP_2）を加水分解し，イノシトール1,4,5-三リン酸（IP_3）と1,2-ジアシルグリセロール（DAG）に分解する。IP_3は，小胞体膜に

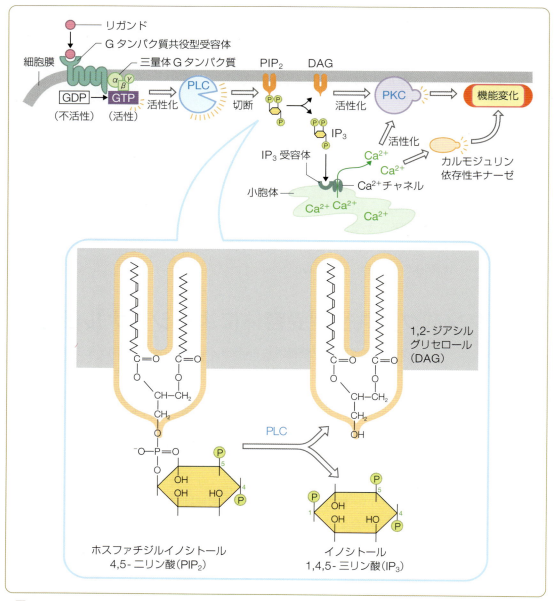

▶図14-5　Gタンパク質を介したホスホリパーゼC（PLC）の活性化

存在する IP$_3$ 受容体に結合することで，Ca^{2+} を細胞質基質に放出させる。

細胞質基質のカルシウム濃度が上昇すると，カルシウム依存性である**カルモジュリン依存性キナーゼ**や**プロテインキナーゼ C** protein kinase C (PKC) を活性化させる。DAG も PKC を活性化させる。

IP$_3$ や DAG によって活性化されたキナーゼは，細胞内の標的タンパク質をリン酸化し，細胞のさまざまな機能を変化させる。

2 アデニル酸シクラーゼの活性化

アドレナリンがアドレナリン β 受容体（▶267 ページ）に結合すると，受容体に結合している G タンパク質により**アデニル酸シクラーゼ** adenylyl cyclase（アデニル酸環化酵素）が活性化され，細胞内のアデノシン三リン酸（ATP）がサイクリックアデノシン 3',5'—一リン酸 cyclic AMP（cAMP，サイクリック AMP，環状 AMP）に変換される（▶図 14-6）。cAMP はセカンドメッセンジャーとしてはたらき，**プロテインキナーゼ A** protein kinase A (PKA) を活性化し，細胞内の標的タンパク質をリン酸化することによりシグナルを伝達して，細胞のさまざ

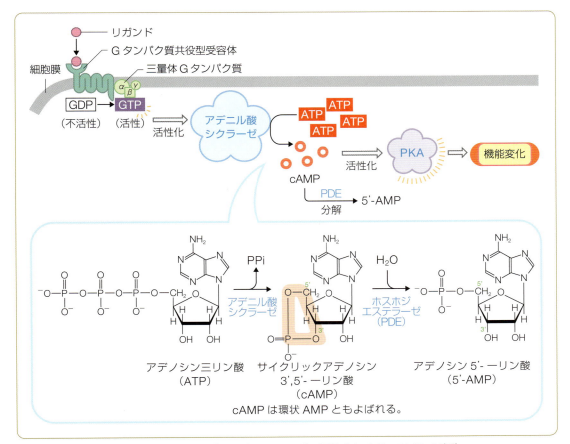

▶図 14-6 G タンパク質を介したアデニル酸シクラーゼの活性化による cAMP の産生

な機能を変化させる。

cAMPはホスホジエステラーゼphosphodiesterase（PDE）により分解されてアデノシン5'—一リン酸(5'-AMP)となり，不活性化する。

コレラ毒素と百日咳毒素 ▶ ある種の細菌の毒素はGタンパク質を標的にしている。たとえば，激しい下痢をおこすコレラ毒素は，Gタンパク質によるGTPの加水分解を阻害する。その結果，アデニル酸シクラーゼが活性化されたままの状態になり，過剰なシグナル伝達が続くことになる。

また，百日咳菌の毒素(百日咳毒素)は，Gタンパク質がGタンパク質共役型受容体に結合するのを阻害する。その結果，情報伝達が遮断されることにより，細胞の機能がそこなわれる。

③ 酵素共役型受容体によるシグナル伝達

インスリン受容体などのいくつかの受容体は，細胞外にリガンドと結合する部位があり，細胞内に酵素活性を有する領域をもつか，またはある種の酵素と直接結合している。そのため，**酵素共役型受容体**とよばれる。代表的な受容体チロシンキナーゼのほか，受容体セリン/トレオニンキナーゼ，サイトカイン受容体などがある。

1 受容体チロシンキナーゼ

受容体チロシンキナーゼreceptor tyrosine kinase（RTK）は，細胞外にリガンドと結合する領域があり，細胞内にはチロシンキナーゼ活性をもつ領域が存在する(▶図14-7)。膜貫通部分はたいてい1か所で，多くは二量体以上の複合体で構成されている。

リガンドが細胞外で結合すると細胞内のチロシンキナーゼが活性化し，細胞内領域をリン酸化する。細胞内には，Rasとよばれるシグナルタンパク質が存在し，受容体チロシンキナーゼからのシグナルを中継する。Rasは単量体Gタンパク質であり，GTPの結合で活性化し，GDPの結合で不活性化することにより，シグナル伝達のスイッチの役割を果たしている。

● Ras-MAPキナーゼシグナル伝達経路

Rasタンパク質からの信号はさらに下流のタンパク質へ伝えられ，最終的にはMAPキナーゼとよばれるシグナルタンパク質を活性化する。MAPキナーゼはほかのタンパク質や転写調節因子をリン酸化して，結果としてタンパク質の活性や遺伝子発現を変化させることにより，細胞の機能に変化をもたらす。この経路は，**Ras-MAPキナーゼシグナル伝達経路**とよばれる。

Rasと抗がん薬 ▶ Rasは，受容体チロシンキナーゼが細胞の増殖や分化を促進するシグナルを受けたとき，遺伝子発現を変化させる際に重要なはたらきをするシグナル分子

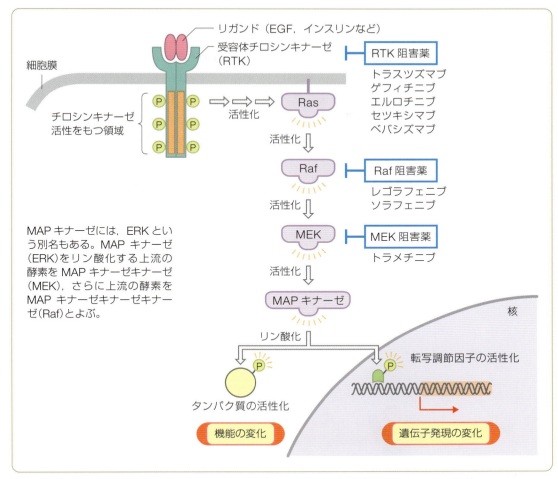

▶図 14-7　受容体チロシンキナーゼと Ras-MAP キナーゼシグナル伝達経路とその阻害薬

である。Ras の機能を阻害すると，細胞の増殖や分化がおこらなくなる。逆に，ヒトのがんの約 30% では Ras の活性が亢進する変異が生じており，Ras の異常はがん細胞の異常増殖に関与している（▶276 ページ）。そのため，受容体チロシンキナーゼや Ras-MAP キナーゼ経路を標的として，さまざまな抗がん薬（分子標的薬）が開発されている（▶図 14-7，▶282 ページ）。

2 非受容体チロシンキナーゼ

サイトカイン受容体，T 細胞受容体，成長ホルモン受容体やプロラクチン受容体などは細胞内に酵素活性をもつ領域は存在しない。細胞膜受容体のいくつかは，細胞内の**非受容体チロシンキナーゼ** nonreceptor tyrosine kinase と複合体を形成して，転写調節因子などをリン酸化し，シグナルを細胞内に伝えるものがある。非受容体チロシンキナーゼの代表として，Src ファミリーチロシンキナーゼや，ヤヌスキナーゼ（JAK）などがある。

JAK-STATシグナル伝達経路

　ヤヌスキナーゼ Janus kinase（JAK）の関与する伝達経路は，細胞膜受容体を介してさまざまな遺伝子の発現を調節する（▶図14-8）。サイトカイン受容体にリガンドが結合すると，受容体に結合している JAK が STAT という転写調節因子をリン酸化して活性化する。細胞質基質にある STAT は，活性化により核へ移行し，遺伝子の転写を活性化する。この経路を JAK-STAT シグナル伝達経路とよぶ。

　たとえば，乳汁を産生するホルモンであるプロラクチンの刺激により，この経路が活性化され，ある種の STAT は乳汁タンパク質合成遺伝子の転写を促進する。そのほかにも，インターフェロンや成長ホルモンがこの経路により作用する。

JAK阻害薬▶　関節リウマチでは，関節において，炎症性サイトカイン（インターフェロン〔IF〕やインターロイキン〔IL〕）がサイトカイン受容体へ結合し，JAK-STAT シグナル伝達経路が活性化することにより，さらにサイトカイン遺伝子の転写が

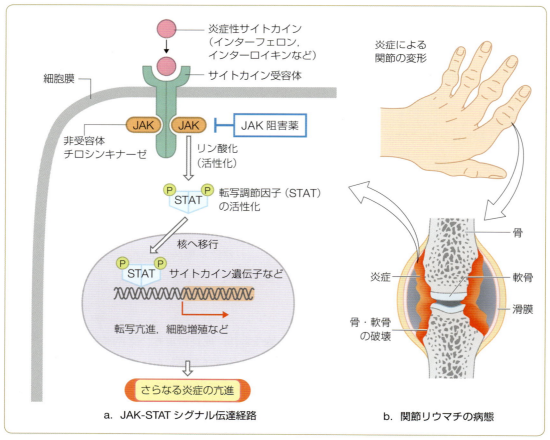

▶図14-8　JAK-STAT シグナル伝達経路と関節リウマチ

亢進して炎症が進む。トファシチニブやバリシチニブといったJAK阻害薬は，JAKに結合してこの経路を遮断する分子標的型抗リウマチ薬である。

④ その他のシグナル伝達

1 グアニル酸シクラーゼ

細胞内のNO合成酵素 NO synthase（NOS）は，アルギニンを基質として**一酸化窒素（NO）**を産生する（▶図14-9）。NOは，**グアニル酸シクラーゼ**（グアニル酸環化酵素 guanylate cyclase）を活性化することにより，セカンドメッセンジャーである**サイクリックグアノシン 3',5'-一リン酸 cyclic GMP（cGMP，サイクリックGMP，環状GMP）**を産生して，血管弛緩作用などを引きおこす。

また，心房性ナトリウム利尿ペプチド artial natriuretic peptide（ANP）はその細胞膜受容体に結合すると，グアニル酸シクラーゼを活性化し，cGMPを産生する。cGMPは**プロテインキナーゼG（PKG）**の活性を促進させ，基質タン

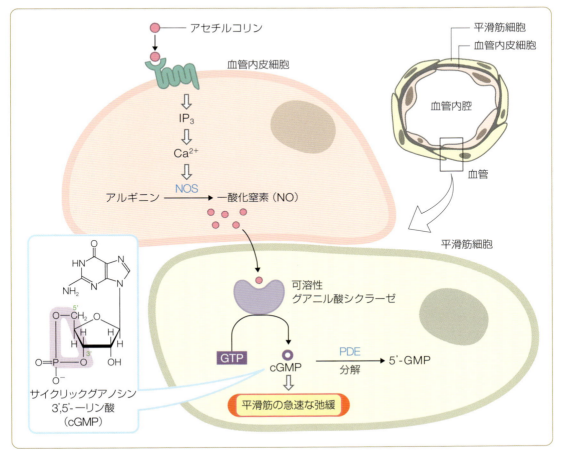

▶図14-9　グアニル酸シクラーゼが関与するシグナル伝達

パク質のリン酸化を進める。

cGMP は, ホスホジエステラーゼ(PDE)により加水分解されてグアノシン 5'-一リン酸(5'-GMP)となり, 不活化する。

狭心症治療薬▶ ニトログリセリンなどの硝酸薬は, 分子内から NO を遊離し, cGMP を短時間で大量に産生して強力な血管拡張作用を発揮するため, 狭心症や心筋梗塞の治療に用いられている。

PDE 阻害薬▶ ホスホジエステラーゼ阻害薬であるシルデナフィルクエン酸塩(バイアグラ®)は, cGMP の分解を阻害して海綿体の血管拡張を促進することで, 勃起不全の治療薬として使われている。

2 NF-κB シグナル

NF-κB nuclear factor-kappa B は, 1986 年に免疫グロブリン κ (カッパー)鎖遺伝子のエンハンサー領域に結合するタンパク質として発見された転写調節因子である(▶図 14-10)。NF-κB は, さまざまなサイトカインや外来抗原, ストレス, 紫外線などにより活性化され, 免疫炎症反応や細胞増殖, アポトーシスなどの制御に関与する。たとえば, サイトカインの一種である腫瘍壊死因子(TNF-α)やインターロイキン 1 (IL-1)の受容体のほか, 病原体を識別して自然免疫を引きおこす Toll (トル)様受容体も, この経路を活性化させる。

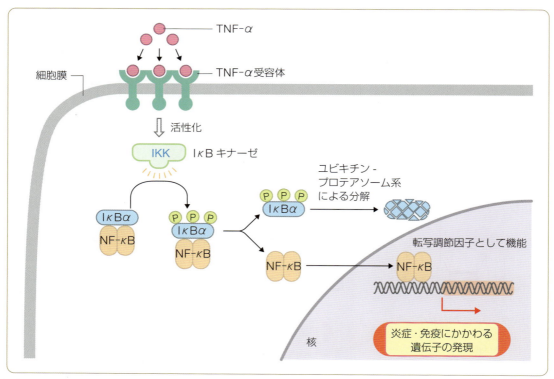

▶図 14-10　NF-κB シグナル経路

NF-κB は，IκBα (Inhibitor of κBα) と結合することにより細胞質基質で不活性な状態で存在する。サイトカインからの刺激により，IκBα をリン酸化する酵素複合体である IκB キナーゼ (IKK) が活性化されると，IκBα はユビキチン化され，プロテアソームにより分解を受ける (▶243 ページ)。これにより NF-κB は核へ移行して DNA に結合し，炎症と自然免疫にかかわる数百もの遺伝子の転写を促進する。

生体防御に関与する一方で，不適切な NF-κB の活性化は過剰な炎症反応を引きおこし，慢性的な炎症やがんがもたらされることになる。

▶ **糖質コルチコイドの抗炎症作用** 副腎皮質ホルモンの1つである糖質コルチコイド (▶106, 126, 266 ページ) は，NF-κB の経路を阻害することにより，強力な抗炎症作用をもたらす。

C 内分泌の生化学的基盤

① ホルモンの受容体とフィードバック調節

▶ **ホメオスタシス** 生物がその内部環境を一定の状態に保つことを**ホメオスタシス** homeostasis (生体恒常性) という。生体内の代謝を含むさまざまな機能の維持において，内分泌組織から分泌される**ホルモン**とその受容体が重要である (▶表 14-2)。ホルモンには，タンパク質やペプチド，アミノ酸誘導体，ステロイドなど，さまざ

▶表 14-2 ホルモン受容体の種類

分類			受容体
細胞膜受容体	G タンパク質共役型受容体	ホスホリパーゼ C を活性化	・アドレナリン α_1 受容体 ・抗利尿ホルモン (ADH) V_1 受容体 ・オキシトシン受容体
		アデニル酸シクラーゼを活性化・不活性化	・アドレナリン α_2 受容体：cAMP 産生抑制 ・アドレナリン β ($\beta_1 \sim \beta_3$) 受容体：cAMP 産生促進 ・抗利尿ホルモン (ADH) V_2 受容体 ・グルカゴン受容体：cAMP 産生促進 ・副腎皮質刺激ホルモン (ACTH) 受容体：cAMP 産生促進 ・副甲状腺ホルモン受容体 ・カルシトニン受容体
	受容体チロシンキナーゼを活性化		・インスリン受容体
	グアニル酸シクラーゼを活性化		・心房性ナトリウム利尿ペプチド (ANP) 受容体
核内受容体			・ステロイドホルモン受容体 (副腎皮質ホルモン受容体，エストロゲン受容体，アンドロゲン受容体) ・甲状腺ホルモン受容体

まな分子がある（▶250ページ，表14-1）。

ホルモンの受容体 ▶ 分泌された各種ホルモンは，それぞれの標的細胞の受容体に受容され，さまざまなシグナル伝達経路を介して細胞内に情報が伝えられ，目的に応じた機能がもたらされる。アドレナリンの受容体のように，1つのホルモンに対して複数の種類の受容体が存在するものもある（▶267ページ）そのようなホルモンでは，組織によって受容体の分布が異なっていることから，同じホルモンの刺激を受けても，組織によって異なる作用がもたらされる。

フィードバック調節 ▶ 各ホルモンの分泌量を調節する巧妙なシステムとして，**フィードバック調節** feedback regulation が知られている（▶図14-11-a）。多くの場合，下位ホルモン（末梢ホルモン）の分泌量が多くなると，上位ホルモンの分泌が抑制される**ネガティブフィードバック**（負のフィードバック）が重要なはたらきをしている[1]。

　内分泌系のフィードバック調節が正常にはたらくことで，各ホルモンの量がほぼ一定に保たれ[2]，ホメオスタシスが維持される。

② 視床下部ホルモン

　視床下部から分泌されるホルモンは，タンパク質（ペプチド）ホルモンである（▶表14-3）。上位中枢もしくは末梢からの情報をもとに分泌され，下垂体門脈

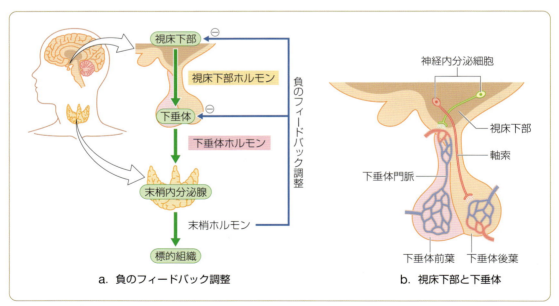

a. 負のフィードバック調整　　b. 視床下部と下垂体

▶図14-11　内分泌系のフィードバック調節機構と視床下部・下垂体の構造

---

1) 下位ホルモンの分泌量が多くなると，さらに上位ホルモンの分泌が増加して作用を増強する調節は，ポジティブフィードバック（正のフィードバック）とよばれる。
2) 女性ホルモンのように，周期性が保たれるものもある。

を経由して下垂体前葉に運ばれ，下垂体前葉細胞からのホルモン分泌を調節する（▶図14-11-b）。

③ 下垂体ホルモン

ヒトの下垂体は前葉と後葉に分けられ（▶図14-11-b），下垂体ホルモンは，前葉と後葉からそれぞれ分泌される（▶表14-4）。

下垂体前葉ホルモン ▶ 下垂体前葉の細胞は下垂体門脈を介して視床下部ホルモンに制御され，さまざまな下垂体前葉ホルモンを分泌する。

下垂体後葉ホルモン ▶ 視床下部に存在する神経内分泌細胞は，軸索を下垂体後葉にのばして，そこから抗利尿ホルモン（ADH，バソプレシン）とオキシトシンを分泌する。

▶表14-3 視床下部ホルモン

視床下部ホルモン	略称	機能
副腎皮質刺激ホルモン放出ホルモン	CRH	副腎皮質刺激ホルモン（ACTH）の合成・分泌促進
甲状腺刺激ホルモン放出ホルモン	TRH	甲状腺刺激ホルモン（TSH）の合成・分泌促進
性腺刺激ホルモン放出ホルモン	GnRH	卵胞刺激ホルモン（FSH），黄体形成ホルモン（LH）の合成・分泌促進
成長ホルモン放出ホルモン	GHRH	成長ホルモン（GH）の合成・分泌促進
ソマトスタチン	SOM	成長ホルモン（GH）の分泌抑制
プロラクチン放出ホルモン*	PRH	プロラクチン（PRL）の合成・分泌促進
ドパミン	—	プロラクチン（PRL）の分泌抑制

*プロラクチン放出ホルモンとしては，視床下部から分泌されるTRHのほか，血管作動性腸管ペプチド（VIP）やセロトニンなどの複数の因子が同定されている。

▶表14-4 下垂体ホルモン

下垂体ホルモン		略称	機能
下垂体前葉ホルモン	成長ホルモン	GH	骨や筋肉の成長を促進。血糖値上昇や遊離脂肪酸の上昇。
	甲状腺刺激ホルモン	TSH	甲状腺ホルモンの合成・分泌促進。
	副腎皮質刺激ホルモン	ACTH	副腎皮質ホルモンの合成・分泌促進。
	卵胞刺激ホルモン	FSH	卵胞の成熟促進。精巣の成熟と精子形成の促進。
	黄体形成ホルモン	LH	排卵の誘発と黄体形成の促進。男性ホルモンの合成・分泌促進。
	プロラクチン	PRL	乳腺の成熟分化。乳汁合成・分泌促進。
下垂体後葉ホルモン	抗利尿ホルモン（バソプレシン）	ADH（VP）	腎臓の集合管における水の再吸収を促進。
	オキシトシン	—	乳首の吸啜刺激により分泌される。乳汁分泌を促進。子宮の収縮。

④ 末梢ホルモン

1 甲状腺ホルモン

甲状腺から分泌されるホルモンには，トリヨードサイロニン[1]（T_3）とサイロキシン[1]（T_4），カルシトニンの3種類がある。一般的に甲状腺ホルモンとよぶときには，T_3とT_4をさすことが多い。

T_3とT_4 ▶ 甲状腺ホルモンは，下垂体から分泌される甲状腺刺激ホルモン（TSH）により，合成・分泌が促進される。甲状腺濾胞上皮細胞において，サイログロブリン[2]のチロシン残基にヨウ素（I）が付加されるなどの過程を経て，甲状腺ホルモン（T_3，T_4）が合成される（▶図14-12）。脂溶性リガンドであるため，標的細胞の細胞膜を通過して細胞内へ入り，核内受容体に結合し，標的遺伝子の発現を調節する。甲状腺ホルモンは，成長や基礎代謝を調節するはたらきがある。T_4に比べてT_3のほうがホルモン活性が高い。

カルシトニン ▶ 甲状腺の傍濾胞細胞からは**カルシトニン** calcitonin が分泌される。このペプチドホルモンは，骨吸収を抑制し，血中Ca^{2+}濃度を低下させる（▶図14-13）。

2 副甲状腺ホルモン

副甲状腺は，甲状腺の背面に存在する4つの小さな器官である。
副甲状腺ホルモン parathyroid hormone（PTH）は，パラトルモン parathormone ともよばれ，骨吸収を促進するとともに，腎臓の尿細管においてビタミ

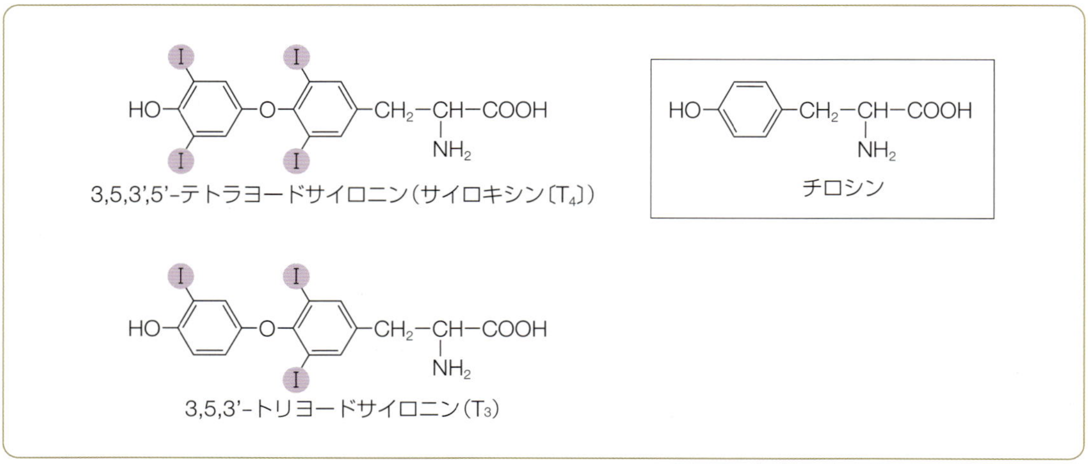

▶図14-12 甲状腺ホルモン（T_3，T_4）の構造

---

1) トリヨードサイロニン 3,5,3'-triiodothyronine は，トリヨードチロニンともよばれる。サイロキシン（チロキシン）は，テトラヨードサイロニン 3,5,3',5'-tetraiodothyronine，テトラヨードチロニンともよばれる。
2) サイログロブリン thyroglobulin は，チログロブリンともよばれる。

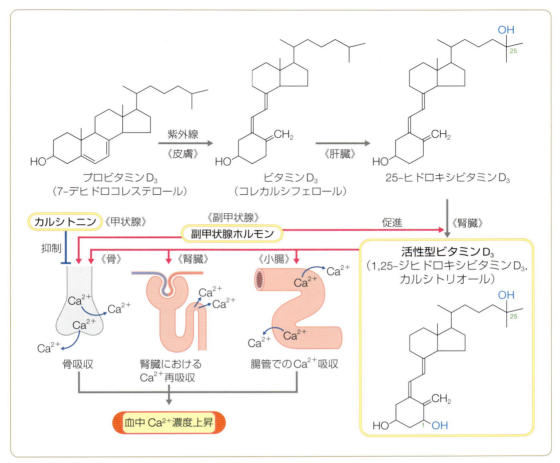

▶図14-13 ビタミンD_3の代謝と血中カルシウム濃度の調節

ンD_3を活性化させることによりCa^{2+}の吸収を促進させ，血中Ca^{2+}濃度を上昇させる作用がある。

● ビタミンD_3の代謝と血中カルシウム濃度の調節

　ビタミンD_3の材料は，生体では7-デヒドロコレステロールとして存在する。これはプロビタミンD_3ともよばれ，皮膚において紫外線があたると開裂し，ビタミンD_3（コレカルシフェロール）に変化する（▶図14-13）。その後，肝臓で25位の炭素にヒドロキシ基（—OH）が付加されて25-ヒドロキシビタミンD_3となり，さらに腎臓で1位の炭素にヒドロキシ基が付加されて，1,25-ジヒドロキシビタミンD_3（カルシトリオール）となる。これが**活性型ビタミンD_3**として小腸上皮細胞に入り，核内受容体と結合して，リン・カルシウムの吸収に関与するタンパク質の合成を促進する。また腎臓の尿細管に作用してCa^{2+}の再吸収を促進し，さらに骨において破骨細胞を活性化して，骨からのCa^{2+}の遊離を促進させる。これにより，血中のCa^{2+}濃度が上昇する。

3 副腎皮質ホルモン

　副腎は両側の腎臓の上に１つずつ存在し，皮質と髄質からなる。副腎皮質は外側から球状帯・束状帯・網状帯に分けられ，それぞれコレステロールを原料として各種のステロイドホルモンが合成される。

　ステロイドホルモンは脂溶性リガンドであり，血中ではタンパク質と結合して存在するが，遊離型となって細胞内へ入り，核内受容体と結合する。ステロイド-受容体複合体は標的遺伝子の特定領域に結合し，遺伝子発現を変化させる（▶251 ページ，図 14-3）。

● 糖質コルチコイド

　束状層から分泌される**糖質コルチコイド**は，**グルココルチコイド** glucocorticoid ともよばれ，**コルチゾル**（ヒドロコルチゾン）や**コルチコステロン**が代表的である（▶106 ページ，図 5-8-b）。糖質コルチコイドの分泌は，下垂体から分泌される副腎皮質刺激ホルモン（ACTH）により制御される。ストレスに適応して，グルコース産生やグリコーゲン貯蔵のほか，脂肪分解，タンパク質分解，インスリン分泌抑制，炎症や免疫の抑制，骨代謝などに広く関与する。

▶**合成糖質コルチコイド**　プレドニゾロンやデキサメタゾンは，コルチゾルによく似た構造をもつ合成糖質コルチコイドである。抗炎症作用（▶126, 261 ページ）を期待されて，医薬品として広く用いられている。

● 鉱質コルチコイド

　球状層から分泌される**鉱質コルチコイド**は，**ミネラルコルチコイド** mineralocorticoid，電解質コルチコイドともよばれる。代表的なものは**アルドステロン** aldosterone（▶106 ページ，図 5-8-b）で，腎臓における Na^+ の再吸収や K^+ の排泄などにかかわっている。

▶**レニン-アンギオテンシン-アルドステロン系**　Na^+ 濃度が低下すると，腎臓の傍糸球体細胞から**レニン** renin が分泌され，肝臓から分泌される**アンギオテンシノゲン**を切断し，**アンギオテンシン I** にする。アンギオテンシン I は，肺血管内皮細胞の**アンギオテンシン変換酵素** angiotensin converting enzyme（ACE）によって切断され，**アンギオテンシン II** となる。アンギオテンシン II はアルドステロンの合成と分泌を促進する。アルドステロンは，腎臓での Na^+ の再吸収および，K^+ や H^+ の排泄を促すことで，血圧を上昇させる。この機構は，**レニン-アンギオテンシン-アルドステロン系**とよばれる。

4 副腎髄質ホルモン

　副腎髄質ホルモンには，**アドレナリン** adrenaline と**ノルアドレナリン** noradrenaline がある。これらはチロシンから合成され，**カテコールアミン** catecholamine とよばれる（▶149ページ）。臓器ごとにさまざまな受容体が存在しており，受けとる受容体の違いにより細胞内伝達経路が異なり，発揮される機能も異なる（▶261ページ，表14-2）。

[1] **α₁受容体** 血管収縮，瞳孔散大，グリコーゲン分解促進，平滑筋収縮（血管，尿管，生殖管）など。
[2] **α₂受容体** 胃腸の平滑筋弛緩，血管平滑筋収縮，脂肪分解阻害など。
[3] **β₁受容体** 脂肪分解促進，心筋収縮など。
[4] **β₂受容体** 気管支平滑筋の拡張，血管平滑筋の拡張，糖新生増加，グリコーゲン分解亢進など。
[5] **β₃受容体** 脂肪分解促進と熱産生など。

5 性ホルモン

性ホルモンには，**男性ホルモン（アンドロゲン）**と**女性ホルモン**がある。

男性ホルモン▶ 男性ホルモンである**テストステロン** testosterone は，精巣から分泌される。前立腺や外性器，外性器皮膚の標的細胞の細胞質基質にある 5α還元酵素によりジヒドロテストステロン（DHT）に変換されることで活性化され，精子形成や性分化を進める（▶図14-14-a）。

女性ホルモン▶ 卵巣で産生される女性ホルモンには，**エストロゲン** estrogen（卵胞ホルモン）と**プロゲステロン** progesterone（黄体ホルモン）がある。エストロゲンにはエストラジオール，エストロン，エストリオールがあり，女性生殖系の発達に関与する（▶図14-14-b）。プロゲステロンは乳汁分泌細胞や子宮内膜の発育を促す。

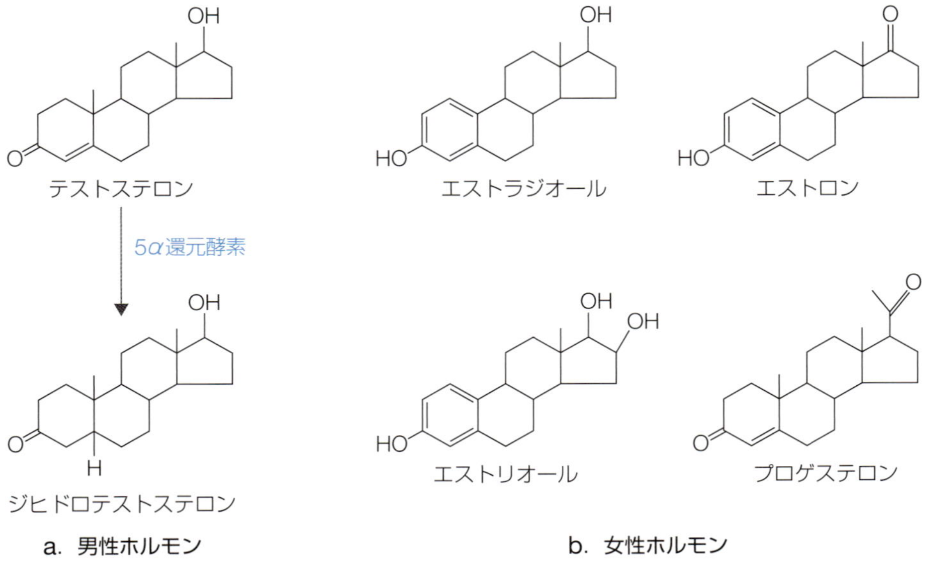

a. 男性ホルモン（テストステロン → 5α還元酵素 → ジヒドロテストステロン）

b. 女性ホルモン（エストラジオール，エストロン，エストリオール，プロゲステロン）

▶図14-14 性ホルモン

▶表14-5 ホルモンの異常による疾患

内分泌腺	ホルモン	分泌亢進	分泌低下
下垂体前葉	副腎皮質刺激ホルモン(ACTH)	クッシング病	副腎機能低下症
	成長ホルモン(GH)	巨人症, 先端肥大症	下垂体性低身長症
下垂体後葉	抗利尿ホルモン(ADH)	ADH不適切分泌症候群	尿崩症
甲状腺	甲状腺ホルモン(T_3, T_4)	バセドウ病	クレチン症, 橋本病
副甲状腺	副甲状腺ホルモン(PTH)	原発性副甲状腺機能亢進症	原発性副甲状腺機能低下症
副腎皮質	副腎皮質ホルモン	クッシング症候群	アジソン病
副腎髄質	アドレナリン, ノルアドレナリン	褐色細胞腫	―
膵臓	インスリン	インスリノーマによる低血糖	糖尿病

⑤ ホルモンの異常による疾患

ホルモンの分泌異常により生体の恒常性が破綻し，さまざまな疾患が発症する（▶表14-5）。

ゼミナール
復習と課題

❶ シグナル伝達物質として機能しないものはどれか。
　1. インスリン　2. グルタミン酸　3. アルブミン　4. 一酸化窒素
❷ シグナル伝達におけるセカンドメッセンジャーとして機能しないものはどれか。
　1. カルシウムイオン　2. イノシトール1,4,5-三リン酸(IP_3)
　3. サイクリックAMP(cAMP)　4. Gタンパク質
❸ サイクリックAMPが直接活性化させる酵素はどれか。
　1. プロテインキナーゼA　2. プロテインキナーゼC
　3. プロテインキナーゼG　4. アデニル酸シクラーゼ
❹ 視床下部ホルモンを視床下部から下垂体前葉に運ぶメカニズムはどれか。
　1. 下垂体門脈を経由して運ばれる。
　2. 視床下部に存在する細胞は前葉まで軸索を伸ばしている。
　3. 分泌小胞を運ぶ細胞がある。
　4. 濃度勾配により拡散する。
❺ 血中Ca^{2+}濃度を低下させる作用があるホルモンはどれか
　1. 副甲状腺ホルモン　2. ビタミンD_3　3. レニン　4. カルシトニン
❻ 抗利尿ホルモンの分泌低下によっておこる疾患はどれか。
　1. クッシング病　2. 尿崩症　3. アジソン病　4. 巨人症

生化学

第 15 章

がん

A がんの性質

　がん(悪性腫瘍，悪性新生物)は，1981(昭和56)年からわが国の死亡原因の1位であり，全死亡数の27.8%を占めている(2017年)。

　がん細胞は，正常細胞から生じた細胞であるが，その多くは遺伝子が変化している。したがって，「がん」は後天性の遺伝性疾患ということもできる。ただし，生まれつき遺伝子に異常があり，がんになりやすい場合もある。

1 がん細胞の特徴

がん細胞とは▶　腫瘍 tumor とは，身体を構成する細胞が生物学的性状の異なった異常細胞に変化し，自律性をもって，無目的かつ過剰に増殖したもの，と定義される。

　腫瘍を構成する細胞を**腫瘍細胞(がん細胞)**という。がん細胞は，細胞増殖(細胞分裂)を無秩序に繰り返し，かつ周辺の細胞との協調性を失っている(▶図15-1)。骨髄内の血液幹細胞，消化管上皮細胞，皮膚などの細胞もつねに細胞分裂を繰り返しているが，周囲の細胞との関係で精密に制御されているため，そのタイミングや量は統制されている。

　がん細胞は，細胞分裂が制御されないため，栄養素のある限り無限に増えつづけようとする。ただし，ある種の細菌のような病原体と違って，がん細胞自体は毒性などの攻撃的な性質はもたない。しかし，がん細胞の増殖によって，生体機能の維持に必要な組織が置換・損傷されたり，圧迫されたりすることにより，正常機能が障害され，栄養素が不足し，組織が機能不全となり，死の原因になることがある。

がん化▶　先天性の遺伝子変異や，放射線・毒物・微生物などのさまざまな外因により，

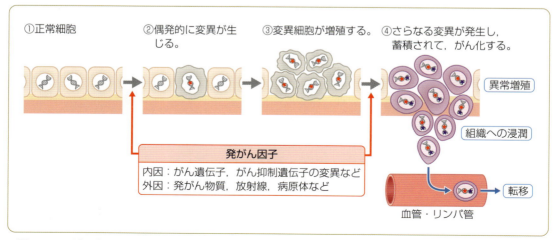

▶図15-1　がん化とその原因

正常細胞の遺伝子に直接的・間接的に変異が導入され，その変異が細胞増殖に有利なものである場合，**がん化** carcinogenesis の方向へ向かう(▶図 15-1)。多くの場合，複数の遺伝子に変異が導入されている。遺伝子変異がおこったがん細胞の形や核の形は，正常細胞とは異なってくる。これを**細胞異型**とよび，その程度を**異型度**という。

転移 ▶ がん細胞は，はじめに発生した組織(原発組織)に浸潤して離れ，血液やリンパ液に乗って，ほかの部位に移動し，定着・増殖することがある。これを，**転移** metastasis といい，がんが根治しづらい原因の 1 つである(▶図 15-1)。

腫瘍胎児抗原 ▶ がん細胞の特徴として，細胞が分化する前のような状態に先祖返り(**脱分化** dedifferentiation)することがあげられる。たとえば肝細胞がんでは，胎児の肝臓で発現される**α-フェトプロテイン** α-fetoprotein (**AFP**) が検出され，大腸がんでは，胎児の腸管で発現する**がん胎児性抗原** carcinoembryonic antigen (**CEA**) が検出される。それらは**腫瘍胎児抗原** oncofetal antigen とよばれ，がんの診断の際に**腫瘍マーカー**として利用される。

ワールブルグ効果 ▶ 多くのがんは，嫌気的環境のみならず好気的環境でも，ミトコンドリアの電子伝達系による酸化的リン酸化ではなく，解糖系が優位にはたらいて ATP を産生している(▶図 15-2)。これは，**ワールブルグ効果** Warburg effect (好気的解糖)とよばれる(▶74 ページ)。グルコースは解糖系で代謝されてピルビン酸になったあと，ミトコンドリアに入らずに乳酸に変換される。解糖系は酸化的リン酸化に比べて，ATP 産生速度は速いが産生効率はきわめて低いため，結果としてがん細胞は大量のグルコースを消費することになる。

この原理を利用して，PET(陽電子放出断層撮影)検査では，フッ素 18 (^{18}F)

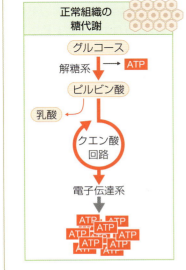
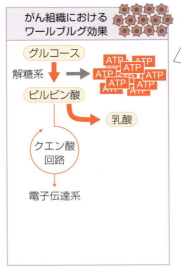
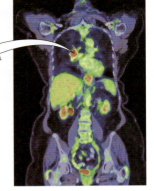

(写真提供：Science Source/PPS通信社)
肺がん女性のPET-CT画像。^{18}F-FDGが多く集積している場所は赤く表示されている。

▶図 15-2 がん組織におけるワールブルグ効果と PET 検査

で標識したグルコース(フルオロデオキシグルコース〔^{18}F-FDG〕)を静脈内注射し，体内の薬剤の集積状態を撮影することでがん病変を検出することができる(▶図 15-2)。

2 がんの分類

良性と悪性 ▶ 比較的異型度が低く，そのがん細胞が組織に浸潤していないものを**良性腫瘍**とよぶ。良性腫瘍は手術による摘出も容易で，生体への影響も小さい。一方，細胞の異型度が高く，周囲の組織に浸潤するものを**悪性腫瘍(がん)**とよぶ。悪性腫瘍は良性腫瘍に比べて発育も速く，転移も多いため，生命に対する危険も大きい。

がん腫と肉腫 ▶ 一般的に，がん(癌 cancer)とは悪性腫瘍のことをさすが，病理学的には，その発生組織の違いにより，悪性上皮性腫瘍を**がん腫** carcinoma，悪性非上皮性腫瘍を**肉腫** sarcoma とよぶ。

3 がんの原因

細胞増殖機能の調節が異常になることで正常の細胞ががん化するが，その原因には内的要因(内因)と外的要因(外因)がある(▶図 15-1)。

[1] 内因 がん遺伝子・がん抑制遺伝子(後述)などがある。

[2] 外因 発がん物質・放射線・病原体などがある。

発がん物質 ▶ 発がん性のある化学物質は発がん物質とよばれ，コールタールに含まれるベンズピレンやジメチルベンズアントラセンなどの多環芳香族炭化水素，芳香族アミン，ニトロソアミン，塩化ビニル，抗がん薬としても使用されるアルキル化薬(▶281 ページ)，ヒ素・アスベストを含む無機化合物などがある。

放射線 ▶ 放射線は発がんの原因となる。紫外線は DNA にチミンダイマー(▶199 ページ)を形成させ，DNA の変異の原因となる。物質をイオン化させる能力を有する電離放射線(α 線，β 線，γ 線，X 線，中性子線など)は DNA 鎖を切断したり，塩基を外したりすることがあり，その修復過程で変異が入ることがある。

病原体 ▶ 病原体(ウイルス，細菌，真菌など)が原因となり，がんになることがある。遺伝情報を DNA としてもつ **DNA ウイルス**には，パピローマウイルス，B 型肝炎ウイルス，ヒトヘルペスウイルス 8(カポジ肉腫関連ヘルペスウイルス)，EB ウイルスなどが知られている。遺伝情報を RNA としてもつ **RNA ウイルス**には，ヒト T 細胞白血病ウイルス(HTLV-1)，ヒト免疫不全ウイルス(HIV)，C 型肝炎ウイルスなどがある。細菌としては，胃がんの原因となるヘリコバクター-ピロリ(ピロリ菌)がある。

ナッツなどに発生する真菌の一種であるアスペルギルスが産生するアフラトキシンは，肝臓に取り込まれて代謝されると発がん物質に変化し，その後，がん抑制遺伝子である *p53* 遺伝子(▶278 ページ)を変異させることで，肝臓がんを発症させることがある。

B 細胞周期とがん

　血液幹細胞や消化管上皮細胞，皮膚といった一部の細胞を除いて，生体を構成する細胞の大部分は細胞分裂をしていない。細胞分裂が停止している組織の細胞ががん化して再び細胞分裂を開始するためには，再び**細胞周期**(▶173ページ)をまわす必要がある。

1 細胞周期のチェックポイント機構

　細胞周期では，前の期の完了を待って次の期が開始される。すなわち，前の期のイベントがすべて完了するまでは，次の期のイベントは抑制されている。このように，細胞周期を制御する機構を，**チェックポイント checkpoint 機構**という(▶図15-3)。おもなチェックポイントは以下の3つである。

　[1] G_1 チェックポイント　細胞周期を進めるための栄養素や増殖因子が存在するか，DNAは損傷していないかをチェックする。細胞周期の開始点としての重要なチェック段階である。

　[2] G_2/M チェックポイント　DNA複製は完了したか，染色体DNAの分配が可能か，DNA損傷の修復は完了したかをチェックする。

　[3] 中期-後期チェックポイント　紡錘体の形成は完了したかをチェックする。

2 サイクリンとCDK

　細胞周期のチェックポイントを制御し，細胞周期の進行させるために中心的な役割をはたすのは，**サイクリン cyclin** と**サイクリン依存性キナーゼ cyclin-dependent kinase (CDK)** からなる**サイクリン-CDK複合体**である。この複合体は，細胞周期のエンジンとしてはたらく(▶図15-3)。一方で，細胞周期にブレーキをかけるタンパク質として，**CDK阻害因子 CDK inhibitor (CKI)** が知られている。

サイクリンとCDK ▶　サイクリンは，細胞周期の進行に応じて周期的に変動するタンパク質として発見された。CDKは，サイクリンと複合体を形成することでリン酸化酵素としての活性をもち，細胞周期を進行させる。ヒトの細胞には，多くの種類のサイクリンとCDKが存在し，細胞周期の各期によって機能するサイクリン-CDK複合体の組み合わせが異なる(▶表15-1)。

　たとえば，サイクリンDはG_1期の通過，サイクリンEはS期の開始，サイクリンAはS期とG_2期の通過のためのアクセルとしてはたらく。CDK1に結合するサイクリンBは，S期からM期にかけてしだいに増加し，M期を開始させ，M期後期に入ると急速に分解される。

CDK阻害因子 ▶　CDK阻害因子(CKI)は，サイクリン-CDK複合体に結合し，活性を阻害す

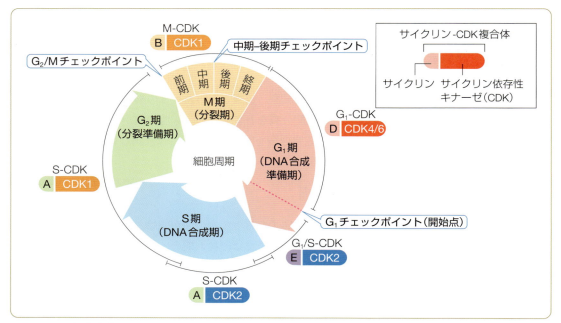

▶図 15-3　細胞周期とサイクリン–CDK 複合体

▶表 15-1　細胞周期ではたらくサイクリン-CDK 複合体

サイクリン-CDK 複合体	G₁-CDK　D CDK4/6	G₁/S-CDK　E CDK2	S-CDK　A CDK1	M-CDK　B CDK1
サイクリン	サイクリン D	サイクリン E	サイクリン A	サイクリン B
CDK	CDK4, CDK6	CDK2	CDK1, CDK2	CDK1
細胞周期の進行	好ましい細胞外の環境で活性化し，サイクリンEとサイクリンAの転写を促進。	細胞周期の開始点を通過させる。	DNA 合成を促進。	G₂/Mチェックポイントを通過させる。
抑制の条件	好ましくない細胞外の環境	DNA 損傷	DNA 損傷	DNA 損傷，複製されていないDNA

るタンパク質群であり，大きく 2 つに分けられる．

［1］Ink4 ファミリー　p15^{Ink4b}, p16^{Ink4a}, p18^{Ink4c}, p19^{Ink4d} が知られている．CDK4/6 と結合することでサイクリンと拮抗し，CDK の酵素活性を抑制する．

［2］Cip/Kip ファミリー　p21^{Cip1}, p27^{Kip1}, p57^{Kip2} が知られている．サイクリン-CDK 複合体に結合し，CDK の酵素活性を阻害する．

細胞周期の制御　サイクリン-CDK 複合体は，細胞外の環境や DNA 損傷，不完全な細胞周期の状況などに影響を受け，リン酸化や CDK 阻害因子のほか，さまざまな制御機構により活性化の制御を受ける．これにより，細胞周期が進んで細胞分裂が

促進されたり，逆に異常細胞の細胞周期が停止したりする。

たとえば，DNA が損傷すると，p53 タンパク質(▶278 ページ)により CDK 阻害因子である p21^{Cip1} が活性化される。p21^{Cip1} はサイクリンを抑制して細胞周期を停止させて，DNA を修復するための時間をつくる。さらに DNA の損傷が大きい場合には，p53 タンパク質は細胞のアポトーシス[1]を誘導する。

3 細胞周期とがん

p53 タンパク質や CDK 阻害因子などの細胞周期を制御する分子の異常が，がん化と関係することが知られている。制御因子の異常により，損傷した DNA がチェックポイントをくぐりぬけてそのまま複製されたり，不完全な DNA 複製と細胞分裂により染色体異常が発生するなどにより，がん化が進む。

p53 タンパク質や CDK 阻害因子のなかには，その発現状態が，がんなどの疾病の予後や，さまざまな治療に対する反応などと相関関係をもつものがあり，**バイオマーカー**(▶283 ページ)として活用されているものもある。

C がん遺伝子

がん遺伝子 oncogene とは，がん化を引きおこす遺伝子のことをいう。がん遺伝子はその遺伝子異常(変異や重複など)が原因で，がん化を誘発する。

がん遺伝子がコードするタンパク質には，細胞増殖因子やその受容体，Src のような非受容体チロシンキナーゼ，Ras などの G タンパク質やその下流にあるキナーゼなどのシグナル関連分子のほか，さらに下流で機能する Myc などの転写因子といった，シグナル伝達経路の一員としてはたらくものが多い(▶図 15-4)。

がん原遺伝子 ▶ 1911 年にラウス Rous, F. P. により，ニワトリにがん(肉腫)をおこすウイルスが発見され，**ラウス肉腫ウイルス** Rous sarcoma virus と命名された(▶図 15-5)。このウイルスには，自身の増殖に有利な遺伝子のほかに，感染した宿主細胞をがん化させる遺伝子が存在する。その遺伝子が世界ではじめて発見されたがん遺伝子，*v-Src*(肉腫 sarcoma の意味)である。

一方，ニワトリのゲノムにも *v-Src* と類似した *c-Src* 遺伝子がある[2](▶図 15-5)。このように，ウイルス遺伝子にコードされた遺伝子が宿主の細胞内で

---

[1] 細胞の自発的な死をアポトーシスとよび，プログラムされている。これに対して，細胞の損傷などによる受動的な細胞死をネクローシス(壊死)とよぶ。
[2] Src タンパク質をコードする遺伝子はヒトゲノムにも存在する。Src タンパク質は，非受容体チロシンキナーゼで，その異常によりシグナル伝達の異常をきたし，がんが生じる。

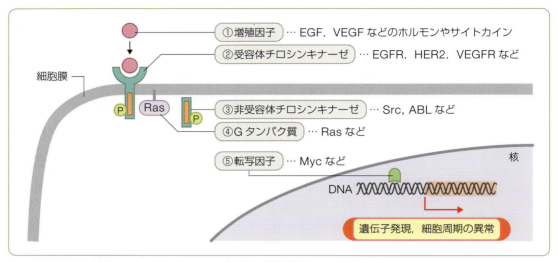

▶図 15-4　がん遺伝子がコードするタンパク質の機能分類

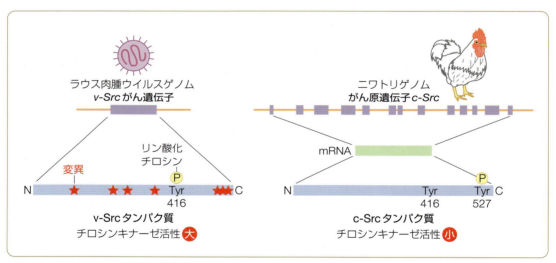

▶図 15-5　がん遺伝子とがん原遺伝子

がん遺伝子として機能することがあり，また宿主細胞の遺伝子にも類似の遺伝子があることが多い．この類似遺伝子を**がん原遺伝子** proto-oncogene とよぶ．

Ras 遺伝子 ▶　1982 年，ワインバーグ Weinberg, R. A. らは，ある種のヒトの膀胱がんの細胞では，遺伝子 *Ras* に点変異があり，Ras タンパク質がつねに活性化していることを報告した[1]．正常な Ras タンパク質は，単量体の GTP アーゼ（G タンパク質）で，細胞表面にある受容体チロシンキナーゼにより活性化を受けて，細胞内部への情報伝達に関与する（▶257 ページ，図 14-7）．*Ras* 遺伝子に変異が

---

[1] タンパク質名や遺伝子名は，「Ras タンパク質と *Ras* 遺伝子」のように，タンパク質はアルファベットの立体，遺伝子はイタリック体であらわすルールがある．

入ると，高活性の Ras タンパク質が産生され，Ras-MAP キナーゼシグナル伝達経路（▶256 ページ）が亢進し，細胞の異常増殖が引きおこされる。

Myc 遺伝子 ▶　*Myc* 遺伝子は，転写因子である Myc タンパク質をコードしており，その発現レベルは静止期にある細胞ではきわめて低い。さまざまな増殖因子による刺激や細胞周期の進行により発現が誘導される。Myc タンパク質の機能は多彩であり，細胞周期進行だけではなく，エネルギー代謝やアポトーシスなども制御する。

D がん抑制遺伝子

　がん抑制遺伝子 oncosuppressor gene とは，がんの発生を抑制する機能をもつタンパク質（がん抑制タンパク質）をコードする遺伝子をいう。がん抑制タンパク質は，細胞周期におけるチェックポイントの制御，転写因子の制御，DNA 修復などに関与するタンパク質が多く，Rb や p53，APC などが知られている。

　がん抑制遺伝子の多くは，相同染色体の両方に存在しており，どちらかが欠失や変異，不活化を受けても，片方が正常であれば発がんは抑えられる。しかし，両方が機能を失うと，がんが引きおこされる。

Rb 遺伝子 ▶　1986 年にワインバーグらにより，はじめてがん抑制遺伝子として *Rb* 遺伝子が発見された。相同染色体の両方で *Rb* 遺伝子の異常がおこると，高い確率で若年性の網膜芽細胞腫（レチノブラストーマ）を発症する。相同染色体の片方の *Rb* 遺伝子に異常がおきてもがんは発症しないことから，*Rb* 遺伝子の異常はがんの発生を進めているのではなく，抑制していることがわかる。

　Rb タンパク質は細胞周期の調整に関与している（▶図 15-6）。Rb タンパク質

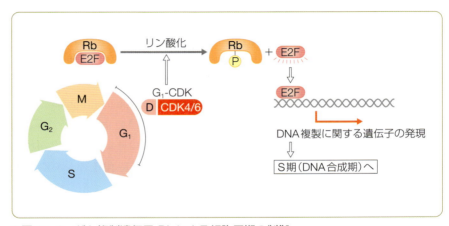

▶図 15-6　がん抑制遺伝子 *Rb* による細胞周期の制御

は細胞周期を進行させるE2Fタンパク質に結合して，細胞周期をG_1期で停止させる機能がある。正常な細胞周期では，G_1-CDK（サイクリンD-CDK4/6）複合体によりRbタンパク質がリン酸化されると，E2Fタンパク質はRbから離れて転写調節因子としてDNAに結合し，これによりDNA合成に必要なタンパク質の遺伝子発現が促され，S期（DNA合成期）へと進行する。*Rb*遺伝子の変異により正常なRbタンパク質ができない場合，E2Fを抑制することができずに異常な細胞周期が進み，がん化が進行する。

ヒトパピローマウイルス ▶ *Rb*遺伝子に変異がない場合でも，ヒトパピローマウイルス（HPV）が感染すると，その遺伝子産物であるE7がRbタンパク質の機能を抑制し，細胞周期を停止させることができなくなり，最終的にはがん化へと向かう。こうして，HPVにより**子宮頸がん**が発症する。

***p53*遺伝子** ▶ ヒトのがんの半数以上において，*p53*遺伝子の変異がみられる。正常なp53タンパク質は，おもに転写調節因子として機能している。DNA損傷や過剰増殖シグナルといった細胞の危機的な状況に反応し，細胞周期の一時的停止や永久停止（老化），アポトーシスなどに導く。p53タンパク質が適切に機能していれば，危機状況にある細胞は増殖できないが，*p53*遺伝子に変異がある場合は，異常細胞が増殖を続けることになる。

***APC*遺伝子** ▶ **家族性大腸ポリポーシス**では，結腸全域に数百から数千のポリープが発生する。これらの組織の細胞では，がん抑制遺伝子である*APC*遺伝子が不活化している。APCタンパク質は，発生や細胞の分化・増殖に関与するシグナル伝達を抑制しているため，APCタンパク質の欠損により，細胞の無秩序な増殖が引きおこされる。

E 染色体転座

染色体転座 chromosomal translocation は，正確には**染色体相互転座**とよばれ，2つの異なる染色体の一部が相互に入れかわることをいう（▶202ページ，図11-8）。白血病をはじめとする多くの血液疾患において染色体転座がみられるが，そのほとんどが後天性の染色体異常である。

慢性骨髄性白血病 ▶ **フィラデルフィア染色体** philadelphia chromosome は，**慢性骨髄性白血病** chronic myelogenous leukemia（CML）の90％以上でみられる。9番染色体にあるがん遺伝子*ABL*が22番染色体に移動し，*BCR-ABL*融合遺伝子ができる（▶図15-7）。この翻訳産物であるBCR-ABLタンパク質は，非受容体チロシンキナーゼとしてはたらき，ATPが結合して恒常的にチロシンキナーゼが活性化することにより，細胞増殖が促進される。

慢性骨髄性白血病に対する分子標的薬である**イマチニブ**は，BCR-ABLタン

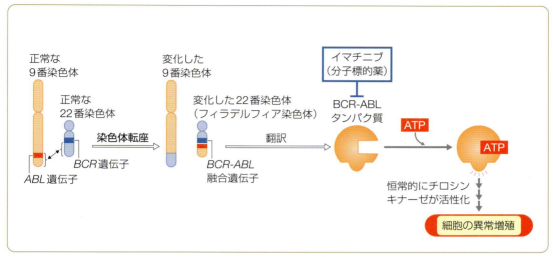

▶図15-7　フィラデルフィア染色体の構造とがん化

パク質のATP結合部位に競合的に結合し，活性化を阻害する。

急性前骨髄球性白血病　急性前骨髄球性白血病 acute promyelocytic leukemia（APL）では，細胞分化をつかさどる17番染色体上のレチノイン酸受容体遺伝子（*RARα*）と15番染色体上の*PML*遺伝子の相互転座により*PML–RARα*融合遺伝子が形成される。この異常により，白血球が分化・成熟できなくなる。

バーキットリンパ腫　B細胞腫瘍であるバーキットリンパ腫 Burkitt lymphoma では8番染色体上のがん遺伝子である*Myc*遺伝子が14番染色体上の*IgH*遺伝子に融合し，*IgH*遺伝子のプロモーターのはたらきによりMycタンパク質が過剰発現する。免疫グロブリン遺伝子である*IgH*遺伝子はB細胞で特異的に発現するので，この変異が生じるとB細胞でMycが過剰発現し，がん化が進むことになる。

F　がん薬物療法

がんの治療法には，外科治療，放射線治療，造血幹細胞移植とともに，薬物療法がある。がん薬物療法に用いられる**抗悪性腫瘍薬**（抗がん薬）には，直接・間接的にDNAやRNAの合成系に作用してがん細胞を傷害する**化学療法薬**（▶図15-8-a）と，細胞増殖のシグナル伝達に特異的に作用して増殖を抑制する**分子標的薬・ホルモン療法薬**に大別される。

1　化学療法薬

代謝拮抗薬　代謝拮抗薬は，葉酸やピリミジン，プリンなどと類似の構造をもち，がん細胞の核酸代謝を阻害してDNA合成を低下させることにより，増殖を抑制する

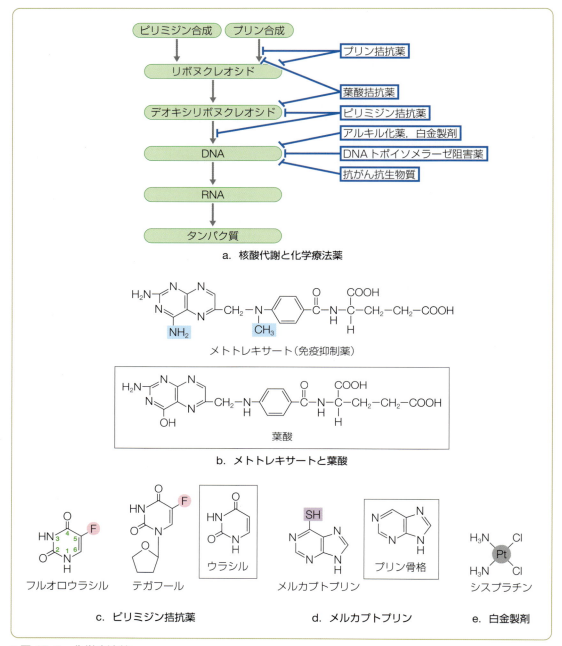

▶図 15-8 化学療法薬

薬物である。がん細胞だけではなく，正常細胞にも作用するため，多くの場合，脱毛や吐きけ・嘔吐，食欲低下，骨髄抑制などの副作用があらわれる。

体内でなんらかの化学変化(代謝)を受けてはじめて機能を発揮するように修飾された薬物を**プロドラッグ**とよぶ。代謝拮抗薬の多くは，副作用の軽減と，体内での作用効果時間の延長をねらって，プロドラッグとして投与されるもの

が多い。

[1] 葉酸拮抗薬 メトトレキサートは葉酸に類似した構造をもち(▶図15-8-b)，ジヒドロ葉酸レダクターゼに結合することで，チミジンおよびプリン塩基の合成，アミノ酸代謝，チミジル酸合成を阻害する。抗がん薬のほか，免疫抑制作用を利用して，抗リウマチ薬としても使用される。

[2] ピリミジン拮抗薬 フルオロウラシル(5-FU)は，ウラシルの5位をフッ素(F)で置換したもので，ウラシルと競合してDNA合成障害をもたらす(▶図15-8-c)。5-FUのプロドラッグとして，テガフールが知られており，肝臓で代謝を受けて5-FUへと変換される。シタラビンやゲムシタビンは，DNAポリメラーゼを阻害することによりDNA合成を抑制する。

[3] プリン拮抗薬 メルカプトプリンは，プリン環の6位をSH基に置換したもので(▶図15-8-d)，体内で代謝されてプリンの生成とイノシン酸の生成を阻害し，DNA合成を抑制する。

アルキル化薬▶ シクロホスファミド，ニトロソウレア，メルファランなどのアルキル化薬は毒ガス研究から開発された薬物で，DNAにアルキル基を導入することによって，がん細胞のDNAを損傷し，DNA複製を阻害する。

白金製剤▶ シスプラチン(▶図15-8-e)などの白金製剤は，白金(プラチナ，Pt)の抗菌作用から考案されたプラチナ化合物で，DNAと結合することにより，がん細胞のDNA複製を阻害したり，アポトーシスをおこしたりする。

抗がん抗生物質▶ 抗生物質のなかには，抗がん作用をもつものが知られており，マイトマイシンC，ブレオマイシン，ドキソルビシンなどがある。がん細胞の細胞膜を破壊したり，DNAやRNAの複製・合成を阻害したりする。

DNAトポイソメラーゼ阻害薬▶ イリノテカンやエトポシドなどのDNAトポイソメラーゼ阻害薬は，DNA複製時に二重らせん構造を巻き戻すはたらきをもつDNAトポイソメラーゼ(▶195ページ)を阻害することにより，がん細胞の分裂を阻害する。

微小管阻害薬▶ 微小管阻害薬は，細胞分裂に重要な微小管のはたらきを阻害することにより，がん細胞を死滅させる。微小管に対する作用の違いにより，ビンクリスチンなどのビンカアルカロイド類と，パクリタクセルなどのタキサン類の2種類に分類される。また，微小管は神経細胞のはたらきにも重要な役目があるため，これらの抗がん薬によって，手足のしびれなどの神経障害がおこることがある。

2 ホルモン療法薬

ホルモン療法薬はホルモン感受性がんの治療に使用される。男性ホルモンであるテストステロンで増殖促進される前立腺がんに対しては，アンドロゲン受容体拮抗薬であるフルタミドなどが用いられる。エストロゲンにより増殖が促進される乳がんの治療には，エストロゲン受容体拮抗薬であるタモキシフェンやトレミフェンが用いられる。

3 分子標的薬

分子標的薬は，がん細胞に特異的に発現する分子を標的として設計された薬物である。がん細胞にのみ作用し，正常細胞への影響は小さいため，治療効果が高いながらも，副作用は少ない。細胞増殖のシグナル伝達に関連する分子に特異的に作用する薬物が多い（▶257ページ，図14-7）。

免疫チェックポイント阻害薬 ▶ 新しいがん治療法である**がん免疫療法**で用いられる**免疫チェックポイント阻害薬**も，分子標的薬の一種である。がん免疫療法では，免疫チェックポイント阻害薬を利用し，患者自身の免疫細胞によりがん細胞を攻撃し，がんを治療する。この治療法を発見した功績で，日本の本庶佑は，アメリカのジェームズ＝アリソン Allison, J. P. とともに，2018年のノーベル生理学・医学賞を受賞した。

がん細胞を攻撃する免疫細胞である活性化T細胞の表面には，PD-1という受容体が発現している。一方，がん細胞の多くは細胞表面にPD-L1という分子（PD-1に対するリガンド）を発現しており，活性化T細胞のPD-1と結合することで，T細胞の活性にブレーキをかけ，T細胞からの攻撃を免れている[1]（▶図15-9-a）。

免疫チェックポイント阻害薬である**ニボルマブ**（オプジーボ®）は，PD-1分子に対する抗体（抗PD-1抗体）で，T細胞に発現しているPD-1と，がん細胞に発現しているPD-L1の間の結合を阻害することで，T細胞の抑制シグナル

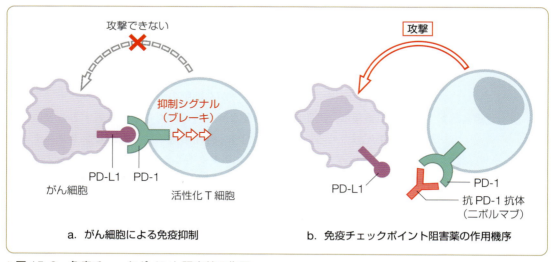

▶図15-9 免疫チェックポイント阻害薬の作用

---

[1] 自己分子に対する免疫応答や，過剰な免疫応答を抑制するために，免疫細胞にはPD-1のようなみずからの活性を抑制する分子が発現しており，これを**免疫チェックポイント分子**という。がん細胞はこの分子を利用して，免疫系からの攻撃を回避し，増殖していく。よって，この免疫チェックポイント分子やそのリガンドを阻害することで抗がん作用をあらわす医薬品を，免疫チェックポイント阻害薬という。

伝達を阻害し，活性化を維持して，がん細胞への攻撃を促進する（▶図 15-9-b）。

現在，悪性黒色腫・非小細胞がん・腎がんなどに適応となっているが，ほかのがんにも適応が拡大されることが期待されている。

4 プレシジョン医療

バイオマーカー ▶ 疾患や病態の指標となる生体分子や遺伝子は，**バイオマーカー** biomarker（生物学的指標）と総称される。逸脱酵素（▶29 ページ）や腫瘍マーカー（▶271 ページ）はバイオマーカーの 1 つであり，がん細胞で特異的に増減がみられる因子などもバイオマーカーとして用いられる。

プレシジョン医療 ▶ バイオマーカーは診断に用いられるだけではなく，近年では薬物療法によりもたらされる治療効果の程度や重篤な副作用の予測にも活用されている。とくに一部の分子標的薬においては，効果の有無を予測できるバイオマーカーが明確になっており，このバイオマーカーを事前に測定することにより，効果が期待できる患者のみに投薬する。このような診断は**コンパニオン診断**とよばれ，精密医療 precision medicine（**プレシジョン医療**）の拡大とともに，一層期待されている。

ゼミナール
復習と課題

❶ がんの特徴として誤っているのはどれか。
　1. がん細胞は細胞分裂により増える。
　2. がん細胞は毒素を分泌し，個体を死にいたらせる。
　3. がん細胞は脱分化した性質がある。
　4. がん細胞は宿主の細胞由来である。

❷ 細胞周期の調節因子について誤っているのはどれか。
　1. ヒトの場合，1 種類のサイクリンで制御されている。
　2. サイクリンには酵素としての触媒部位がない。
　3. サイクリンは細胞周期の促進因子である。
　4. サイクリン阻害因子が存在する。

❸ ヒトで最初に同定されたがん遺伝子はどれか。
　1. *Ras*　　2. *ABL*　　3. *Myc*　　4. *p53*

❹ がん抑制遺伝子 *Rb* について誤っているのはどれか。
　1. Rb タンパク質は細胞周期を制御する。
　2. Rb タンパク質はリン酸化されると E2F と結合する。
　3. *Rb* 遺伝子の異常により網膜芽細胞腫がおこる。
　4. ヒトパピローマウイルスの E7 タンパク質が Rb タンパク質を抑制する。

❺ 染色体転座で生じるフィラデルフィア染色体は，どの疾患で多くみられるか。
　1. ダウン症候群　　2. 急性前骨髄球性白血病　　3. バーキットリンパ腫
　4. 慢性骨髄性白血病

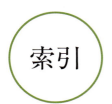

索引

*化合物名において，異性体をあらわす D-，L-，結合位置をあらわす C-，N-，O-，S-，α-，β-，γ-，1,3-，-4- などの記号・数字は，原則としてこれを無視して配列した．
*ギリシャ文字の接頭記号をもつ語のうち，ギリシャ文字を無視すると意味をなさない語（αヘリックス，β酸化，ω炭素など）については，「ギリシャ文字」の項目に配列した．

数字

3'-UTR　230
3'-末端　185
5-FU　281
5-HT　253
5'-UTR　230
5α還元酵素　267
5'-末端　185
7回膜貫通型受容体　251
30S サブユニット　233
40S サブユニット　233
50S サブユニット　233
60S サブユニット　233
70S リボソーム　233
80S リボソーム　233

A

A（アデニン）　183
AAA　132
ABL 遺伝子　278
ABO 式血液型　63
ACE　266
ACP　121
ACTH　263, **266**
ACTH 受容体　261
ADA　190
ADA 欠損症　190
ADH　263
ADH 受容体　261
ADP　23, 36, 184
AFP　271
ALA　157
ALAS　157
ALDP　117
ALT　30, **148**, 154
Alu 配列　210
AMP　36, **184**
　── の合成　188
　── の分解　190

AMP 基転移　35
ANP　259
ANP 受容体　261
APC 遺伝子　278
APC タンパク質　278
AP エンドヌクレアーゼ　202
AST　30, **148**, 154
ATF6 タンパク質　239
ATP　23, **34**, 184
　── の加水分解　23
　── の産生　51, **73**, 117, 271
ATP 合成酵素　20, **84**
A 細胞　70
A 部位　234

B

BCAA　132
BCR-ABL タンパク質　278
BCR-ABL 融合遺伝子　278
BCR 遺伝子　279
*BRCA*1/2 遺伝子異常　209
BRCA1/2 タンパク質　207
B 型肝炎ウイルス　272
B 細胞　70
B 細胞腫瘍　279

C

C（シトシン）　183
cAMP　252, **255**
CDK　273
CDK 阻害因子　273
CEA　271
cGMP　252, **259**
Cip/Kip ファミリー　274
CK　30
CKI　273
CMP　190
CoA　**37**, 77
CoQ　**37**, 83
COX　125

　── の阻害　126
CpG アイランド　227
CpG 配列　226
CPK　30
CRH　263
CRISPR-Cas9 システム　208
CSA 遺伝子異常　209
CSB 遺伝子異常　209
c-Src 遺伝子　275
CTD　218
CTP　187
CTP シンテターゼ　189
CYP　157, **161**, 162
C ペプチド　70
C 末端　135
C 末端ドメイン　218

D

dADP　183
DAG　254
dAMP　183
dATP　**183**, 196
DBD　216
dCMP　184
dCTP　196
dGMP　184
dGTP　196
DH　121
DHA　100
D-L 表記　54
d-l 表記　54
DNA　16, **183**
　── の組換え　204
　── の合成　196
　── の構成成分　183
　── の構造　185
　── の修復　202
　── の損傷　199
　── の二重らせん構造　170
　── の発見　170

(DNA)
　──の複製　194
　──のメチル化　226
DNA依存性RNAポリメラーゼ　216
DNAウイルス　272
DNA型鑑定　211
DNA結合部位　216
DNA合成期　174
DNA合成準備期　174
DNAジャイレース　195
DNA修復複合体　204
DNA傷害物質　204
DNAトポイソメラーゼ　195
　──阻害薬　218
DNAプライマーゼ　196
DNAヘリカーゼ　195
　──異常　209
DNAポリメラーゼ　**196**, 202
　──阻害　281
　──の校正　196
DNAリガーゼ　33, **196**, 202
dNTP　**196**, 198
dTMP　184
dTTP　187, **196**
D遺伝子　206

E

E2Fタンパク質　278
EBウイルス　272
eEF　235
EF　235
EGF　**250**, 276
EGFR　276
eIF　234
EPA　100
ER　121
eRF　236
ERK　257
ES細胞　207
E-Z表記　55
E部位　234

F

FAD　37, 40, 77, 162
FADH$_2$　**37**, 82
　──の産生，β酸化による　115
Fe-S　83
FFA　**108**, 113
^{18}F-FDG　272
FMN　**40**, 83

FSH　263

G

G（グアニン）　183
G$_0$期　174
G$_1$期　174
G$_1$チェックポイント　273
G$_2$/Mチェックポイント　273
G$_2$期　174
GABA　**149**, 250, 253
GABA$_A$受容体　252
GH　263
GHRH　263
GLUT　69
GMP　184
　──の合成　188
　──の分解　190
GnRH　263
GOT　148
GPT　148
GSK3　86
GTP　24, 79, **81**
GTP結合性タンパク質　251
GU-AG則　221
G染色法　177
Gタンパク質　**251**, 275
　──の脂質修飾　240
Gタンパク質共役型受容体　250, **253**, 261

H

H$^+$-K$^+$ATPアーゼ　143
H$^+$ポンプ　143
H$^+$輸送ATPシンターゼ　84
HAT　225
HBOC　209
HDAC　226
HDL　107
HER2　276
HGPRT　188, **190**
HIV　14, **210**, 272
HLA　211
HMG-CoA　**118**, 124
HMG-CoAシンターゼ　119
HMG-CoAリアーゼ　119
HMG-CoAレダクターゼ　124
*hMLH1*遺伝子異常　209
*hMSH2/6*遺伝子異常　209
hMSHタンパク質　204
HMT　226
HNPCC　209

hnRNA　219
HPETE　125
*hPMS2*遺伝子異常　209
HPV　278
HSP　237
HTLV-1　272
H鎖　205

I

IDL　107
IF（インターフェロン）　258
IF（開始因子）　234
Ig　205
IgGの構造　206
*IgH*遺伝子　279
IL　**258**, 260
IMP　187
Ink4ファミリー　274
IP$_3$　252, **254**
IP$_3$受容体　255
IPP　125
IREタンパク質　239
IκBα　261
IκBキナーゼ　261

J・K・L

JAK　258
　──阻害薬　259
JAK-STATシグナル伝達経路　258
J遺伝子　206
KDEL配列　244
KR　121
KS　121
*lacZ*遺伝子　224
L-CAT　109
L-CAT欠損症　110
LDH　76
　──のアイソザイム　30
LDL　107
LDL受容体　109
LH　263
LINE　210
LPL　**108**, 113
LT　126
L鎖　205

M

m7Gppp　220
MAPキナーゼ　256
MAPキナーゼキナーゼ　257

MAP キナーゼキナーゼキナーゼ
　　　257
MAT　121
MEK　257
　──阻害薬　257
MELAS　182
MEOS　164
MHC（抗原）　211
miRNA　186, **223**
MPS　96
mRNA　17, 186, **214**, 219
　──の合成　214
Myc 遺伝子　**277**, 279
Myc タンパク質　277
M 期　174

N

n-3 系脂肪酸　100
n-6 系脂肪酸　100
NAD　35, 37, 41, 77
NAD^+　35, 37
NADH　**35**, 82
　──の産生　115
　──の輸送　84
NADH 脱水素酵素　83
NADH デヒドロゲナーゼ　83
NADP　35, 37, 41
$NADP^+$　35, 37
NADPH　37, 52, 162
　──の産生　89
　──の利用　120
NADPH オキシダーゼ　165
NF-κB　260
NGF　250
NLS　244
NO 合成酵素　259
NSAIDs　126
NTP　**183**, 218
N 末端　134

O・P

ori C 配列　195
p21^{Cip1}　275
P450　157, **161**
p53 遺伝子　278
p53 タンパク質　272, 275, 277, **278**
PAPS　163
PCR 法　198
PD-1　282
PDE　**256**, 260
　──阻害薬　260
PDGF　250
PD-L1　282
PEP　24
PERK タンパク質　239
PET 検査　271
PG　125
PGD_2　125
PGE_2　107, **125**
PGI_2　125
p*I*　132
PI3 キナーゼ　86
PIP_2　98, 103, **254**
PKA　87, **255**
PKB　86
PKC　255
PKG　259
PLA_2　124
PLC　253
PLP　**37**, 40, 148–150, 157
PML-RARα 融合遺伝子　279
PRH　263
PRL　263
PRPP　187
PRPP シンテターゼ　188
PTH　264
P 部位　234

Q・R

Q（補酵素 Q）　**37**, 83
Q 染色法　177
Rad52 タンパク質　207
Raf タンパク質　257
　──阻害薬　257
RARα 遺伝子　279
Ras-MAP キナーゼシグナル伝達経路　**256**, 277
Ras 遺伝子　275, **276**
Ras タンパク質　252, **256**, 276
Rb 遺伝子　277
Rb タンパク質　277
RF　236
RI　7
RISC　223
RNA　172, 183, **186**
　──鎖の伸長　218
　──の構成成分　183
　──の構造　186
　──の種類　186
　──のプロセシング　219
RNAi　223

RNA 依存性 RNA ポリメラーゼ
　　　216
RNA ウイルス　272
RNA 干渉　223
RNA スプライシング　219, **220**
RNA 編集　222
RNA ポリメラーゼ　214
　──の種類　216
RNA ポリメラーゼ I　216
RNA ポリメラーゼ II　**216**, 217
　──阻害剤　216
RNA ポリメラーゼ III　216, **231**
RNA 誘導サイレンシング複合体
　　　223
ROS　164
RRF　236
rRNA　17, 186, **233**
R-*S* 表記　54
RTK 阻害薬　257

S

SAM　**39**, 150, 242
SGLT　69
SINE　210
siRNA　186, **223**
SKL 配列　244
snoRNA　186
SNP　210
snRNA　186, **221**
snRNP　221
SOD　165
SOM　263
Src 遺伝子　275
Src タンパク質　275
Src ファミリーチロシンキナーゼ
　　　257
SRP（受容体）　238
S-S 結合　**136**, 138
STR　210
S 期　174
S 字状曲線　139

T

T（チミン）　183
T_3　264
T_4　264
TAD　216
TATA ボックス　**215**, 217
TCA　78
TCA 回路　78
TE　121

TFIID　217
TGF-β　250
THF　**38**, 40
TMP 分解　190
TNF-α　260
Toll 様受容体　260
TPP　**37**, 40, 77, 89
TRH　263
tRNA　186, **231**
tRNAi　233
TSH　263
TXA　126
T 細胞抗原受容体　205
T 細胞受容体　257

U

U（ウラシル）　183
Ub　242
UDP　187
UDP ガラクトース　93
UDP ガラクトース-4-エピメラーゼ欠損　95
UDP グルクロン酸　163
UDP グルクロン酸トランスフェラーゼ　159, **163**
UDP グルコース　39, 87, 93
UMP　**184**, 187
UTP　87, **187**
UTP グルコース-1-リン酸ウリジルトランスフェラーゼ　87

V・X・Y

$V(D)J$ 組換え　206
VEGF　276
VEGFR　276
VLDL　107
VP　263
v-Src 遺伝子　275
VX ガス　45
V 遺伝子　206
XP 遺伝子異常　209
X 染色体　16
　――の不活化　**177**, 226
X（染色体）連鎖遺伝病　180
Y 染色体　16

ギリシャ文字

α-アミノ酸　131
α-アミラーゼ　29, **68**
α 型グルコース　56
α-限界デキストリン　68

α 細胞　70
α 酸化　117
α 炭素　**100**, 101
α-フェトプロテイン　271
α ヘリックス　138
β 型グルコース　56
β-カロテン　42
β 細胞　70
β 酸化　26, **115**
β シート　138
β 炭素　**100**, 101
γ-GT　30
γ-GTP　30
γ-アミノ酪酸　**149**, 250, 253
γ 炭素　**100**, 101
δ（電荷）　7
ΔG　22
ρ 因子　218
σ 因子　216
ω3 系脂肪酸　100
ω6 系脂肪酸　100
ω 酸化　118
ω 炭素　**99**–101

あ

アーキア　13
アイソザイム　**29**, 32
アイソトープ　7
亜鉛イオン　163
悪性腫瘍　**270**, 272
悪性上皮性腫瘍　272
悪性新生物　270
悪性非上皮性腫瘍　272
悪性貧血　40
アグリカン　65
アゴニスト　248
アコニターゼ　80
アコニット酸ヒドラターゼ　80
アジソン病　268
アシル CoA　37, **114**
アシル CoA オキシダーゼ　115
アシル CoA シンテターゼ　33
アシル CoA デヒドロゲナーゼ　116
アシルアデニレート　114
アシルカルニチン　115
アシル基　**37**, 39
アシル基転移酵素　33
アシルキャリアタンパク質　120
アシルトランスフェラーゼ　124
アシルリン酸　76

アスコルビン酸　**42**, 59
アスパラギン　**133**, 154
アスパラギン合成酵素　154
アスパラギン酸　30, **133**, 151, 154, 187
アスパラギン酸アミノトランスフェラーゼ　148
アスパラギン酸トランスカルバモイラーゼ　189
アスパラギン酸プロテアーゼ　142
アスパラギンシンテターゼ　154
アスピリン　126
アスベスト　272
アスペルギルス　272
アセチル CoA　24, 25, 37, **77**, 120
　――の産生，β 酸化による　115
アセチル CoAC-アシルトランスフェラーゼ　116
アセチル CoA カルボキシラーゼ　120
アセチル CoA-α-グルコサミニド-N-アセチルトランスフェラーゼ異常　95
アセチル化　36
　――，アミノ糖の　58
　――，タンパク質の　241
　――，ヒストンの　226
アセチル化酵素　241
N-アセチルガラクトサミン　**58**, 239
N-アセチルガラクトサミン-4-スルファターゼ異常　95
N-アセチルガラクトサミン-6-スルファターゼ異常　95
N-アセチルガラクトサミン 4-硫酸　65
アセチル基供与体　37
α-N-アセチルグルコサミニダーゼ異常　95
N-アセチルグルコサミン　**58**, 65, 239
N-アセチルグルコサミン-6-スルファターゼ　95
N-アセチルグルコサミン 6-硫酸　65
アセチルコリン　252
アセチルコリンエステラーゼ　45
アセチルコリン受容体　252
アセチルトランスフェラーゼ　241
アセチルノイラミン酸　58
アセトアルデヒド　163

索引

アセト酢酸　118
アセト酢酸デカルボキシラーゼ
　　　119
アセトン　118
アデニル酸　183
アデニル酸環化酵素　255
アデニル酸シクラーゼ　87, **255**, 261
アデニン　183
アデニンヌクレオチド輸送体　33, **86**
アデニンホスホリボシルトランスフェラーゼ　188
S-アデノシルメチオニン　**39**, 242
アデノシン一リン酸　35, **183**
アデノシン三リン酸　**23**, 34, 184
アデノシンデアミナーゼ　190
アデノシン二リン酸　**23**, 36, 184
アトラクチロシド　86
アドレナリン　87, 149, 254, **266**
アドレナリン受容体　254, 255, 261, **267**
アナプレロティック反応　81
アニーリング　**185**, 198
アノマー　56
アノマー炭素原子　**56**, 60
アフラトキシン　272
アベリー，O. T.　170
アポ B　108
アポ B 遺伝子　222
アポ C　109
アポ酵素　**28**, 34
アポトーシス　12, **275**
アポムチン　64
アポリポタンパク質　**107**, 222
アポリポタンパク質 C　109
アマニチン　216
アミド基　9
アミノアシル tRNA　**232**, 234
アミノアシル tRNA 合成酵素　33, **232**
β-アミノイソ酪酸　191, **192**
アミノ基　**9**, 131
アミノ基転移　**27**, 146
アミノ基転移酵素　33, **146**
アミノグリコシド系抗生物質　236
アミノ酸　26, **131**
　——の運搬　232
　——の活性化　232
　——の吸収　145
　——の構造　132
　——の脱アミノ反応　146
　——の脱炭酸反応　146, **149**
　——の特徴　131
　——の分解　146
　——の分類　132
　——の略号　132
アミノ酸残基　135
アミノ酸代謝酵素欠損症　**149**, 151
アミノ酸トランスポータ　145
アミノ酸ホルモン　250
アミノ糖　58
アミノトランスフェラーゼ　30, **146**
アミノペプチダーゼ　145
アミノ末端　134
5-アミノレブリン酸　157
5-アミノレブリン酸合成酵素　157
5-アミノレブリン酸シンターゼ　157
アミラーゼ　29, 33, **68**
アミロース　61
アミロ-1,6-グルコシダーゼ　88
　——の異常　94
アミロペクチン　62
アミン　149
アミンホルモン　250
アラキジン酸　100
アラキドン酸　98, 100, **106**, 123, 124
アラニン　**133**, 154, 191
　——，鏡像異性体としての　132
アラニン tRNA 遺伝子　232
アラニンアミノトランスフェラーゼ　30, **148**
アラニン回路　148
アラビノース　53
アリルスルファターゼ欠損　127
アルカプトン尿症　151
アルギナーゼ　151
アルギニノコハク酸　151
アルギニノコハク酸シンテターゼ　151
アルギニノスクシナーゼ　151
アルギニン　**133**, 134, 151, 259
　——のメチル化　242
アルギノコハク酸シンテターゼ異常症　151
アルキル化　199
アルキル化薬　272, **281**
アルキル基　9

アルコール　50
　——の分解　163
アルコールデヒドロゲナーゼ　163
アルデヒド　50
アルデヒド基　**9**, 50
アルデヒドデヒドロゲナーゼ　163
アルドース　**50**, 52
アルドール開裂　76
アルドール縮合　**76**, 80
アルドステロン　106, **266**
アルドラーゼ　74
　——の欠損　95
アルトロース　53
アルブミン　137
アレル　178
アロース　53
アロステリックアクチベーター　32
アロステリックエフェクター　32
アロステリック効果　**32**, 139
アロステリック制御　**31**, 44, 77
アロプリノール　190
アンギオテンシノゲン　266
アンギオテンシン I　266
アンギオテンシン II　266
アンギオテンシン変換酵素　266
アンジェルマン症候群　228
アンダースン病　94
アンタゴニスト　249
アンチコドン　231
アンチセンス鎖　214
アンチマイシン A　86
アンドロゲン受容体　261
　——拮抗薬　281
アンモニア　27, **147**, 151
　——の分子構造　8

い

胃液　142
イオン結合　136
イオンチャネル内蔵型受容体　250, **252**
異化　22
　——，脂質の　26
　——，タンパク質の　26
　——，糖質の　24
鋳型鎖　214
異型度　271
胃酸　143
胃酸分泌細胞　143
いす型配座　55

α-L-イズロニダーゼ異常　95
イズロン酸　65
イズロン酸-2-スルファターゼ　96
イズロン酸-2-スルファターゼ異常　95
イズロン酸 2-硫酸　65
異性化　74
異性化酵素　**33**, 74
異性体　52
　――, アミノ酸の　132
　――, 単糖の　54
異染性白質ジストロフィー　127
イソクエン酸　80
イソクエン酸デヒドロゲナーゼ　80
イソ酵素　29
イソプレン　**37**, 125
イソペンテニルピロリン酸　125
イソマルターゼ　69
イソマルトース　69
イソメラーゼ　**33**, 74, 89
イソロイシン　133
一塩基多型　210
一原子酸素添加酵素　162
一酸化窒素　250, **259**
一酸化窒素合成酵素　259
一次構造　136
　――, DNA の　185
　――, タンパク質の　136
一次転写産物　219
一倍体　13, **173**
一価不飽和脂肪酸　99
一酸化炭素　86
逸脱酵素　**30**, 283
遺伝学　170
遺伝子　14, **170**
　――の再編成　**205**, 221
　――の発現調節　224
　――の発現抑制　226
　――の本体　170
遺伝子型　170, **178**
遺伝子多型　209
遺伝子変異　**200**, 271
遺伝情報　14
遺伝性乳がん卵巣がん症候群　209
遺伝性非ポリポーシス大腸がん　209
イドース　53
イノシトール　104
イノシトール 1,4,5-三リン酸　252, **254**

イノシン一リン酸　187
イノシン酸　187
イマチニブ　278
イリノテカン　281
飲食作用　18
インスリノーマ　268
インスリン　24, **70**-72, 86, 250
　――欠乏　118
インスリン受容体　**72**, 87, 256, 261
インターフェロン　258
インターロイキン　**258**, 260
イントロン　220

う

ウィルキンス, M. H. F.　170
ウイルス　13
ウィルヒョウ, R. L. K.　12
ウェルナー症候群　209
ウェルニッケ-コルサコフ症候群　43
ウラシル　183
ウリジル酸　184
ウリジン　184
ウリジン三リン酸　87, **187**
ウリジン二リン酸　187
ウリジン二リン酸グルコース　39
β-ウレイドイソ酪酸　191
β-ウレイドプロピオナーゼ　191
β-ウレイドプロピオン酸　191
ウロビリノーゲン　160
ウロビリン　160
ウロポルフィリノーゲンⅢ　158
ウロポルフィリノーゲン合成酵素　158
ウロポルフィリノーゲンデカルボキシラーゼ　158
ウロポルホビリノーゲンⅢ合成酵素　158
ウロン酸　58
運動タンパク質　131
運搬 RNA　186, **231**

え

エイコサノイド　98, **106**
　――の合成　124
エイコサペンタエン酸　100
エーテル結合　**9**, 59
エキソペプチダーゼ　142
エキソン　220
壊死　275
エステル結合　9

エストラジオール　106, **267**
エストリオール　267
エストロゲン　250, **267**, 281
エストロゲン受容体　**261**, 281
　――拮抗薬　281
エストロン　267
エタノール　50
　――の分解　163
エタノールアミン　104
エタノールアミンプラズマローゲン　104
エタン　50
エトポシド　281
エナンチオマー　54
エノイル ACP レダクターゼ　121
エノラーゼ　76
エピジェネティック制御　**225**, 242
エピジェネティックな遺伝　225
エピマー　54
エピメラーゼ　**89**, 93
エラスターゼ　144
エリスロマイシン　236
エリトロース　53
エリトロース 4-リン酸　89
エルゴカルシフェロール　42
エルロチニブ　257
塩化ビニル　272
塩基　183
　――の酸化　199
　――の炭素番号　183
塩基除去修復　202
塩基性アミノ酸　132
塩酸　143
エンドサイトーシス　18
エンドソーム　18
エンドペプチダーゼ　142
エントロピー　10, **22**
エンハンサー配列　216

お

黄体形成ホルモン　263
黄体ホルモン　267
黄疸　160
応答エレメント　216
オートファゴソーム　18
オートファジー　18
オープンリーディングフレーム　231
岡崎フラグメント　196
オキサロコハク酸　80
オキサロ酢酸　**80**, 90, 148

オキシダーゼ　33
オキシトシン　263
オキシトシン受容体　261
オキシドレダクターゼ　33
オキシヘモグロビン　156
8-オキソグアニン　**199**, 200
2-オキソグルタル酸　27, **146**
2-オキソ酸　146
オステオカルシン　43
オプジーボ®　282
オペロン調節　224
オメガ炭素　**99-101**
オリゴ糖　52
オリゴペプチド　134
オリゴマイシン　86
オルガネラ　11
オルニチン　151
オルニチン回路　151
オルニチントランスカルバモイ
　　ラーゼ　151
オレイン酸　**100**, 123
オレイン酸コレステロール　102
オレオイル CoA　123
折れ線型　8
オロチジル酸デカルボキシラーゼ
　　　　　　189
オロチジン一リン酸　189
オロチン酸　189
オロチン酸ホスホリボシルトラン
　　スフェラーゼ　189

か

壊血病　42
開始 tRNA　233
開始因子　234
開始コドン　231
解糖系　25, **74**, 271
　── の目的　74
　── の律速段階　76
回文配列　218
解放因子　236
界面活性物質　8
カイロミクロン　**107**, 113
化学結合　7
化学式　7
化学進化　130
化学療法薬　279
可逆阻害　45
可欠アミノ酸　134
核　13, **16**
核移行シグナル　244

核型　177
核局在シグナル　244
核酸　13, 170, **183**
　── 代謝　187
　── 代謝の阻害　280
　── の構成成分　183
核質　16
核小体　13, **16**
核小体低分子 RNA　186
核内受容体　**250**, 261
核内低分子 RNA　186, **221**
核内低分子リボ核タンパク質　221
核膜　16
核膜孔　16
過酸化水素　19, 157, 164, **165**
　── の産生　115
下垂体後葉ホルモン　263
下垂体性低身長症　268
下垂体前葉ホルモン　263
下垂体ホルモン　263
下垂体門脈　263
加水分解酵素　33
家族性大腸ポリポーシス　278
カタラーゼ　19, 115, 157, **165**
褐色細胞腫　268
活性化エネルギー　28
活性型ビタミン D_3　43, **265**
活性化補助因子　215, **218**
活性酸素(種)　42, **164**
活性部位　28
滑面小胞体　17
カテコールアミン　149, **266**
カテコール核　149
果糖　57
カナマイシン　236
カポジ肉腫関連ヘルペスウイルス
　　　　　　272
鎌状赤血球貧血　210
ガラクトース　53, **57**, 65, 69, 70
　── の代謝　92
ガラクトース血症　95
ガラクトース 1-リン酸　92
ガラクトース-1-リン酸ウリジルト
　　ランスフェラーゼ　93
　── 欠損　95
ガラクトキナーゼ　92
　── 欠損　95
ガラクトサミン　58
ガラクトシダーゼ　224
　── 欠損　95, **127**
ガラクトシルセラミド　104

ガラクトセレブロシダーゼ欠損
　　　　　　127
ガラクトセレブロシド　**104**, 127
カリオタイプ　177
加リン酸分解　86
カルシウムイオン　43, 252, **254**, 265
カルシウム濃度の調節　265
カルジオリピン　104
カルシトニン　264
カルシトニン受容体　261
カルシトリオール　265
カルニチン　114
カルニチン-アシルカルニチントラ
　　ンスロカーゼ　33, **114**
カルニチンアシルトランスフェ
　　ラーゼ　114
カルバモイルアスパラギン酸　189
カルバモイルリン酸　**151**, 189
カルバモイルリン酸シンターゼⅠ
　　　　　　151
カルバモイルリン酸シンターゼⅠ
　　　　　　151
カルバモイルリン酸シンターゼ
　　Ⅱ　189
カルボキシ化　37
カルボキシ基　**9**, 131
γ-カルボキシ化　43
カルボキシ末端　134
カルボキシラーゼ　**37**, 43
カルボキシン　86
カルボニル基　**9**, 50
カルモジュリン依存性キナーゼ
　　　　　　255
β-カロテン　42
がん　**270**, 272
　── の分類　272
がん遺伝子　275
がん化　271
間期　174
ガングリオシド　**105**, 127
ガングリオシドーシス　127
還元　164
がん原遺伝子　275
還元剤　**42**, 163, 190
還元性末端　60
還元物質　165
がん細胞　270
がん腫　272
環状 AMP　255
環状 DNA　13

環状 GMP　259
環状アミノ酸　131
環状染色体　202
間接ビリルビン　159
関節リウマチ　258
がん胎児性抗原　271
官能基　8
がん免疫療法　282
がん薬物療法　279
がん抑制遺伝子　277
含硫アミノ酸　132

き

基　8
幾何異性体　54
器官（系）　11
キサンチン　**190**, 200
キサンチンオキシダーゼ　190
　── 阻害　190
基質　27
基質特異性　28
基質濃度　44
キシリトール　59
キシロース　53
キシロース 5-リン酸　89
拮抗物質　249
キナーゼ　33, 35, 74, 86, **240**
キノロン系抗菌薬　195
ギブスの自由エネルギー変化　22
基本転写因子　215, **217**
キメラ　**182**, 207
キモトリプシノゲン　144
キモトリプシン　144
逆位　202
逆転写　**172**, 210
逆転写酵素　210
逆行遺伝学　207
キャップ構造　219, **220**
キャリア　15
吸収　24
　──, アミノ酸の　145
　──, 脂質の　26, **112**
　──, タンパク質の　26
　──, 糖質の　24, **69**
急性前骨髄球性白血病　279
競合阻害（剤）　45, **46**
狭心症治療薬　260
鏡像異性体　54
　──, アミノ酸の　132
　──, 単糖の　54
巨核球　16

局所ホルモン　98, **106**, 249
局所メディエーター　98, **106**, 249
極性（分子）　8
巨人症　268
巨赤芽球性貧血　40
キロミクロン　26, **107**, 113
キロミクロンレムナント　108

く

グアニル酸　184
グアニル酸環化酵素　259
グアニル酸シクラーゼ　**259**, 261
グアニン　183
グアニンデアミナーゼ　191
グアノシン　184
クエン酸　78
クエン酸回路　26
　── の反応　80
　── の制御　81
　── の特徴　78
クエン酸シンターゼ　80
クッシング症候群　268
クッシング病　268
組換え　204
クラッベ病　127
クラリスロマイシン　236
グリオキシル酸　148
グリカン　63
グリカン分枝酵素　87
クリグラー–ナジャール症候群　160
グリコーゲン　24, 51, **62**, 86
　── の合成　86
　── の分解　87
グリコーゲン合成酵素　86
グリコーゲン合成酵素キナーゼ　86
グリコーゲン分枝酵素異常　94
グリコーゲンホスホリラーゼ　37, **86**, 88
　── 異常　94
グリコーゲンホスホリラーゼキナーゼ異常　94
グリコサミノグリカン　51, 58, **64**, 95
N-グリコシド型糖タンパク質　**63**, 239
O-グリコシド型糖タンパク質　**63**, 239
グリコシド結合　59
　── の切断　68

α-1,4 グリコシド結合　59
α-1,6 グリコシド結合　62
β-1,4 グリコシド結合　62
N-グリコシド結合　63
O-グリコシド結合　63
グリコシルホスファチジルイノシトール化　240
グリシン　**133**, 154, 157, 187
グリシン受容体　253
クリステ　19
クリスパーキャスナイン　208
グリセリン　101
グリセルアルデヒド　**52–54**, 94
グリセルアルデヒド 3-リン酸　74, 90, 94
グリセルアルデヒド-3-リン酸デヒドロゲナーゼ　76
グリセロール　26, 91, **101**, 113, 123
グリセロール 3-リン酸　91, **124**
グリセロール 3-リン酸シャトル　85
グリセロール-3-リン酸デヒドロゲナーゼ　113
グリセロキナーゼ　113
グリセロリン酸シャトル　85
グリセロリン脂質　**103**, 253
クリック, F. H. C.　170
グリフィス, F.　170
グルカゴン　24, **70**, 87, 250
グルカゴン受容体　261
4-α-グルカノトランスフェラーゼ　88
β-グルクロニダーゼ異常　95
グルクロン酸　65
グルクロン酸抱合　58, 159, **163**
グルコアミラーゼ　69
グルコース　24, **50**, 53, 57
　── 供与体　39
　── 合成, アミノ酸からの　92
　── 合成, プロピオニル CoA からの　91, **118**
　── 合成, ピルビン酸からの　90
　── の環状構造　56
　── の吸収　70
　── の鏡像異性体　54
　── の消費, がん細胞の　271
　── の表記方法　55
　── の分解　72

グルコース-アラニン回路　92, **148**
グルコーストランスポータ　69
グルコース-6-ホスファターゼ　88, **90**, 92
　——異常　94
グルコース輸送体　69
グルコース 1-リン酸　93
グルコース 6-リン酸　**74**, 87, 89, 93
グルコース-6-リン酸イソメラーゼ　33, **74**, 89
グルコース-6-リン酸脱水素酵素欠損症　166
グルコース-6-リン酸デヒドロゲナーゼ　89
　——欠損　166
グルココルチコイド　126, 261, **266**
グルコサミン　58
グルコシダーゼ異常　**94**, 127
グルコシルセラミド　105
グルコセレブロシド　**104**, 127
グルコピラノース　56
グルタチオン　166
グルタチオン S-トランスフェラーゼ　163
グルタチオンペルオキシダーゼ　165
グルタチオン抱合　163
グルタチオンレダクターゼ　165
γ-グルタミルトランスフェラーゼ　30
γ-グルタミルトランスペプチダーゼ　30
グルタミン　**133**, 154, 187
グルタミン合成酵素　154
グルタミン酸　**133**, 147, 149, 154
グルタミン酸オキサロ酢酸トランスアミナーゼ　148
グルタミン酸受容体　252
グルタミン酸脱水素酵素　147
グルタミン酸デカルボキシラーゼ　150
グルタミン酸デヒドロゲナーゼ　147, 153, 154
グルタミン酸ピルビン酸トランスアミナーゼ　148
グルタミンシンテターゼ　154
くる病　43
クレアチン　30

クレアチンキナーゼ　30
クレアチンホスホキナーゼ　30
クレアチンリン酸　30
クレチン症　268
クレブス回路　78
グロース　53
グロボシド　105
クロマチン　16, **175**
　——の制御　225
クロラムフェニコール　236
クロリン　157
クロロフィル　157

け

形質　178
形質転換　170
鯨ろう　102
血液凝固因子　43
欠失　201
血小板由来増殖因子　250
結晶封入体　19
血糖値　70
ケトアシドーシス　118
β-ケトアシル ACP シンターゼ　121
α-ケトアシル ACP レダクターゼ　121
ケトーシス　118
ケトース　**50**, 52
解毒　161
α-ケトグルタル酸　27, **80**, 146
α-ケトグルタル酸デヒドロゲナーゼ　39, **81**
ケト原性アミノ酸　146
α-ケト酸　27, **146**
α-ケト酸デヒドロゲナーゼ異常　151
ケトン　50
ケトン基　**9**, 50
ケトン症　118
ケトン体　118
ゲノム　14, **175**
ゲノムインプリンティング　228
ゲノム刷り込み　228
ゲノム編集　207
ゲフィチニブ　257
ゲムシタビン　281
ケラタン硫酸　**64**, 95
α限界デキストリン　68
原核細胞　13
原核生物　13

　——の mRNA　219
　——のリボソーム　233
原子　5
原子価　7
原子団　8
原子番号　5, **7**
減数分裂　**172**, 204
顕性遺伝子　179
原生生物　14
元素　5
元素記号　5
原発性副甲状腺機能亢進症　268
原発性副甲状腺機能低下症　268

こ

コアクチベーター　215, **218**
抗 PD-1 抗体　282
抗悪性腫瘍薬　279
高アンモニア血症　153
高エネルギー化合物　**24**, 35
高エネルギーリン酸結合　24
抗炎症作用　266
光学異性体　53
抗がん抗生物質　281
抗がん薬　257, **279**
好気性細菌　20
好気的解糖　271
高級多価アルコール類　50
抗血液凝固薬　43
高コレステロール血症　124
交差　204
抗酸化作用　**42**, 43, 190
抗酸化物質　165
鉱質コルチコイド　106, **266**
甲状腺刺激ホルモン　263
甲状腺刺激ホルモン放出ホルモン　263
甲状腺ホルモン　250, **264**
甲状腺ホルモン受容体　261
校正, DNA ポリメラーゼの　**196**, 204
合成酵素　33
合成糖質コルチコイド　266
抗生物質　**236**, 281
酵素　27
　——の活性調節　31
　——の系統名　34
　——の構成　28
　——の阻害　45
　——の特徴　30
　——の反応速度　44

──の役割　27
構造式　7
構造タンパク質　131
構造モチーフ　139
酵素-基質複合体　28
酵素共役型受容体　250, **256**
酵素番号　34
酵素補充療法　127
酵素誘導　162
高チロシン血症　151
高ビリルビン血症　160
高分子　6
高分子化合物　6
高密度リポタンパク質　107
抗リウマチ薬　**259**, 281
抗利尿ホルモン　263
抗利尿ホルモン受容体　261
抗リン脂質抗体症候群　104
コエンザイム Q10　37
ゴーシェ病　105, **127**
コーディング RNA　186
コード　230
コード鎖　214
コールタール　272
呼吸鎖　82
極長鎖脂肪酸　99
──の酸化　115
コケイン症候群　209
古細菌　13
個体　11
五大栄養素　39
五炭糖　**52**, 89
──, 核酸の　183
骨軟化症　43
コドン　200, **230**
コハク酸　81
コハク酸脱水素酵素　83
コハク酸デヒドロゲナーゼ　**81**, 83
コバルトイオン　**40**, 157
コプロポルフィリノーゲン III　157
コプロポルフィリノーゲンオキシダーゼ　158
コラーゲン　42, 59, **65**
コリ回路　92
コリパーゼ　113
コリ病　94
コリン　104, 157
コリンプラズマローゲン　104
ゴルジ体　13, **17**
コルチコステロン　266
コルチゾル　106, **266**

コレカルシフェロール　**42**, 265
コレステロール　26, 98, **105**, 125
──の合成　124
──の合成制御　125
コレステロールエステル　109
コレステロール化　240
コレステロール骨格　98, **106**
コレステロール輸送タンパク質欠損　127
コレラ菌　13
コレラ毒素　256
コンドロイチン硫酸　**64**, 95

さ

サイクリック AMP　255
サイクリック GMP　259
サイクリックアデノシン 3',5'-一リン酸　255
サイクリックグアノシン 3',5'-一リン酸　259
サイクリン　273
サイクリン-CDK 複合体　273
サイクリン依存性キナーゼ　273
最大反応速度　44
最適 pH　31
最適温度　31
サイトカイン　**249**, 258
サイトカイン受容体　**257**, 258
細胞　11
──の構造　12
──の呼吸　72
細胞異型　271
細胞外マトリックス　**51**, 64
細胞共生説　20
細胞質　13
細胞質遺伝　182
細胞質基質　14
細胞質ゾル　14
細胞周期　173
──とがん　275
──のチェックポイント　273
細胞小器官　11
細胞増殖因子　275
細胞毒性　161
細胞内受容体　250
細胞内輸送シグナル　243
細胞分裂　**172**, 194
細胞壁　13
細胞膜　8, 13, **14**
細胞膜受容体　**250**, 261
サイレンサー配列　216

サイレンシング　226
サイレント変異　201
サイロキシン　264
サイログロブリン　264
酢酸　163
刷子縁(膜)　69, **145**
サットン, W.　173
作動物質　248
サブユニット　140
サリン　45
サルファ剤　40
サルベージ経路　187
酸化　164
酸化還元酵素　33
三角錐型　8
酸化酵素　33
酸化的脱アミノ反応　27, **147**
酸化的リン酸化　26, **82**, 84
──の調節　85
散在反復配列　210
三次構造　138
酸性アミノ酸　132
酸素解離曲線　139
酸素化ヘモグロビン　156
酸素分圧　139
酸素飽和度　139
残存キロミクロン　108
三大栄養素　24
三炭糖　52
サンドホフ病　127
サンフィリッポ症候群　95

し

次亜塩素酸　165
ジアシルグリセロール　**101**, 124
1,2-ジアシルグリセロール　254
ジアステレオマー　**52**, **54**
シアノ基　40
シアノコバラミン　40
シアル酸　58, 63, **105**
ジェノタイプ　178
色素性乾皮症　209
子宮頸がん　278
シグナル伝達　248
シグナル伝達物質　131, **248**
シグナル認識粒子　238
シグナル配列　**238**, 244
シグナルペプチダーゼ　238
シグナルペプチド配列　244
シグマ因子　216
シグモイド曲線　139

シクロオキシゲナーゼ　125
　　──　阻害　126
シクロブタン環　199
シクロホスファミド　281
自己複製　10
自己複製配列　195
脂質　98
　　──の異化　26
　　──のエネルギー効率　117
　　──の吸収　26, **112**
　　──の合成　120
　　──の種類　99
　　──の消化　26, **112**
　　──の代謝の概要　26
　　──の同化　26
　　──の役割　98
脂質修飾　240
脂質代謝異常　105, **127**
脂質二重層　**8**, 14
視床下部ホルモン　262
自食作用　19
シスエレメント　215
シス型　55
シスゴルジ網　17
シスタチオニンβ-シンターゼ異常　151
システイン　**133**, 154
システインプロテアーゼ　142
シス-トランス異性体　54
シスプラチン　281
ジスルフィド結合　**70**, 136, 138, 144, 238
示性式　7
シタラビン　281
四炭糖　52
シチジル酸　184
シチジン　184
シチジン一リン酸　190
シチジン三リン酸　187
失活　26
質量数　7
至適 pH　31
至適温度　31
シトクロム a　84
シトクロム b　123
シトクロム b_5 レダクターゼ　123
シトクロム c オキシダーゼ　84
シトクロム c オキシドレダクターゼ　84
シトクロム c 還元酵素　83
シトクロム c 酸化酵素　84

シトクロム P450　157, **161**
シトクロムカタラーゼ　33
シトシン　183
シトシンデアミナーゼ　222
シトルリン　151
シトルリン血症　151
ジヒドロウラシル　191
ジヒドロオロターゼ　189
ジヒドロオロチン酸　189
ジヒドロオロチン酸デヒドロゲナーゼ　189
ジヒドロキシアセトン　52
ジヒドロキシアセトンリン酸　**74**, 85, 93, 113
1,25-ジヒドロキシビタミン D$_3$　265
ジヒドロチミン　191
ジヒドロテストステロン　267
ジヒドロビオプテリン　150
ジヒドロピリミジン脱水素酵素　191
ジヒドロ葉酸　189
ジヒドロ葉酸レダクターゼ　**40**, 281
ジペプチダーゼ　145
ジペプチド　134
脂肪酸　26, 98, **99**, 113, 123
　　──の合成　120
　　──の表記　100
　　──の分解　113
　　──の分類　99
　　──の命名　99
脂肪酸アシル CoA シンテターゼ　114
脂肪酸アシル化　240
脂肪酸結合タンパク質　114
脂肪酸合成酵素複合体　120
脂肪酸デサチュラーゼ　123
脂肪酸輸送タンパク質　117
ジホスファチジルグリセロール　104
姉妹染色分体　177
ジメチルアルギニン　242
ジメチルベンズアントラセン　272
ジメチルリシン　242
シャイエ症候群　95
シャペロン　237
シャルガフ, E.　170
終結因子　236
終止コドン　201, **230**
縦列反復配列　210

主鎖　135
主細胞　143
受動輸送　15
腫瘍　270
腫瘍壊死因子　260
腫瘍細胞　270
主要組織適合遺伝子複合体　211
主要組織適合抗原　211
受容体　248
腫瘍胎児抗原　271
受容体チロシンキナーゼ　**256**, 261, 276
腫瘍マーカー　**271**, 283
シュライデン, M. J.　12
シュワン, T.　12
純系　179
消化　24
　　──, 脂質の　26, **112**
　　──, タンパク質の　26, **142**
　　──, 糖質の　24, **68**
硝酸薬　260
脂溶性　98
脂溶性ビタミン　40, **42**
脂溶性ホルモン　42
脂溶性リガンド　250
常染色体　16, 177
常染色体遺伝病　180
常染色体優性遺伝病　180
常染色体劣性遺伝病　180
少糖　52
上皮増殖因子　250
小胞体　13, **17**
　　──への輸送　238
小胞体ストレス　238
触媒　27
女性ホルモン　106, **267**
ショ糖　52, **60**
シルデナフィルクエン酸塩　260
ジルベール症候群　160
仁　16
真核細胞　13, **14**
真核生物　14
　　──の mRNA　219
　　──のリボソーム　233
神経成長因子　250
神経伝達物質　149, **249**
神経内分泌細胞　263
神経分泌シグナル　249
浸潤　271
親水性　8
親水性アミノ酸　132

真正細菌　13
シンターゼ　81
伸長因子　235
シンテターゼ　81
心房性ナトリウム利尿ペプチド　259
心房性ナトリウム利尿ペプチド受容体　261

す

膵アミラーゼ　29, **68**
膵液　144
水酸化反応　161
水酸基　9
水素イオン　20, 82, 143
水素結合　**136**, 138, 185
水素分子　8
膵島　70
水溶性ビタミン　40
水溶性リガンド　250
膵リパーゼ　112
スーパーオキシド　42, **165**
スーパーオキシドアニオンラジカル　165
スーパーオキシドジスムターゼ　165
スクアレン　125
スクシニル CoA　**81**, 92, 118, 157, 191
スクシニル CoA シンテターゼ　81
スクラーゼ　69
スクロース　52, **60**, 69
スタール, F.　172
スタチン　124
ステアリン酸　**100**, 116, 123
ステアロイル CoA　123
ステルコビリノーゲン　160
ステルコビリン　160
ステロイド核　106
ステロイドホルモン　106, 126, **250**
ステロイドホルモン受容体　261
ストレスタンパク質　237
ストレプトマイシン　236
スニップ　210
スフィンゴ脂質　**104**, 127
スフィンゴシン　104
スフィンゴミエリナーゼ欠損　127
スフィンゴミエリン　**104**, 127
スフィンゴリピドーシス　105, **127**
スプライソソーム　221

スライ症候群　95
スルファチド　**105**, 127
N-スルホグルコサミン 3,6-硫酸　65

せ

青酸イオン　86
静止期　174
生殖細胞　16, **172**
生成物　28
性腺刺激ホルモン放出ホルモン　263
性染色体　16, **177**
性染色体遺伝病　180
生体アミン　149
生体恒常性　261
生体高分子　6
成長ホルモン　263
成長ホルモン受容体　257
成長ホルモン放出ホルモン　263
生物学的指標　283
性ホルモン　106, **267**
精密医療　210, **283**
生命の定義　10
生理活性アミン　27, **149**
セカンドメッセンジャー　98, **252**, 255, 259
赤芽球　157
セツキシマブ　257
接触依存シグナル　249
セドヘプツロース 7-リン酸　89
セラミダーゼ欠損　127
セラミド　**104**, 127
セラミドトリヘキソシド　127
セリン　104, **133**, 154
——のリン酸化　240
セリンプロテアーゼ　142
セルラーゼ　63
セルロース　62
セレブロシド　104
セレン　165
セロトニン　**149**, 253
セロトニン 5-HT$_3$ 受容体　253
前駆体　32
染色質　16, **175**
染色体　16, **175**
——のバンド　177
染色体アーム　177
染色体異常　177, **201**, 278
染色体説　173
染色体相互転座　202, **278**

染色体転座　278
染色体腕　177
染色分体　177
センス鎖　214
潜性遺伝子　179
選択的スプライシング　221
選択毒性　236
セントラルドグマ　172
セントロメア　**177**, 211

そ

臓器　11
相互転座　202
相同組換え修復　206
——異常　209
相同染色体　176
——の組換え　204
挿入　201
相補的塩基対　184
阻害剤　45
側鎖　**131**, 135
促進拡散　15
促進輸送　15
組織　11
疎水結合　136
疎水性　**8**, 98
疎水性アミノ酸　132
疎水性相互作用　**136**, 138, 237
組成式　7
ソマトスタチン　263
粗面小胞体　17
ソラフェニブ　257

た

ターミネーター　218
体細胞　16, **172**
体細胞分裂　172
代謝　22
代謝拮抗薬　279
大腸がん　209
大腸ポリポーシス　278
対立遺伝子　178
対立形質　178
タウリン　250
タウロコール酸　106
唾液アミラーゼ　29, **68**
多価　50
多核　16
多核細胞　16
多価不飽和脂肪酸　99
タキサン類　281

多型　209
多細胞生物　14
脱アセチル化　226, **241**
脱アミノ反応　146
　　——, DNA の　199
　　——, アミノ酸の　146
脱酸素化ヘモグロビン　157
脱水素酵素　**33**, 35
脱炭酸酵素　149
脱炭酸反応　80
　　——, アミノ酸の　27, 146, **149**
脱プリン反応　199
脱分化　271
脱分枝酵素　88
脱離酵素　33
脱リン酸化　240
脱リン酸化酵素　240
脱リン酸化反応　86
多糖　52, **61**
タマゴテングタケ　216
タモキシフェン　281
垂井病　94
タロース　53
炭化水素基　9
単細胞生物　14
短鎖脂肪酸　99
　　——の輸送　115
炭酸固定化酵素　37
炭酸ヒドラターゼ　33
胆汁酸　98, 106, **112**
単純拡散　15
単純脂質　99
単純輸送　15
炭水化物　50
男性ホルモン　106, **267**
炭素番号　55
　　——, 糖類の　55
　　——, 核酸の　183
　　——, 脂肪酸の　99-101
　　——, ステロイドの　106
単糖　52
　　——の異性体　52
　　——の吸収　69
　　——の構造　52
　　——の表記法　55
　　——の分類　52
　　——の誘導体　57
　　——の略号　59
タンパク質　24, **130**
　　——の異化　26
　　——の折りたたみ　237

　　——の化学修飾　239
　　——の吸収　26
　　——の高次構造　136
　　——の構造　134
　　——の消化　26, **142**
　　——の代謝の概要　26
　　——の同化　26
　　——の分類　131
　　——の役割　131
　　——の輸送　238
タンパク質ホルモン　250

ち

チアミン　37, **40**
チアミンピロリン酸　37
チェイス, M. C.　170
チェックポイント　273
　　——, 細胞分裂の　273
　　——, 免疫細胞の　282
チオエステラーゼ　121
チオエステル結合　121
チオール開裂　115
チオール基　9
チオトランスフェラーゼ　118
チオラーゼ　119
チオリシス　115
窒素源　146
チミジル酸シンターゼ　189
チミジン一リン酸　190
チミン　183
チミンダイマー　**199**, 204, 272
チミン二量体　199
チャネル　15
中間密度リポタンパク質　107
中期-後期チェックポイント　273
中鎖脂肪酸　99
　　——の輸送　115
中性アミノ酸　132
中性子　7
中性脂肪　26, 98, **101**
　　——の合成　123
　　——の分解　113
中立進化説　130
腸肝循環　**113**, 160
長鎖脂肪酸　99
　　——の β 酸化　92, **118**
　　——の輸送　114
腸上皮　145
超低密度リポタンパク質　107
直接ビリルビン　160
直線型　8

貯蔵タンパク質　131
チロキシン　264
チロシナーゼ異常　151
チロシン　**133**, 149, 154, 264
　　——のリン酸化　240
チロシントランスアミナーゼ異常
　　　　　　　　　151
チロシンヒドロキシラーゼ　150

つ

痛風　190
ツェルウェーガー症候群　19, **117**

て

低血糖　**164**, 268
テイ-サックス病　127
低分子干渉性 RNA　186, **223**
低密度リポタンパク質　107
デオキシアデニル酸　183
デオキシアデノシン　183
デオキシアデノシン 5'-一リン酸
　　　　　　　　　183
デオキシアデノシン 5'-三リン酸
　　　　　　　　　183
デオキシアデノシン 5'-二リン酸
　　　　　　　　　183
デオキシグアニル酸　184
デオキシグアノシン　184
デオキシシチジル酸　184
デオキシシチジン　184
デオキシチミジル酸　184
デオキシチミジン　184
デオキシチミジン三リン酸　187
デオキシ糖　58
デオキシヘモグロビン　157
デオキシリボース　58
デオキシリボ核酸　183
デオキシリボヌクレオシド三リン
　　酸　196
テガフール　281
デカルボキシラーゼ　149
デキサメタゾン　266
デキストリン　61, **68**
デサチュラーゼ　123
テストステロン　106, **267**
鉄-硫黄クラスター　83
鉄芽球性貧血　158
テトラサイクリン　236
テトラヒドロビオプテリン　150
テトラヒドロ葉酸　**38**, 40
テトラヨードサイロニン　264

テトラヨードチロニン　264
テトロース　52
デノボ経路　187
デヒドロゲナーゼ　**33**, 35
7-デヒドロコレステロール　42,
　　　　　　　　　98, 106, 125, **265**
デルマタン硫酸　**64**, 95
テロメア　**177**, 197, 211
テロメア問題　197
テロメラーゼ　197
転移　271
転移因子　210
転移酵素　33
電荷　7
電解質コルチコイド　266
転座　**202**, 278
電子　7
電子伝達系　26, **82**
　——の阻害　85
　——の調節　85
電子伝達体　37, **83**
転写　172, **214**
　——の開始　216
転写因子　216
転写開始点　214
転写開始前複合体　217
転写活性化因子　215, **217**
転写活性化ドメイン　216
転写産物　214
転写伸長因子　218
転写単位　214
転写調節因子　215, **217**
転写抑制因子　215, **217**
デンプン　24, 50, **61**, 68
点変異　200
伝令RNA　186, **214**

と

糖アルコール　59
同位体　7
同化　22
　——, 脂質の　26
　——, タンパク質の　26
　——, 糖質の　24
糖原性アミノ酸　92, **146**
動原体　177
糖原病　94
糖鎖　63
糖鎖修飾　18, **239**
糖酸　58
糖脂質　14

糖質　50
　——の異化　24
　——の吸収　24, **69**
　——の消化　24, **68**
　——の代謝の概要　24
　——の同化　24
　——の表記法　55
　——の分類　52
　——の役割　51
糖質コルチコイド　106, 126, 261,
　　　　　　　　　　　　　266
糖質代謝異常症　94
糖新生　26, **90**
　——, 脂質からの　118
糖タンパク質　14, 51, 58, **63**, 239
　——基本構造　64
等電点　132
糖尿病　118, 268
動物デンプン　62
同腕染色体　202
ドーパ　150
ドキソルビシン　281
毒タンパク質　131
独立の法則　178, **180**
ドコサヘキサエン酸　100
トコフェロール　43
ドパミン　149, 263
ドパミンβ-ヒドロキシラーゼ
　　　　　　　　　　　　　150
トファシチニブ　259
トポイソメラーゼ阻害薬　281
ドメイン　138
トラスツズマブ　257
トラメチニブ　257, **282**
トランジション　200
トランスアルドラーゼ　90
Δ²-トランス-エノイルCoAヒド
　ラターゼ　116
トランス型　55
トランス型脂肪酸　99
トランスケトラーゼ　90
トランスゴルジ網　17
トランスバージョン　200
トランスファーRNA　186, **231**
トランスフェラーゼ　33, 150
トランスポータ　**15**, 145
トランスポゾン　210
トランスロカーゼ　33
トランスロケーション　236
トランスロコン　**238**, 244
トリアコンタノール　102

トリアシルグリセロール　8, 26,
　　　　　　　101, 107, 108, 113
　——の合成　123
　——の分解　113
トリオース　52
トリオースリン酸イソメラーゼ
　　　　　　　　　　　　　76
トリカルボン酸　78
トリグリセリド　26, **101**, 113, 123
トリプシノゲン　144
トリプシン　144
トリプトファン　**133**, 149
トリプトファン-2,3-ジオキシゲ
　ナーゼ　157
トリプトファンヒドロキシラーゼ
　　　　　　　　　　　　　150
トリプトファンピロラーゼ　157
トリペプチド　134
トリメチルリシン　242
トリヨードサイロニン　264
トリヨードチロニン　264
トル様受容体　260
トレオース　53
トレオニン　133
　——のリン酸化　240
トレミフェン　281
トロンボキサン　98, **106**, 126
トロンボキサンA₂　107

な

ナイアシン　35, **40**, 78
内因子　143
内臓脂肪　98
内分泌シグナル　249
ナトウィック症候群　95
ナトリウム-グルコース共輸送体タ
　ンパク質　69
鉛中毒　158
ナンセンス変異　201

に

ニーマン-ピック病　127
肉腫　272
ニコチンアミド　40
ニコチンアミドアデニンジヌクレ
　オチド　35
ニコチンアミドアデニンジヌクレ
　オチドリン酸　35
ニコチン酸　35, **40**
ニコチン性アセチルコリン受容体
　　　　　　　　　　　　　252

二次構造　136
　──，DNA の　185
　──，タンパク質の　136
二次メッセンジャー　252
二重逆数プロット法　45
二重らせん構造　170, **184**
二糖　59
ニトログリセリン　260
ニトロソアミン　272
ニトロソウレア　281
二倍体　14, **173**
ニボルマブ　282
乳化　8
乳がん　209
乳酸　76
乳酸アシドーシス　92
　──，飲酒による　164
乳酸脱水素酵素　30, **76**, 90
乳酸デヒドロゲナーゼ　30, **76**, 90, 92
乳汁タンパク質合成遺伝子　258
乳糖　52, **60**
乳糖不耐症　69
尿酸　166, **190**
尿素　151
尿素回路　27, **151**
尿崩症　268

ぬ

ヌクレアーゼ　33, **190**
ヌクレオシド　183
ヌクレオシド一リン酸　183
ヌクレオシド三リン酸　183
ヌクレオシド二リン酸　183
ヌクレオシド二リン酸キナーゼ　81
ヌクレオシドホスホリラーゼ　190
ヌクレオシドホルモン　250
ヌクレオソーム　**175**, 225
ヌクレオチダーゼ　190
ヌクレオチド　183
　──の合成　187
　──の分解　190
ヌクレオチド除去修復　203
　──異常　209

ね

ネガティブフィードバック　262
ネクローシス　275
熱ショックタンパク質　237

の

ノイラミン酸　58
能動輸送　15
ノックアウトマウス　207
ノルアドレナリン　149, 250, **266**
ノンコーディング RNA　**186**, 223

は

ハーシー，A. D.　170
ハース投影式　55
ハーズ病　94
ハーラー症候群　95
肺炎双球菌　170
バイオマーカー　30, 275, **283**
配偶子　172
胚性幹細胞　207
ハウスキーピング遺伝子　**214**, 227
バーキットリンパ腫　279
麦芽糖　52, **59**
バクテリア　13
バクテリオファージ　170
白皮症　151
パクリタクセル　281
破骨細胞　16
橋本病　268
バセドウ病　268
バソプレシン　263
発がん物質　204, **272**
白金製剤　281
発酵　74
パピローマウイルス　272
ハプテン化　161
ハプロタイプ　211
パラアミノ安息香酸　40
パラトルモン　264
パラ分泌シグナル　249
バリシチニブ　259
バリン　133
パリンドローム　218
バルビツール酸系薬　86
パルミチン酸　**100**, 240
　──の合成　122
パルミチン酸セリル　102
パルミチン酸ミリシル　102
S-パルミトイル化　240
伴性遺伝　180
ハンター症候群　96
パントテン酸　**37**, 42, 78, 121
バンドパターン　177

ひ

反応速度　44
反復配列　**204**, 210
半保存的複製　172, 185, **194**

ヒアルロニダーゼ異常　95
ヒアルロン酸　**64**, 95
非エステル化脂肪酸　114
ビオチン　**37**, 81, 120
皮下脂肪　98
非還元性末端　60
非競合阻害（剤）　45, **47**
非コード RNA　**186**, 223
非受容体チロシンキナーゼ　**257**, 275, 278
微小管　177
　──阻害薬　281
ヒスタミン　149
ヒスチジン　**133**, 134, 149, 154
ヒスチジンデカルボキシラーゼ　150
非ステロイド性抗炎症薬　126
ヒストン　16, **175**, 225, 240
ヒストンアセチル化酵素　225
ヒストンアセチルトランスフェラーゼ　225
ヒストン修飾因子　225
ヒストン脱アセチル化酵素　226
ヒストンデアセチラーゼ　226
ヒストンメチル化酵素　226
ヒストンメチルトランスフェラーゼ　226
1,3-ビスホスホグリセリン酸　**76**, 91
ヒ素　272
ビタミン　39
ビタミン A　42
ビタミン B_1　37, **40**, 78
ビタミン B_2　37, **40**, 78
ビタミン B_6　37, **40**
ビタミン B_{12}　39, **40**, 157
ビタミン C　**42**, 59, 166
ビタミン C 欠乏症　42
ビタミン D　42
ビタミン D_2　42
ビタミン D_3　42, 98, 106
　──の活性化　265
ビタミン E　**43**, 166
ビタミン K　43
ビタミン K 依存性カルボキシラーゼ　43

ビタミン欠乏症 **39**, 43
必須アミノ酸 134
必須脂肪酸 **101**, 123
ヒト T 細胞白血病ウイルス 272
ヒト白血球抗原 211
ヒトパピローマウイルス 278
ヒトヘルペスウイルス 8 272
ヒト免疫不全ウイルス **210**, 272
ヒドラーゼ 33
β-ヒドロキシアシル ACP デヒドラターゼ 121
3-ヒドロキシアシル CoA デヒドロゲナーゼ 116
ヒドロキシアミノ酸 132
ヒドロキシ基 **9**, 50
8-ヒドロキシグアニン 199
5-ヒドロキシトリプタミン 253
5-ヒドロキシトリプトファン 150
25-ヒドロキシビタミン D₃ 265
4-ヒドロキシフェニルピルビン酸ジオキシゲナーゼ異常 151
3-ヒドロキシ-3-メチルグルタリル CoA **118**, 124
3-ヒドロキシ酪酸 118
3-ヒドロキシ酪酸デヒドロゲナーゼ 119
ヒドロキシラジカル 165
ヒドロコルチゾン 266
ヒドロペルオキシエイコサテトラエン酸 125
ヒドロラーゼ 33
ピノサイトーシス 18
非必須アミノ酸 134
　――の合成 153
皮膚がん 209
ヒポキサンチン **187**, 199
ヒポキサンチン-グアニンホスホリボシルトランスフェラーゼ **188**, 190
非翻訳領域 230
肥満 98
非メンデル遺伝 182
百日咳毒素 256
表現型 **170**, **178**
標準命名法 **99**, 101
標的遺伝子破壊マウス 207
標的器官 249
標的細胞 249
ピラノース 57
ピラン 57
ピリドキサール 40

ピリドキサールリン酸 37
ピリドキサミン 40
ピリドキシン 37, **40**
ビリベルジン 159
ビリベルジンレダクターゼ 159
ピリミジン拮抗薬 281
ピリミジン骨格 **183**, 187, 189
ピリミジンヌクレオチド 187
　――の合成 187
　――の分解 190
微量元素 6
ビリルビン 159
ビリルビンジグルクロニド 159
ピルビン酸 25, **74**, 77, 90, 148
ピルビン酸-H⁺共輸送系 77
ピルビン酸カルボキシラーゼ **81**, 90
ピルビン酸キナーゼ 76
ピルビン酸脱水素酵素 77
ピルビン酸デカルボキシラーゼ 33
ピルビン酸デヒドロゲナーゼ 37, 39, **77**
ピルビン酸トランスロカーゼ 77
ピロール環 156
ピロリ菌 143, **272**
ピロリン酸化 187
ビンカアルカロイド類 281
ビンクリスチン 281

ふ

ファーバー病 127
ファゴサイトーシス 18
ファゴソーム 18
ファブリ病 127
ファンデルワールス力 136
ファンデンベルグ試薬 160
フィードバック調節 262
フィタン酸 118
フィッシャー投影式 55
フィラデルフィア染色体 278
フィロキノン 43
フェニルアセチルグルタミン 149
フェニルアラニン **133**, 150, 154
フェニルアラニンヒドロキシラーゼ **149**, 151
フェニルエタノールアミン-N-メチルトランスフェラーゼ 150
フェニル基 9
フェニルケトン尿症 **149**, 151
フェニル酢酸 149

フェニル乳酸 149
フェニルピルビン酸 149
フェノタイプ 178
フェロケラターゼ 157
フォーブズ病 94
フォールディング 237
フォン=ギールケ病 94
不可逆阻害(剤) 45
不可欠アミノ酸 134
不競合阻害(剤) 45, **47**
複合脂質 99
副甲状腺ホルモン 264
副甲状腺ホルモン受容体 261
複合多糖 63
副腎髄質ホルモン 266
副腎白質ジストロフィー 117
副腎皮質刺激ホルモン **263**, 266
副腎皮質刺激ホルモン受容体 261
副腎皮質刺激ホルモン放出ホルモン 263
副腎皮質ステロイドホルモン 126
副腎皮質ステロイド薬 126
副腎皮質ホルモン 106, 261, **266**
副腎皮質ホルモン受容体 261
複製 172, **194**
複製起点 20, **194**
複製フォーク 196
不ケン化物 99
不斉炭素原子 52
　――, アミノ酸の 132
　――, 単糖の 52
不対電子 164
フッ素 18, 271
ブテリン環 39, **40**
不等交差 204
ブドウ糖 50, **57**
不飽和化酵素 123
不飽和脂肪酸 99
　――の構造 100
　――の表記法 101
フマリルアセト酢酸分解酵素異常 151
フマル酸 54, **81**, 83, 151
フマル酸ヒドラターゼ 81
プライマー 196
プライマー RNA 196
ブラウン, R. 12
プラス鎖 214
プラズマローゲン 104
プラダー-ウィリー症候群 228
プラチナ製剤 281

フラノース　57
フラビンアデニンジヌクレオチド
　　　　　　37
フラビンモノヌクレオチド　40
フラン　57
フランクリン, R. E.　170
フリーラジカル　164
フリップフロップ　15
プリブノー配列　215
プリン拮抗薬　281
プリン骨格　**183**, 187, 188, 280
プリンヌクレオチド　187
　── の合成　187
　── の分解　190
フルオロウラシル　281
フルオロデオキシグルコース　272
フルクトース　**57**, 69, 70
　── の環状構造　57
　── の代謝　93
フルクトース-1,6-ビスホスファ
　ターゼ　90
フルクトース 1,6-ビスリン酸　74
フルクトース不耐症　95
フルクトース 1-リン酸　**93**, 95
フルクトース 6-リン酸　**74**, 89, 93
フルクトース-1-リン酸アルドラー
　ゼ欠損　95
フルクトピラノース　56
フルクトフラノース　56
フルタミド　281
プレウロポルフィリノーゲン　158
フレームシフト変異　201
ブレオマイシン　281
プレシジョン医療　210, **283**
プレドニゾロン　266
プレニル化　240
プロゲステロン　267
プロスタグランジン　98, 106, **125**
プロスタグランジン D_2　125
プロスタグランジン E_2　107, **125**
プロスタグランジン I_2　125
プロスタサイクリン　125
プロセシング　32
　──, RNA の　219
　──, タンパク質の　32
プロテアーゼ　33, **142**
プロテアソーム　243
プロテインキナーゼ A　87, **255**
プロテインキナーゼ B　86
プロテインキナーゼ C　255
プロテインキナーゼ G　259

プロテインホスファターゼ 1　86
プロテオグリカン　64
プロトポルフィリノーゲン　158
プロトポルフィリノーゲンオキシ
　ダーゼ　158
プロトポルフィリン　157
プロドラッグ　280
プロトン　**20**, 143
プロトン共役型ペプチドトランス
　ポータ　145
プロトンポンプ　20, **143**
プロピオニル CoA　92, **118**, 120
プロピオニル CoA カルボキシラー
　ゼ　120
プロビタミン A　42
プロビタミン D_3　42
プロモーター　215
プロラクチン　258, **263**
プロラクチン受容体　257
プロラクチン放出ホルモン　263
プロリン　131, **133**, 154
分化　12
分岐鎖アミノ酸　132
分子　6
分枝鎖脂肪酸　117, **118**
分子式　7
分子進化　199
分子標的薬　257, 279, **282**
分染法　177
分葉核　16
分泌顆粒　18
分泌小胞　18
分泌タンパク質　**18**, 238
分離の法則　178, **180**
分裂期　174
分裂準備期　174

へ

閉塞性黄疸　160
壁細胞　143
ヘキサコサン酸　115
ヘキソース　52
ヘキソースリン酸側路　89
ヘキソキナーゼ　74
ヘキソサミニターゼ欠損　127
ヘテロ核 RNA　219
ヘテロクロマチン　**175**, 177, 225
ヘテロ接合体　179
ヘテロ多糖　61, **63**
ベバシズマブ　257

ヘパラン-N-スルファターゼ異常
　　　　　　95
ヘパラン硫酸　95
ヘパリン　64
ペプシノゲン　143
ペプシン　143
ペプチジル RNA　234
ペプチジルトランスフェラーゼ
　236
ペプチダーゼ　142
ペプチド　134
　── の吸収　145
ペプチド結合　**134**, 136
ペプチド転移　236
ペプチドトランスポータ　145
ペプチドホルモン　250
ベヘン酸　100
ヘム　140, **156**, 165
ヘムオキシゲナーゼ　158
ヘム鉄　83
ヘモグロビン　140, **156**
　── の四次構造　139
ヘモグロビン遺伝子変異　210
ペラグラ　41
ヘリコバクター-ピロリ　143, **272**
ペルオキシソーム　13, **19**, 104
　── での β 酸化　115
ペルオキシソーム病　117
変異　**200**, 271
ベンズピレン　272
変性　26
　──, DNA の　**185**, 198
　──, タンパク質の　26
変性タンパク質応答　238
ペントース　**52**, 89, 183
ペントースリン酸経路　26, 37, 52,
　　　　　　89
鞭毛　13

ほ

補因子　28, **34**
保因者　180
防御タンパク質　131
抱合型ビリルビン　159, **160**
芳香族アミノ酸　132
芳香族アミノ酸デカルボキシラー
　ゼ　150
芳香族アミン　272
抱合反応　163
放射性同位体　7
放射線　7, **199**, 272

紡錘体　174, **177**
飽和脂肪酸　99
補基質　34
母系遺伝　182
補欠分子族　28, **34**
補酵素　34
補酵素 A　37
補酵素 B$_{12}$　**39**, 120
補酵素 Q　**37**, 83
ポジティブフィードバック　262
ホスファターゼ　33, 86, **240**
ホスファチジルイノシトール　104
ホスファチジルイノシトール 3 キナーゼ　86
ホスファチジルイノシトール 4,5-二リン酸　98, 103, **254**
ホスファチジルエタノールアミン　15, **104**
ホスファチジルグリセロール　103
ホスファチジルコリン　15, **104**, 109
ホスファチジルセリン　15, **104**
ホスファチジン酸　**104**, 124
ホスファチジン酸ホスファターゼ　124
3'-ホスホアデノシン 5'-ホスホ硫酸　163
ホスホエタノールアミン　104
ホスホエノールピルビン酸　24, **76**, 90
ホスホエノールピルビン酸カルボキシキナーゼ　90
2-ホスホグリセリン酸　76
3-ホスホグリセリン酸　76
ホスホグリセリン酸キナーゼ　76
ホスホグリセリン酸ムターゼ　33, **76**
ホスホグルコースイソメラーゼ　74
6-ホスホグルコノラクトナーゼ　89
6-ホスホグルコノラクトン　89
ホスホグルコムターゼ　87, **88**
6-ホスホグルコン酸　89
6-ホスホグルコン酸デヒドロゲナーゼ　89
ホスホクレアチン　30
ホスホコリン　104
ホスホジエステラーゼ　202, **256**, 260
　──阻害薬　260

ホスホジエステル結合　9, **184**, 196
4'-ホスホパンテテイン　42, **121**
ホスホフルクトキナーゼ　74
　──異常　94
ホスホヘキソイソメラーゼ　74
ホスホヘキソースイソメラーゼ　74
ホスホリパーゼ A$_2$　124
ホスホリパーゼ C　**253**, 261
5-ホスホリボシル 1-二リン酸　187
ホスホリボシルピロリン酸　187
ホスホリラーゼ　86
ホスホリラーゼキナーゼ　87
ホメオスタシス　261
ホモゲンチジン酸オキシダーゼ異常　151
ホモシスチン尿症　151
ホモ接合体　179
ホモ多糖　61
ポリ A 鎖　219, **221**
ポリ A 付加シグナル　221
ポリ A ポリメラーゼ　216, **222**
ポリアデニル化　222
ポリエン脂肪酸　99
ポリペプチド　134
　──鎖の伸長　234
ポリメラーゼ連鎖反応　198
ポリユビキチン化　243
ポルフィリン（環）　40, **156**
ポルフィリン症　158
ポルフィン　156
ポルホビリノーゲン　158
ポルホビリノーゲン合成酵素　158
ホルミル基　**9**, 50
10-ホルミルテトラヒドロ葉酸　187
ホルミルメチオニン　233
ホルモン　249, **261**
ホルモン感受性リパーゼ　113
ホルモン受容体　261
ホルモン分泌亢進　268
ホルモン分泌低下　268
ホルモン療法薬　279, **281**
ホロ酵素　**28**, 34
本庶佑　282
ポンプ　15
ポンペ病　94
翻訳　26, 172, **230**
　──開始　234

　──終結　236
　──の制御　236
翻訳開始複合体　234
翻訳後修飾　230, 239
翻訳領域　230

ま

マイクロ RNA　186, **223**
マイクロサテライト　210
マイトマイシン C　281
マイナス鎖　214
膜間腔　20
膜間スペース　20
膜貫通型受容体　251
膜貫通タンパク質　14
膜タンパク質　**14**, 18, 238
マグネシウムイオン　157
マクロライド系抗生物質　236
マッカードル病　94
末端肥大症　268
マトリックス　19
マルターゼ　69
マルトース　52, **59**, 68
マルトトリオース　68
マレイン酸　54
マロトー-ラミー症候群　95
マロニル CoA　120
マロニル-アセチル CoA-ACP トランスフェラーゼ　121
マロン酸　86
慢性骨髄性白血病　278
マンノース　53, **57**
　──の代謝　93
マンノース 6-リン酸　93

み

ミエリン鞘　104
ミエロペルオキシダーゼ　165
ミオイノシトール　59
ミオイノシトール 4,5-ビスリン酸　103
ミオグロビン　139, 140, **157**
ミカエリス定数　44
ミカエリス-メンテンの式　44
ミクロソームエタノール酸化系　164
ミスセンス変異　201
水分子　8
ミスマッチ修復　204
　──異常　209
ミセル　8

蜜ろう 102
ミトコンドリア 13, **19**
ミトコンドリア DNA **20**, 182
ミトコンドリア脳筋症・乳酸アシドーシス・脳卒中様発作症候群 182
ミネラル 39
ミネラルコルチコイド 266
ミラー, S. L. 130
ミリスチン酸 **100**, 240
N-ミリストイル化 240

む

無機化合物 6
無機物質 6
無極性（分子） 8
ムコ多糖 58, **64**
ムコ多糖症 95
ムスカリン性アセチルコリン受容体 252
無性生殖 11
ムターゼ 76
無秩序さ 10, **22**
ムチン 63, **64**, 143

め

メープルシロップ尿症 151
メセルソン, M. 172
メタノール 50
メタボリック症候群 98
メタロプロテアーゼ 142
メタン 50
メチオニン 133
メチラーゼ 226
メチル化 225
　──, DNA の 226
　──, タンパク質の 242
　──, ヒストンの **226**, 242
メチル化酵素 226
5-メチルシトシン 226
メチル基供与体 39
メチル基転移 38
メチル基転移酵素 242
メチルグアニン 200
7-メチルグアノシン三リン酸 220
メチルトランスフェラーゼ 242
メチルマロニル CoA 120
メチルマロニル CoA エピメラーゼ 120
メチルマロニル CoA ムターゼ 120

5,10-メチレンテトラヒドロ葉酸 189
メチン橋 156
メッセンジャー RNA 17, 186, **214**
メディエーター 215, **218**
メトトレキサート 281
メナキノン 43
メバロン酸 125
メラス 182
メルカプト基 9
メルカプトプリン 281
メルファラン 281
免疫グロブリン 205
　──遺伝子の再編成 **206**, 221
免疫グロブリン κ 鎖 260
免疫チェックポイント阻害薬 282
免疫チェックポイント分子 282
免疫抑制薬 281
メンデル遺伝学 178
メンデルの法則 178

も

網膜芽細胞腫 277
モザイク 181
モチーフ 138
モノアシルグリセロール **101**, 113
モノエン脂肪酸 99
モノオキシゲナーゼ 162
モノグリセリド 113
モノメチルアルギニン 242
モノメチルリシン 242
モルキオ症候群 95

や・ゆ

ヤヌスキナーゼ 258
夜盲症 42
有糸分裂 194
有機化合物 6
有機物質 6
有機溶媒 98
ユークロマチン 176
優性遺伝子 179
有性生殖 11, **14**
優性の法則 178
誘導脂質 99
遊離脂肪酸 **108**, 113
遊離リボソーム 17
輸送酵素 33
輸送シグナル 243
輸送体 **15**, 145
輸送タンパク質 131

ユビキチン（化） 242
ユビキチン活性化酵素 242
ユビキチン結合酵素 242
ユビキチン-プロテアソーム系 27, **243**, 260
ユビキチンリガーゼ 243
ユビキノール 83
ユビキノン **37**, 83

よ

溶血性黄疸 160
溶血性貧血 43, **166**
葉酸 39, **40**, 281
葉酸拮抗薬 281
陽子 7
ヨウ素 6, **264**
ヨウ素デンプン反応 61
陽電子放出断層撮影 271
羊毛ろう 102
四次構造 139
読み枠 201, **231**
四炭糖 52

ら

ラインウィーバー-バークプロット法 45
ラウス, F. P. 275
ラウス肉腫ウイルス 275
ラウリン酸 100
ラギング鎖 196
ラクターゼ 69
ラクトース 52, **60**, 69
ラクトシルセラミド 105
ラジオアイソトープ 7
ラジカル 164
ラノステロール 125
ラングハンス巨細胞 16
ランゲルハンス島 70
卵巣がん 209
卵胞刺激ホルモン 263
卵胞ホルモン 267

り

リアーゼ 33
リーディング鎖 196
リーディングフレーム 231
リガーゼ 33
リガンド **248**, 250
リキソース 53
リグノセリン酸 100
リシン 133

——のメチル化　242
リソソーム　13, **18**
リソソーム蓄積症　**96**, 127
リゾチーム　33
リゾホスファチジン酸　124
リゾレシチン　110
律速段階　76
立体異性体　52
リノール酸　**100**, 101, 123
リノレン酸　**100**, 123
リパーゼ　33, **101**
リプレッサータンパク質　225
リブロース 5-リン酸　90
リポアミド　39
リボース　53, **57**, 183
リボース 5-リン酸　**90**, 187
リボ核酸　183
リポキシゲナーゼ　125
リボザイム　27, **233**
α-リポ酸　**39**, 77, 81
リボソーム　13, **17**, 233
　　——の構造　233
リボソーム RNA　17, 186, **233**
リボソームリサイクル因子　236
リポタンパク質　107
リポタンパク質リパーゼ　**108**, 113
リボヌクレオチドレダクターゼ　189

リボフラビン　37, **40**
硫化水素　86
硫酸化　163
硫酸供与体　163
流動モザイクモデル　14
両親媒性物質　8
良性腫瘍　272
両性電解質　132
リンゴ酸　**81**, 84, 90
リンゴ酸-アスパラギン酸シャトル
　　84, 90
リンゴ酸デヒドロゲナーゼ　**81**, 92
リン酸　**23**, 183
リン酸化　240
リン酸化酵素　240
リン酸化反応　86
リン酸基転移　35
リン酸結合　24
リン脂質　8, 15, 98, **103**
リンチ症候群　209

る・れ

ルイス病　94
レゴラフェニブ　257
レシチン　**104**, 109
レシチン-コレステロールアシルトランスフェラーゼ　109
レチナール　42
レチノイン酸　42
レチノイン酸受容体遺伝子　279
レチノール　42
レチノブラストーマ　277
レッシュ-ナイハン症候群　190
劣性遺伝子　179
レトロウイルス　210
レトロトランスポゾン　210
レニン　266
レニン-アンギオテンシン-アルドステロン系　266
レフサム病　118
レプリコン　195

ろ

ロイコトリエン　98, 106, **126**
ロイコトリエン A_4　107
ロイシン　133
ろう　99, 101
ロー因子　218
六炭糖　52
ロテノン　86
ロドプシン　42

わ

ワールブルグ効果　74, **271**
ワールブルク-ディケンズ経路　89
ワックス　101
ワトソン, J. D.　170
ワルファリン　43